考研中医综合 全真模拟10套卷

（全解析）

模拟试卷（一）

U0129970

中国健康传媒集团
中国医药科技出版社

模拟试卷（一）

1. 《素问·灵兰秘典论》中记载，三焦属于
   - A. 传导之官
   - B. 受盛之官
   - C. 决渎之官
   - D. 州都之官

2. 依据《素问·宣明五气》，"久立"易伤及的是
   - A. 气
   - B. 骨
   - C. 肉
   - D. 血

3. 被中医学称为"水谷之海"的脏腑是
   - A. 脾
   - B. 胃
   - C. 肺
   - D. 小肠

4. "心者，君主之官"对应心的生理功能是
   - A. 心主血脉
   - B. 心主神明
   - C. 心为阳脏
   - D. 心主阳气

5. 与血液运行关系较为密切的脏是
   - A. 心肺肝脾
   - B. 心肾肺脾
   - C. 肝肾心脾
   - D. 肝肾心肺

6. 依据十二经脉的流注次序，足太阴经下接的经脉是
   - A. 手太阴经
   - B. 手少阴经
   - C. 手少阳经
   - D. 手厥阴经

7. 关节的游走性疼痛，痛无定处，体现风邪的特性是
   - A. 轻扬开泄
   - B. 主动
   - C. 善行
   - D. 数变

8. "孤阴不生，独阳不长"主要体现的阴阳关系是
   - A. 阴阳交感
   - B. 阴阳互藏
   - C. 阴阳互根
   - D. 阴阳平衡

9. 根据发病形式，《素问·阴阳应象大论》云："秋伤于湿，冬生咳嗽"属于
   - A. 感邪而发
   - B. 徐发
   - C. 伏而后发
   - D. 继发

10. 脉位表浅，举之无力，按之空虚的脉象是
    - A. 浮脉
    - B. 芤脉
    - C. 虚脉
    - D. 散脉

11. 下列不属于寒证临床表现的是
    - A. 舌淡苔白
    - B. 口淡不渴
    - C. 尿清便溏
    - D. 头重如裹

12. 寒湿困脾证与湿热困脾证的鉴别要点是
    - A. 便溏不爽
    - B. 脘腹胀闷
    - C. 面色发黄
    - D. 口苦口黏

13. 患者突然昏倒、不省人事、四肢抽搐、口吐涎沫、醒后如常，属于
    - A. 痫病
    - B. 癫病
    - C. 狂病
    - D. 痉病

14. 患者，男，32岁。近1个月余，初觉两

胁胀痛，口苦咽干，食欲逐渐减少，就诊1周内新增寒热往来，伴有身目发黄，舌红，苔黄厚腻，脉滑。其证候是

A. 肝火炽盛证

B. 肝胆湿热证

C. 胆郁痰扰证

D. 脾胃湿热证

15. 朱某，男，41岁。鼻塞，流黄浊涕，发热1天，体温39℃。微恶风，头胀痛，咳嗽咳痰，痰黄黏，咽喉红肿疼痛，口干欲饮，舌苔薄白微黄，舌边尖红，脉浮数。其诊断是

A. 常人感冒风寒束表证

B. 虚体感冒气虚感冒证

C. 常人感冒暑湿伤表证

D. 虚体感冒阴虚感冒证

16. 患者，女，82岁。患咳喘十余年，咳痰色白清稀，遇劳加重，自汗乏力，伴有胸闷心悸，唇舌紫暗，面色晦暗无华，口干不欲饮水，舌质淡紫，苔薄白，脉细涩。其证候是

A. 心脉瘀阻证　　B. 肺肾气虚证

C. 心肺气虚证　　D. 饮停胸胁证

17. 患儿，女，3岁。日晡潮热1周，终日躁扰不宁，夜寐不安，口干多饮，但口唇仍干裂出血，热甚时四肢躁动伴有谵语，患儿自述腹痛，切诊脐腹硬满疼痛，大便秘结，舌红苔焦黑，脉沉数有力。其证候是

A. 胃火炽盛证　　B. 痰火扰心证

C. 肠腑热结证　　D. 食滞胃肠证

18. 患者，女，35岁。26岁顺产1男婴，31岁至今自然怀孕3次，均不足3个月流

产，伴有听力减退，平素带下清稀，腰部酸痛，舌淡苔白，脉弱。其证候是

A. 肾精不足证

B. 肾阳亏虚证

C. 肾气不固证

D. 脾肾阳虚证

19. 下列选项中，属于道地药材的是

A. 河北的五味子　　B. 湖南的山药

C. 广西的茯苓　　D. 广东的巴戟天

20. 下列药物中，性味甘平，归脾、胃、小肠、膀胱经的是

A. 莱菔子　　　　B. 鸡内金

C. 南瓜子　　　　D. 仙鹤草

21. 治疗疥癣、湿疹宜选用的药物是

A. 海风藤　　　　B. 络石藤

C. 海桐皮　　　　D. 威灵仙

22. 虎杖、珍珠草的共同功效是

A. 利湿退黄，止咳化痰

B. 利湿退黄，清热解毒

C. 利尿通淋，凉血止血

D. 利尿通淋，散瘀止痛

23. 大腹皮的功效是

A. 疏肝解郁，和胃止痛

B. 行气宽中，行水消肿

C. 理气和中，醒脾开胃

D. 理气健脾，燥湿化痰

24. 宜包煎或入丸散服的药物是

A. 儿茶　　　　　B. 血竭

C. 没药　　　　　D. 马钱子

25. 下列可用牡蛎而不能用龙骨的是

A. 心神不宁　　　B. 肝阳眩晕

C. 遗精滑精　　　D. 瘰疬痰核

26. 蕲蛇研末吞服的剂量是
    A. 0.3～0.5g   B. 0.5～1g
    C. 1～1.5g   D. 1.5～3g

27. 化痰止咳宜生用，止血宜炒炭用的是
    A. 苎麻根   B. 侧柏叶
    C. 旋覆花   D. 马兜铃

28. 龙胆泻肝汤和大柴胡汤共有的组成药
    物是
    A. 柴胡、黄芩
    B. 柴胡、大黄
    C. 大黄、桃仁
    D. 桃仁、黄芩

29. 同时含有生甘草、桂枝及麦冬的方剂是
    A. 再造散   B. 桂枝汤
    C. 炙甘草汤   D. 温经汤

30. 具有清热解毒，消肿溃坚，活血止痛功
    用的方剂是
    A. 银翘散   B. 仙方活命饮
    C. 普济消毒饮   D. 防风通圣散

31. 具有祛暑解表，清热化湿功用的方剂是
    A. 六一散   B. 新加香薷饮
    C. 清暑益气汤   D. 清络饮

32. 主治虚热肺痿"大逆上气，咽喉不利"，
    又可治胃阴不足、气逆呕吐的方剂是
    A. 生脉散   B. 归脾汤
    C. 炙甘草汤   D. 麦门冬汤

33. 风寒湿痹，治丈夫元脏虚气，妇人脾血
    久冷，宜用
    A. 消风散   B. 牵正散
    C. 小活络丹   D. 大秦艽汤

34. 不属于《伤寒论》旋覆代赭汤中重用生
    姜用意的是
    A. 和胃降逆以增止呕之效
    B. 宣散水气以助祛痰之功
    C. 制约代赭石的寒凉之性
    D. 发汗解表，温肺止咳

35. 麻黄附子细辛汤与阳和汤配伍麻黄用意
    的共同点是
    A. 发汗解表   B. 宣肺平喘
    C. 利水消肿   D. 平冲降逆

36. 治疗心悸瘀阻心脉证，宜选用的方剂是
    A. 通窍活血汤   B. 半夏泻心汤
    C. 黄连温胆汤   D. 桃仁红花煎

37. 哮病发作期的主要病机是
    A. 肾虚精亏，摄纳失常
    B. 外邪侵袭，肺失宣降
    C. 痰气搏结，气道被阻
    D. 肺脏虚弱，气失所主

38. 下列选项中，肝、肾、胃三经同治的是
    A. 吴茱萸汤   B. 小建中汤
    C. 理中丸   D. 大建中汤

39. 患者，男，51岁。平素身体虚弱，今日
    突然昏仆倒地，不省人事，目合口张，
    手撒肢冷，汗多，小便自遗，肢体软瘫，
    舌痿，脉细弱。宜选用的方剂是
    A. 参附汤合生脉散
    B. 归脾汤
    C. 肾气丸
    D. 补阳还五汤

40. 患者，女，25岁。患痫病6年，平素头
    晕头痛，痛有定处，颜面口唇青紫，舌
    质暗红有瘀斑，舌苔薄白，脉涩或弦。

宜选用的方剂是

  A. 当归活血汤   B. 定痛丸

  C. 血府逐瘀汤   D. 通窍活血汤

41. 患者，女，45 岁。反复胃脘痞闷 3 年，伴有胸胁胀痛，心烦易怒，善太息，每因情绪波动而加剧，偶有反酸恶心，食欲尚可，大便时干时稀，舌质淡红，苔薄白，脉弦。治疗宜选用的方剂是

  A. 越鞠丸合枳术丸

  B. 柴胡疏肝散

  C. 平胃散

  D. 金铃子散

42. 患者，男，50 岁。时发呕吐 1 月余，呕吐清水痰涎，胃脘胀满，纳少，伴有头晕，心悸，舌质淡白，苔厚腻。宜选用的方剂是

  A. 小半夏汤合苓桂术甘汤

  B. 半夏白术天麻汤

  C. 实脾饮

  D. 平胃散合甘草干姜茯苓白术汤

43. 患者，女，30 岁。平素形体消瘦，性情急躁易怒，忽然某日胁痛口苦，纳呆泛呕，目黄溲赤，苔黄而腻，脉弦数，宜选用的方剂是

  A. 柴胡疏肝散   B. 大柴胡汤

  C. 龙胆泻肝汤   D. 丹栀逍遥丸

44. 患者，男，73 岁。3 年前突发小便刺痛，夹有血块，疼痛急迫，经治疗后好转，近半年来时发小便短赤带血，就诊时尿色淡红，尿痛涩滞不明显，伴有腰膝酸软，盗汗，神疲乏力，舌质红，苔白，脉细数。宜选用的方剂是

  A. 八正散   B. 知柏地黄丸

  C. 小蓟饮子   D. 无比山药丸

45. 汪某，男，75 岁。两年来头摇肢颤，颤抖无力，神疲乏力，面色淡白，表情淡漠，心悸气短，舌质淡红，舌苔薄白，脉沉濡无力。此病证的病机要点是

  A. 气血两虚，筋脉失养，虚风内动

  B. 阳气虚衰，失于温煦，筋脉不用

  C. 髓海不足，神机失养，肢体筋脉失主

  D. 肝肾亏虚，阴精不足，筋脉失养

46. 患者，女，55 岁。进行性吞咽困难，伴消瘦 1 年。就诊时食入即吐，心烦口干，胃脘灼热，大便干结难下，燥屎如羊粪状，皮肤干涩，小便短赤量少，舌质红，干裂少津，脉细数。其治法是

  A. 滋阴养血，健脾和胃

  B. 滋阴养血，润燥生津

  C. 滋阴养血，活血逐瘀

  D. 滋阴降火，润肠通便

47. 治疗癃闭属肺热壅盛证，宜选用的方剂是

  A. 麻黄连翘赤小豆汤

  B. 沉香散

  C. 清肺饮

  D. 葶苈大枣泻肺汤

48. 患者皮肤青紫，有瘀斑，伴有鼻衄，口渴，便秘，舌质红，苔黄，脉弦数。宜选用的方剂是

  A. 泻白散   B. 黄土汤

  C. 茜根散   D. 十灰散

49. 患者，消渴病史十余年。就诊时小便量少，恶心频作，伴有头晕，手足抽动，腰膝酸软，舌质红绛，苔黄腻，脉弦细。其诊断是

A. 关格属肝肾阴虚，肝风内动证

B. 关格属肾阳不足，邪陷心包证

C. 关格属脾肾阳虚，痰湿内蕴证

D. 消渴病属肾阴虚证

50. 患者，男，43 岁。下肢水肿十余年，肿势时轻时重，伴有腰部刺痛，血尿，舌质紫暗，苔白，脉沉细涩。宜选用的方剂是

A. 济生肾气丸合真武汤

B. 五苓散合桃红四物汤

C. 疏凿饮子

D. 五苓散合八正散

51. 患者胸闷病史 3 年，近日来心胸部刺痛，胸部闷塞不舒，动后尤甚，气短乏力，舌体胖大，边有齿痕，舌质紫暗，苔薄白，脉细涩。宜选用的方剂是

A. 天王补心丹合炙甘草汤

B. 保元汤合血府逐瘀汤

C. 生脉散合人参养荣汤

D. 枳实薤白桂枝汤合当归四逆汤

52. 下列腧穴中，均可治疗小儿惊风的是

A. 悬钟、光明　　B. 太冲、曲泉

C. 阳陵泉、率谷　D. 章门、期门

53. 下列腧穴归经不正确的是

A. 听宫归小肠经　B. 照海归心包经

C. 肩髎归三焦经　D. 肩井归胆经

54. 根据针灸治疗原则，络脉瘀阻不通所致的菀陈类病证宜

A. 除之　　　　　B. 泻之

C. 留之　　　　　D. 疾之

55. 下列对单式补泻手法操作的叙述，错误的是

A. 重插轻提为泻，轻插重提为补

B. 吸进呼出为泻，呼进吸出为补

C. 快进慢出为泻，慢进快出为补

D. 逆经方向为泻，顺经方向为补

（56～58 题共用题干）

患者，男性，65 岁，冠心病史 12 年。近半年来心悸气急，喘促，不能平卧，伴有痰多色白如泡沫，胸闷脘痞，四肢浮肿，面唇青紫。舌质紫暗，舌苔白厚，脉弦滑。

56. 其证型是

A. 阳虚水泛证

B. 气虚血瘀证

C. 阳虚血瘀证

D. 痰饮阻肺证

57. 宜选用的方剂是

A. 血府逐瘀汤

B. 苓桂术甘汤合葶苈大枣泻肺汤

C. 保元汤合桃红饮

D. 瓜蒌薤白白酒汤

58. 若患者兼有胁下积块，颈静脉青筋暴露，宜选配的药物是

A. 党参、麦冬　　B. 人参、附子

C. 桃仁、红花　　D. 半夏、陈皮

（59～61 题共用题干）

患者，男，38 岁。咳嗽，气急，痰多色黄，咳吐不爽，胸胁胀满，咳时引痛，面赤身热，口干而黏，口渴欲饮，小便短少色赤，大便不爽，舌质红，苔黄腻，脉滑数。

59. 其病机是

A. 肝郁化火，上逆犯肺

B. 脾虚生痰，壅遏肺气

C. 风热犯肺，肺失清肃

D. 痰热壅肺，肺失肃降

60. 其治法是

    A. 疏风清热，宣肺止咳

    B. 清肺泻肝，顺气降火

    C. 清热肃肺，豁痰止咳

    D. 燥湿化痰，理气止咳

61. 宜选用的方剂是

    A. 泻白散   B. 清金化痰汤

    C. 二陈汤   D. 桑菊饮

（62～64 题共用题干）

    患者，女，57 岁。冠心病史 4 年，近日来心悸而痛，胸闷气短，肩臂作痛，动则尤甚，平素自汗明显，腰膝冷痛，面白无泽，四肢不温，舌质淡白，胖大边有齿痕，苔白腻，脉沉细。

62. 其诊断是

    A. 心悸属心血不足证

    B. 胸痹属心肾阳虚证

    C. 胸痹属心阳不振证

    D. 胸痹属气阴两虚证

63. 其治法是

    A. 温补阳气，振奋心阳

    B. 益气养阴，活血通脉

    C. 辛温散寒，宣通心阳

    D. 补益心血，通脉止痛

64. 宜选用的方剂是

    A. 生脉散合人参养荣汤

    B. 炙甘草汤合天王补心丹

    C. 参附汤合右归饮

    D. 枳实薤白桂枝汤合当归四逆汤

（65～67 题共用题干）

    患者，男，56 岁。自诉心前区闷痛反复发作 3 年多，每逢劳累即诱发。近 1 周因忙碌而觉胸口有阵阵隐痛，自觉胸闷气短，心悸，伴神疲懒言、倦怠乏力，平素易出汗，舌质淡红，舌体胖且边有齿痕，苔薄白，脉虚细。

65. 其诊断是

    A. 胸痹属气阴两虚证

    B. 心悸属心阳不振证

    C. 心悸属心血不足证

    D. 胸痹属心肾阳虚证

66. 其治法是

    A. 补血养心，益气安神

    B. 益气养阴，活血通脉

    C. 温补心阳，安神定悸

    D. 温补阳气，振奋心阳

67. 宜选用的方剂是

    A. 归脾汤

    B. 桂枝甘草龙骨牡蛎汤合参附汤

    C. 参附汤合右归饮

    D. 生脉散合人参养荣汤

（68～70 题共用题干）

    女性，32 岁。近 3 个月心情抑郁，伴胸胁胀满，嗳气不舒，不思饮食，舌苔薄腻，脉弦。

68. 针灸治疗应主选

    A. 督脉穴及足少阳经、手足厥阴经穴

    B. 督脉穴及足少阳经、手足少阴经穴

    C. 督脉穴及手少阴经、手足少阳经穴

    D. 督脉穴及手少阴经、手足厥阴经穴

69. 其主穴是

    A. 百会、神门、申脉、内关

    B. 百会、神门、印堂、神庭

    C. 太冲、内关、膻中、神门

    D. 太冲、风池、神庭、内关

70. 若患者咽部异物哽塞感明显，可配用

A. 期门、肝俞　　B. 行间、侠溪

C. 天突、照海　　D. 丰隆、中脘

(71～73题共用题干)

男性，72岁。多饮、多食、多尿3年。伴腰膝酸软，乏力，头晕耳鸣，口干唇燥，舌红少苔，脉细数。

71. 针灸治疗应主选

    A. 足少阴、足太阴经穴

    B. 足少阴、手太阴经穴

    C. 足太阴、手太阴经穴

    D. 足太阴、足阳明经穴

72. 根据辨证选穴原则，宜配用

    A. 太渊、少府　　B. 复溜、太冲

    C. 内庭、地机　　D. 关元、命门

73. 属于治疗本病的经验效穴的是

    A. 三阴交　　　　B. 肺俞

    C. 肾俞　　　　　D. 胃脘下俞

74.《医疗事故处理条例》规定，造成患者中度残疾，器官组织损伤导致严重功能障碍的属于

    A. 一级医疗事故

    B. 二级医疗事故

    C. 三级医疗事故

    D. 四级医疗事故

75. 构成医疗事故的主观方面，应当是

    A. 技术水平欠缺的技术过失

    B. 疏忽大意的意识过失

    C. 违反操作流程的技术过失

    D. 违反诊疗护理规范常规的责任过失

76. 可以参加执业医师资格考试的条件中，不包括

    A. 在执业医师指导下，在卫生行政管理

机构试用期满一年

    B. 在执业医师指导下，在医疗机构试用期满一年

    C. 在执业医师指导下，在预防机构试用期满一年

    D. 在执业医师指导下，在保健机构试用期满一年

77. 不属于人体试验的道德原则的是

    A. 知情同意原则　　B. 有利无伤原则

    C. 医学至上原则　　D. 医学目的原则

78. 未经批准擅自开办医疗机构行医或者非医师行医的承担的法律责任中不包括

    A. 吊销执业证书

    B. 行政罚款处罚

    C. 暂停1个月以上，6个月以下的执业活动

    D. 由县级以上人民政府卫生行政部门予以取缔

79. 外科医生王某，出差途中偶遇一孕妇早产，乘务长广播寻找医生。王某遂自告奋勇为产妇接生，终因手法不规范，导致婴儿臂丛神经损伤。王某的行为属于

    A. 违规行为，构成医疗事故

    B. 非法行医，不属医疗事故

    C. 超范围执业，构成医疗事故

    D. 采取紧急医疗措施，不属医疗事故

80. 一产妇在某三甲医院住院分娩，分娩过程中由于操作失误，造成产妇大出血死亡。此后其家属进行的下列行为不恰当的是

    A. 要求死者生前所在医院先行赔付

    B. 要求医院方就患者的死亡给出合理

解释

C. 要求死者家属在场的情况下封存病历

D. 要求将死者尸体 48 小时以内进行尸检

81. 陈某是一名注册医师，2019 年因在工作中严重不负责任造成医疗事故，患者起诉至法院，陈某被认定为医疗事故罪，判处有期徒刑 3 年，从 2019 年 6 月 1 日起开始服刑。关于此后他能否再次成为执业医师的说法中正确的是

    A. 他终身不可再次成为执业医师，不能申请注册医师

    B. 他可以在 2026 年 6 月 1 日之后的任何时间申请并获得医师注册

    C. 他可以在 2024 年 6 月 1 日之后的任何时间申请并获得医师注册

    D. 他可以在 2020 年 6 月 1 日之后的任何时间申请并获得医师注册

二、B 型题：82 ~ 105 小题，每小题 1.5 分，共 36 分。A、B、C、D 是其下两道小题的备选项，请从中选择一项最符合题目要求的，每个选项可以被选择一次或两次。

    A. 怒   B. 喜

    C. 思   D. 恐

82. 七情内伤影响脏腑气机，导致"气缓"的是

83. 七情内伤影响脏腑气机，导致"气结"的是

    A. 实热证   B. 虚热证

    C. 假热证   D. 里热证

84. 阳中求阴的治法用于治疗的是

85. 热因热用的治法用于治疗的是

    A. 嗳腐吞酸

    B. 饥不欲食，干呕

    C. 纳呆呕恶，苔腻

    D. 食少，便溏

86. 脾胃气虚所致的脘痞多表现为

87. 胃阴亏虚所致的脘痞多表现为

    A. 肝阳化风证   B. 热极生风证

    C. 阴虚动风证   D. 血虚生风证

88. 患者手足震颤，肌肉眲动，为

89. 患者眩晕欲仆，头摇肢颤，为

    A. 润肺下气，止咳

    B. 清热豁痰，定惊

    C. 消痰软坚，利水

    D. 止咳平喘，润肠

90. 竹沥、天竺黄功效的共同点是

91. 百部、紫菀功效的共同点是

    A. 桃仁   B. 红花

    C. 郁金   D. 川芎

92. 治疗血瘀气滞腹痛，湿热黄疸，应选用的药物是

93. 治疗血瘀气滞腹痛，风寒头痛，应选用的药物是

    A. 生附子，干姜

    B. 熟附子，生姜

    C. 生附子，炮姜

    D. 熟附子，炮姜

94. 实脾散中用的是

95. 四逆汤中用的是

    A. 当归   B. 生地

    C. 川芎   D. 黄芪

96. 补中益气汤的君药是

97. 炙甘草汤的君药是

    A. 恶寒，发热，咳嗽，痰多

    B. 高热，振寒，咳嗽，气急，胸痛，咳痰黄稠量多，带有腥味

    C. 咯大量腥臭脓痰或脓血痰

    D. 身热渐退，咳嗽减轻，咯吐脓痰渐少，臭味亦淡

98. 肺痈成痈期的特点是

99. 肺痈溃脓期的特点是

    A. 养阴和营，清肠化湿

    B. 温中清肠，调气化滞

    C. 温中燥湿，调气和血

    D. 清肠化湿，调气和血

100. 应用不换金正气散治疗痢疾，其采用的治法是

101. 应用连理汤治疗痢疾，其采用的治法是

    A. 郄门   B. 间使

    C. 支沟   D. 通里

102. 位于腕掌侧远端横纹上 3 寸的腧穴是

103. 位于腕掌侧远端横纹上 5 寸的腧穴是

    A. 申脉   B. 昆仑

    C. 梁门   D. 梁丘

104. 过饱者禁针的腧穴是

105. 孕妇禁用，经期慎用的腧穴是

三、X 型题：106～165 小题，每小题 2 分，共 120 分。在每小题给出的 A、B、C、D 四个选项中，至少有两项是符合题目要求的。请选出所有符合题目要求的答案，多选或少选均不得分。

106. 下列各项，属于瘀血致病特点的是

    A. 阻滞气机   B. 病症繁多

    C. 病位固定   D. 易于蒙蔽心神

107. "壮水之主，以制阳光"之法的适应证是

    A. 阳虚证   B. 虚热证

    C. 虚寒证   D. 阴虚证

108. 下列各项，属肺生理特性的是

    A. 以通为用   B. 娇脏

    C. 喜润恶燥   D. 华盖

109. 心与脾的关系主要表现在

    A. 血液的运行   B. 血液的生成

    C. 精神和情志   D. 水液代谢

110. 在宗气生成过程中起主要作用的脏腑是

    A. 心   B. 肺

    C. 脾胃   D. 肝

111. 关于气与血的关系，叙述正确的是

    A. 气能载血   B. 气能生血

    C. 气能行血   D. 气能摄血

112. 下列关于经别的生理功能叙述正确的是

    A. 加强体表与体内、四肢与躯干的向心性联系

    B. 加强十二经脉表里两经在体表的联系

    C. 加强十二经脉和头面部的联系

    D. 加强足三阴、足三阳经脉与心脏的联系

113. 下列症状，体现"寒性收引"特点的是

    A. 脘腹冷痛、吐泻物清冷

    B. 恶寒、发热、无汗

    C. 脘腹剧痛

    D. 头身疼痛、脉紧

114. 常见气逆病变的脏腑是

    A. 脾   B. 肝

C. 肺　　　　　　　D. 胃

115. 下列符合因时制宜的是

A. 凡年高之人，最忌剥削

B. 西北之气，散而寒之

C. 用寒远寒，用凉远凉

D. 月生无泻，月满无补

116. 舌体痿软的临床意义是

A. 阴虚火旺　　　B. 气血两虚

C. 热灼津伤　　　D. 痰浊阻络

117. 失眠的病因病机是

A. 阴血亏虚，心神失养

B. 心肝火盛，心神不安

C. 心胆气虚，心神不安

D. 食滞内停，胃气不和

118. 噎膈的病理因素是

A. 气　　　　　　B. 痰

C. 火　　　　　　D. 瘀

119. 排尿次数明显增多的原因是

A. 湿热蕴结下焦，膀胱气化不利

B. 肾气不固，膀胱失约

C. 肾阳不足，膀胱失司

D. 肾阴亏虚，虚火内扰

120. 里实热证的脉象是

A. 滑　　　　　　B. 洪

C. 数　　　　　　D. 促

121. 亡阳证与亡阴证的鉴别要点是

A. 汗质的稀冷与黏热

B. 四肢的厥逆与温和

C. 面目的苍白与红赤

D. 汗出的量多与量少

122. 气闭证的临床表现是

A. 突发昏厥　　　B. 二便闭塞

C. 呃逆呕吐　　　D. 腹部绞痛

123. 气虚血瘀证的临床表现是

A. 面色晦滞　　　B. 口唇青紫

C. 身倦乏力　　　D. 食少纳呆

124. 符合脾气虚证、脾阳虚证、脾虚气陷证与脾不统血证共同表现的是

A. 肢冷尿少　　　B. 纳呆腹胀

C. 大便稀溏　　　D. 面色萎黄

125. 少阴病证的临床表现可见

A. 脉微细　　　　B. 但欲寐

C. 四肢厥冷　　　D. 腹痛下利

126. 莲子的功效是

A. 补脾止泻　　　B. 养心安神

C. 益肾涩精　　　D. 敛肺止咳

127. 龟甲的归经是

A. 心　　　　　　B. 肺

C. 肝　　　　　　D. 肾

128. 温里药的药味多为

A. 辛　　　　　　B. 咸

C. 酸　　　　　　D. 甘

129. 治疗阴虚发热，可选用的药物是

A. 知母　　　　　B. 白薇

C. 生地　　　　　D. 栀子

130. 下列驱虫药，不宜入汤剂的是

A. 雷丸　　　　　B. 鹤草芽

C. 苦楝皮　　　　D. 榧子

131. 治疗肝阳上亢，肝风内动，皆可以使用

的药物是

　　A. 天麻　　　　　　B. 牛黄

　　C. 石决明　　　　　D. 羚羊角

132. 苍术、白术的共同功效是

　　A. 健脾　　　　　　B. 安胎

　　C. 燥湿　　　　　　D. 利水

133. 既能安神又能活血的是

　　A. 丹参　　　　　　B. 琥珀

　　C. 合欢皮　　　　　D. 首乌藤

134. 麦芽的主治病证是

　　A. 食积不化　　　　B. 妇女断乳

　　C. 肝胃气痛　　　　D. 痰壅喘咳

135. 具有滋补肝肾作用的是

　　A. 黄精　　　　　　B. 枸杞子

　　C. 墨旱莲　　　　　D. 女贞子

136. 当归和芍药共用的方剂是

　　A. 逍遥散　　　　　B. 痛泻要方

　　C. 归脾汤　　　　　D. 独活寄生汤

137. 猪苓汤的功用是

　　A. 利水渗湿　　　　B. 温阳化气

　　C. 养阴清热　　　　D. 祛湿和胃

138. 具有扶正解表功效的方剂是

　　A. 加减葳蕤汤

　　B. 参苏饮

　　C. 麻黄附子细辛汤

　　D. 达原饮

139. 组方配伍寓有气血双补之义的方剂是

　　A. 八珍汤　　　　　B. 炙甘草汤

　　C. 生脉散　　　　　D. 当归补血汤

140. 下列具有疏肝、止痛功效的方剂是

　　A. 失笑散　　　　　B. 柴胡疏肝散

　　C. 金铃子散　　　　D. 小金丹

141. 桂枝、细辛同用的方剂是

　　A. 苓甘五味姜辛汤

　　B. 当归四逆汤

　　C. 乌梅丸

　　D. 九味羌活汤

142. 以下属于凉膈散主治的是

　　A. 便秘溲赤　　　　B. 咽痛吐衄

　　C. 谵语狂妄　　　　D. 烦躁口渴

143. 下列病证中，可以用理中丸治疗的是

　　A. 脾胃虚寒证

　　B. 阳虚失血证

　　C. 虚寒所致的胸痹

　　D. 小儿慢惊

144. 体现甘温除热法的方剂有

　　A. 补中益气汤　　　B. 普济消毒饮

　　C. 当归补血汤　　　D. 凉膈散

145. 下列方剂中属于阴阳并补剂的是

　　A. 大补阴丸　　　　B. 虎潜丸

　　C. 地黄饮子　　　　D. 龟鹿二仙胶

146. 患者心悸不安，面色苍白，形寒肢冷，舌淡苔白，脉沉细无力。治疗宜选用

　　A. 桂枝甘草龙骨牡蛎汤

　　B. 参附汤

　　C. 当归四逆汤

　　D. 枳实薤白桂枝汤

147. 肺胀的病因包括

　　A. 肺病迁延　　　　B. 情志失调

　　C. 六淫乘袭　　　　D. 年老体虚

148. 属于阴水证型的是

　　A. 脾肾阳虚证　　　B. 脾阳虚衰证

C. 肾阳衰微证　　D. 瘀水互结证

149. 以柴胡疏肝散为主方治疗的病证有

A. 胸痹气滞心胸

B. 胃痛肝气犯胃

C. 胁痛肝郁气滞

D. 阳痿肝气郁结

150. 黄疸急黄的症状特点是

A. 起病急骤

B. 神昏谵语

C. 黄色晦暗

D. 衄血、便血

151. 血证治疗的原则是

A. 治火　　　　B. 治气

C. 治血　　　　D. 治痰

152. 胸痹的病机有

A. 瘀阻心脉，扰乱心神

B. 心之气血阴阳虚衰，脏腑功能失调

C. 痹阻胸阳，阻滞心脉

D. 肺脾肝肾亏虚，心脉失养

153. 下列关于痰饮病的叙述中，正确的是

A. 饮为清液　　B. 痰多厚浊

C. 水属稀涎　　D. 湿性黏滞

154. 治疗癌病湿热郁毒证，应选用的方剂是

A. 龙胆泻肝汤

B. 犀角地黄汤

C. 五味消毒饮

D. 犀黄丸

155. 以龙胆泻肝汤为主方治疗的血证有

A. 肝火上炎之齿衄

B. 肝火上炎之鼻衄

C. 肝火犯胃之吐血

D. 肝火犯肺之咯血

156. 淋证的常见并发症有

A. 水肿　　　　B. 关格

C. 癃闭　　　　D. 高热神昏

157. 关于郁证辨证的叙述，正确的是

A. 以气郁为主

B. 以火郁为主

C. 虚证主要与肾脏关系密切

D. 血郁主要与肝脏关系密切

158. 三棱针散刺法，多用于治疗的疾病有

A. 血肿　　　　B. 肩周炎

C. 急性吐泻　　D. 顽癣

159. 足三阳经均可治疗的疾病是

A. 咽喉病　　　B. 神志病

C. 热病　　　　D. 眼病

160. 目正视时，位于瞳孔直下的腧穴有

A. 承泣　　　　B. 四白

C. 巨髎　　　　D. 下关

161. 膈俞穴的主治病症有

A. 潮热、盗汗

B. 瘾疹、皮肤瘙痒

C. 呃逆、呕吐

D. 贫血、便血

162. 下列灸法中，多用于治疗急性病的灸法有

A. 回旋灸　　　B. 温和灸

C. 瘢痕灸　　　D. 雀啄灸

163. 治疗肺系、咽喉、胸膈类疾病，可以选择

A. 合谷　　　　B. 照海

C. 列缺　　　　D. 后溪

164. 下列属于辨证选穴的是

A. 肝阳化风之抽搐选太冲、行间

B. 风火牙痛选风池、外关

C. 汗证选合谷、复溜

D. 中气不足取百会、气海

165. 根据子母补泻取穴法，治疗肺经的实证可选

A. 尺泽　　　　　B. 太白

C. 太渊　　　　　D. 阴谷

考研中医综合全真模拟10套卷

（全解析）

模拟试卷（二）

中国健康传媒集团
中国医药科技出版社

模拟试卷（二）

一、A 型题：1~36 小题，每小题 1.5 分；37~81 题，每小题 2 分，共 144 分。在每小题给出的 A、B、C、D 四个选项中，请选出一项最符合题目要求的。

1. "肾为气之根"主要是指
   A. 肾主膀胱的气化开阖
   B. 肾为五脏阴阳之根本
   C. 肾主水液的蒸腾气化
   D. 肾主纳气，以维持呼吸深度

2. 《灵枢·营卫生会》有"夺汗者无血"之说，其理论依据是
   A. 气能生血   B. 津血同源
   C. 精血同源   D. 气能生津

3. 阴病治阳的方法适用于
   A. 阳偏盛证   B. 阴偏盛证
   C. 阴偏衰证   D. 阳偏衰证

4. 根据《素问·上古天真论》所载，男子五八则
   A. 真牙生而长极
   B. 筋骨隆盛，肌肉满壮
   C. 肾气衰，发堕齿槁
   D. 阳气衰竭于上，面焦，发鬓颁白

5. 元气的主要功能是
   A. 推动作用   B. 营养作用
   C. 气化作用   D. 防御作用

6. 同时交于目内眦与目外眦的经脉是
   A. 足太阳膀胱经
   B. 足少阳胆经
   C. 手太阳小肠经
   D. 足阳明胃经

7. 下列关于六淫叙述错误的是
   A. 风邪与火邪均易侵袭人体上部
   B. 暑邪致病根据轻重分为伤暑与中暑
   C. 寒邪与湿邪均伤阳气
   D. 燥邪易伤娇脏

8. 下列临床表现可见于气脱的是
   A. 谵语癫狂，神昏痉厥
   B. 心神浮越，脉微欲绝
   C. 恶心呕吐，嗳气呃逆
   D. 腰腹重坠，便意频频

9. 下列关于治则治法的叙述错误的是
   A. 先扶正后祛邪应用于正虚为主，机体不耐攻伐，祛邪反而更伤正气的情况
   B. 通因通用适用于真虚假实证
   C. 寒者热之、热者寒之、虚则补之、实则泻之属于逆治
   D. 从疾病先后来说，旧病、原发病为本，新病、继发病为标

10. "有根"之脉象是指
    A. 不浮不沉   B. 尺部沉取有力
    C. 节律一致   D. 和缓有力

11. 不属于"寒证"临床表现的是

A. 畏寒喜暖　　B. 神昏谵语

C. 痰涎清稀　　D. 小便清长

12. 肾阴虚证、肾精不足证、肾虚水泛证的共同表现是

A. 腰膝酸软　　B. 眩晕耳鸣

C. 梦遗失精　　D. 精神倦怠

13. 久病重病患者见眼窝凹陷的症状，多属于

A. 气血亏虚

B. 脏腑精气衰竭

C. 肝肾阴虚

D. 内热壅盛

14. 患者，女，27 岁。产后 2 个月内，频发心悸，伴有失眠、多梦、面色淡白，近半月复增入夜手足心热甚，舌红少苔，脉细数。其证候是

A. 肝阴虚证

B. 心血虚证

C. 心脾两虚证

D. 心阴虚证

15. 王某，男，52 岁。两年来心中悸动不安，眩晕，胸闷痞满，渴不欲饮，恶心，流涎，舌淡胖，苔白滑，脉沉细而滑。其诊断是

A. 眩晕痰湿中阻证

B. 心悸水饮凌心证

C. 心悸心阳不振证

D. 眩晕气血亏虚证

16. 患者，男，71 岁。自述腰以下冷感明显，阴寒天气酸痛，甚则行动受限，平素畏寒肢冷，夜尿频繁，小便淋沥不尽，量少，双足微肿，舌淡胖嫩，苔白滑，脉沉细。其证候是

A. 脾肾阳虚证

B. 肾阳虚证

C. 肾精不足证

D. 心肾阳虚证

17. 患儿，女，4 岁。近两日咳嗽，气喘，咽喉红肿疼痛，伴有身热，口渴，心烦急躁，夜寐不安，大便干燥，舌红，苔黄，脉数。其证候是

A. 胃火壅盛证

B. 肺热炽盛证

C. 肝火上炎证

D. 肺胃热盛证

18. 患者，男，72 岁。因频发眩晕，不能正常行走就诊，伴有双手麻木震颤，不能持扶手杖，高血压病史 20 余年，服用药物后血压仍处于 150/110mmHg，头晕与情绪、睡眠关系密切。舌红，苔腻，脉弦。其证候是

A. 血虚生风证

B. 阴虚动风证

C. 肝肾阴虚证

D. 肝阳化风证

19. 既能活血定痛，又能化瘀止血，生肌敛疮的药物是

A. 三七　　　　B. 血竭

C. 蒲黄　　　　D. 血余炭

20. 下列药物中，性味苦微寒，归肝、大肠经的是

A. 地榆　　　　B. 槐花

C. 小蓟　　　　D. 大蓟

21. 具有退热，生津，透疹功效的药物是

A. 柴胡　　　　B. 葛根

C. 石膏　　　　D. 栀子

22. 白薇、地骨皮功效的共同点是
    A. 清湿热，解毒
    B. 清暑热，利尿
    C. 清虚热，凉血
    D. 清虚热，截疟

23. 草果的功效是
    A. 燥湿消痰，祛风明目
    B. 化湿行气，利水消肿
    C. 燥湿行气，温中止呕
    D. 燥湿温中，截疟除痰

24. 止血多炒炭，利尿多生用的药物是
    A. 蒲黄   B. 茜草
    C. 芦根   D. 地榆

25. 可用桃仁而不用苦杏仁治疗的病证是
    A. 咳嗽气喘   B. 肠燥便秘
    C. 肠痈腹痛   D. 湿温初起

26. 巴豆霜入丸散服的剂量是
    A. 0.1~0.3g   B. 0.5~1g
    C. 1~1.5g   D. 1.5~3g

27. 治疗痰多咳喘，热毒咽喉肿痛的是
    A. 败酱草   B. 射干
    C. 重楼   D. 大青叶

28. 大黄牡丹汤和桂枝茯苓丸组成相同的药物是
    A. 大黄、丹皮
    B. 桃仁、丹皮
    C. 大黄、枳实
    D. 大黄、桃仁

29. 葛根、羌活、桔梗同用的方剂是
    A. 柴葛解肌汤
    B. 杏苏散
    C. 败毒散

D. 参苏饮

30. 射干麻黄汤的功效是
    A. 宣肺祛痰，降气止咳
    B. 发汗祛湿，兼清里热
    C. 解表散寒，温肺化饮
    D. 发汗解表，宣肺平喘

31. 具有滋阴清热，养血安神功效的方剂是
    A. 归脾汤   B. 酸枣仁汤
    C. 珍珠母丸   D. 天王补心丹

32. 患者大便秘结，腹痛，胁下偏痛，发热，手足厥冷，舌苔白腻，脉弦紧。治宜选用
    A. 温脾汤   B. 肾气丸
    C. 济川煎   D. 大黄附子汤

33. 患者身热谵语，吐血、衄血，舌红绛起刺，脉细数。治用
    A. 白虎加人参汤
    B. 犀角地黄汤
    C. 黄连解毒汤
    D. 清瘟败毒饮

34. 具有平肝息风，清热活血，补益肝肾功效，标本兼顾的方剂是
    A. 天麻钩藤饮
    B. 半夏白术天麻汤
    C. 清气化痰丸
    D. 三子养亲汤

35. 桂枝茯苓丸和温经汤中，配伍桂枝的相同点是
    A. 解肌发表   B. 平冲降逆
    C. 温阳化气   D. 温通经脉

36. 应用六味地黄丸治疗肝肾阴虚引起的两目昏花，视物模糊，或眼睛干涩，迎风

流泪等症状应该加配的药物是

A. 枸杞、菊花

B. 五味子、麦冬

C. 黄连、阿胶

D. 知母、黄柏

37. 王某，男，55 岁。反复咳喘 5 年余。刻下喘促气涌，胸部胀痛，咳嗽痰多，质黏色黄，身热，有汗，口渴而喜冷饮，面赤，咽干，小便赤涩，大便秘结，舌质红，舌苔薄黄，脉滑数。此证治法是

A. 开郁降气平喘

B. 祛痰降逆，宣肺平喘

C. 解表清里，化痰平喘

D. 清热化痰，宣肺平喘

38. 治疗胸痹属寒凝心脉证，宜选用的方剂是

A. 血府逐瘀汤

B. 枳实薤白桂枝汤合当归四逆汤

C. 参附汤合右归饮

D. 瓜蒌薤白半夏汤合涤痰汤

39. 患者，男，86 岁。近 10 年来，畏寒肢冷，神疲倦怠，久行气喘，体质明显下降。就诊时心悸明显，胸闷气短，不能平卧，双下肢水肿，面色苍白，舌淡，苔白。宜选用的方剂是

A. 安神定志丸

B. 桂枝甘草龙骨牡蛎汤合参附汤

C. 苓桂术甘汤

D. 归脾汤

40. 患者，男，26 岁。平素情绪不安，心烦，口苦，大便干结，因突发昏仆来诊，发作时患者面目潮红，口唇突转青白，继而牙关紧闭，角弓反张，口中怪叫，小

便失禁，数分钟后自行缓解，逐渐恢复意识，对发作过程没有记忆。舌红，苔黄腻，脉弦数。宜选用的方剂是

A. 五生饮合二陈汤

B. 生铁落饮合定痫丸

C. 黄连解毒汤合定痫丸

D. 龙胆泻肝汤合涤痰汤

41. 患者，女，18 岁。昨日晚间返家途中，汉堡、冷饮同食，且感受风冷寒气，初时未觉不适，至零时胃痛拘急，得温稍缓，痛甚欲呕，舌淡，苔薄白，脉弦紧。宜选用的方剂是

A. 良附丸　　　　B. 黄芪建中汤

C. 保和丸　　　　D. 柴胡疏肝散

42. 患者，男，23 岁。善饮酒，喜食肥甘厚腻，因大便干结日久，腹胀痛就诊，伴有口干，口苦，心烦，不寐，舌红，苔黄腻，脉滑数。宜选用的方剂是

A. 大黄附子汤　　B. 济川煎

C. 麻子仁丸　　　D. 润肠丸

43. 患者，男，疟疾日久未愈，劳累后易发，发时寒热不明显，疲倦乏力感明显，气短自汗，面白，舌淡，脉弱。宜选用的方剂是

A. 柴胡截疟饮

B. 截疟七宝饮

C. 何人饮

D. 柴胡桂枝干姜汤

44. 患者，女，43 岁。因感受风温邪气，气喘咳逆，突发耳鸣耳痒，头晕，头胀痛，发热恶风，口渴，口唇干燥，舌红，苔薄黄，脉浮数。宜选用的方剂是

A. 清神散

B. 黄连温胆汤

C. 耳聋左慈丸

D. 龙胆泻肝汤

45. 王某，男，25 岁。两天前有腰扭伤史，现症：腰痛如刺，痛有定处，痛处拒按，腰不能转侧。舌质暗紫，脉涩。此病证的病机要点是

A. 肝肾亏虚，阴精不足，筋脉失养

B. 寒湿闭阻，气血阻滞，经脉不利

C. 肾阳不足，筋脉失于温煦

D. 瘀血阻滞，经脉痹阻，不通则痛

46. 患者，男，45 岁。3 年前下肢水肿，以胫前皮肤尤甚，按之没指，服利水消肿类药物症状缓解，未能全部消退，遇劳复发，伴有小便短少，身体困重，纳呆，胸闷，短气，近 1 个月水肿渐至腰腹部，有蔓延周身之势，舌淡，苔白，脉缓。其治法是

A. 健脾温阳利水

B. 温肾助阳，化气行水

C. 运脾化湿，通阳利水

D. 分利湿热

47. 水肿属肾阳衰微证，宜选用的方剂是

A. 济生肾气丸合五皮饮

B. 真武汤合胃苓汤

C. 疏凿饮子

D. 济生肾气丸合真武汤

48. 患者午后潮热，手足心热，烦躁，少寐多梦，盗汗，口干咽燥，舌质红，少苔，脉细数。宜选用的方剂是

A. 补中益气汤　　B. 清骨散

C. 丹栀逍遥散　　D. 归脾汤

49. 眩晕属痰湿中阻证的临床特点是

A. 头晕胀痛，遇烦劳郁怒而加重

B. 眩晕动则加剧，劳累即发

C. 眩晕日久不愈，腰酸膝软

D. 头重昏蒙，伴视物旋转

50. 患者，男，59 岁。耳鸣 3 年余，渐至耳聋如塞，面色晦暗，肌肤甲错，舌有瘀斑，苔薄，脉涩。宜选用的方剂是

A. 通窍活血汤　　B. 龙胆泻肝汤

C. 清神散　　　　D. 黄连温胆汤

51. 患者患类风湿关节炎 5 年，反复发作性周身关节酸痛，游走不定，入夜尤甚，甚则彻夜不寐，得温稍缓，伴有关节周围肿胀，肌肤麻木，舌淡，苔白，脉缓。宜选用的方剂是

A. 桂枝芍药知母汤

B. 独活寄生汤

C. 双合汤

D. 薏苡仁汤

52. 下列腧穴中，对心率有双向调节作用的是

A. 神门　　　　B. 百会

C. 内关　　　　D. 心俞

53. 下列腧穴中，既可治疗肺系疾病，又可治疗无脉症的是

A. 列缺　　　　B. 太渊

C. 鱼际　　　　D. 孔最

54. 下列五输穴中，均属于荥穴，且五行属水的是

A. 二间、行间

B. 侠溪、内庭

C. 曲泽、前谷

D. 鱼际、劳宫

55. 下列选项中，不能治疗神志病的经脉是
    A. 足阳明胃经
    B. 足太阳膀胱经
    C. 手少阴心经
    D. 手太阴肺经

(56～58 题共用题干)

患者，男，46 岁。心悸频发，胸闷，心烦，夜寐不安，口苦黏腻，纳少，腹胀，大便不爽，偶有干结难下。舌红，苔黄腻，脉滑。

56. 其证候是
    A. 阴虚火旺证　　B. 痰火扰心证
    C. 瘀阻心脉证　　D. 邪毒犯心证

57. 宜选用的方剂是
    A. 安神定志丸　　B. 天王补心丹
    C. 黄连温胆汤　　D. 苓桂术甘汤

58. 若患者心烦躁扰，情绪不宁，宜选配的方剂是
    A. 牛黄清心丸
    B. 朱砂安神丸
    C. 龙胆泻肝丸
    D. 黄连上清片

(59～61 题共用题干)

患者，男，43 岁。咳逆，咳时胁肋胀痛，面部发红，咽干口苦，咳痰量少，症状随情绪变化增减，舌红，苔薄黄，脉弦数。

59. 其病机是
    A. 脾虚生痰，壅遏肺气
    B. 肝郁化火，木火刑金
    C. 痰湿阻滞，肺气失宣
    D. 风热犯肺，肺失清肃

60. 其治法是
    A. 清热肃肺，豁痰止咳

B. 滋阴润肺，化痰止咳
C. 清肺泻肝，顺气降火
D. 燥湿化痰，理气化痰

61. 宜选用的方剂是
    A. 沙参麦冬汤
    B. 清金化痰汤
    C. 二陈平胃散合三子养亲汤
    D. 黛蛤散合泻白散

(62～64 题共用题干)

患者，女，76 岁。心悸，眩晕，胸闷，小便短少，身冷畏寒，脘闷，时呕吐清稀痰涎，舌淡白，苔白滑，脉沉滑。

62. 其证候是
    A. 水饮凌心证　　B. 心气不足证
    C. 心阳不振证　　D. 脾肾阳虚证

63. 其治法是
    A. 镇惊定志，养心安神
    B. 温阳补心，安神定悸
    C. 振奋心阳，化气行水，宁心安神
    D. 健脾补肾，宁心安神

64. 宜选用的方剂是
    A. 桂枝甘草龙骨牡蛎汤合参附汤
    B. 苓桂术甘汤
    C. 安神定志丸
    D. 肾气丸

(65～67 题共用题干)

患者，男，29 岁。昨日晚归冒受风寒，入夜头痛，肩背觉冷拘急，恶寒，关节酸痛，口不渴，身无汗，舌淡红，苔白，脉浮紧。

65. 其证候是
    A. 痰浊头痛　　B. 风寒头痛
    C. 瘀血头痛　　D. 风湿头痛

66. 其治法是
    A. 祛风胜湿通窍
    B. 养血祛风止痛
    C. 疏风散寒止痛
    D. 温阳解表散寒

67. 宜选用的方剂是
    A. 独活寄生汤
    B. 半夏白术天麻汤
    C. 羌活胜湿汤
    D. 川芎茶调散

（68～70题共用题干）

患者，男，19岁。昨日起皮肤出现大小不等、形状不一的皮疹，搔抓后疹块连片，其色白，遇风寒加重，舌淡，苔薄白，脉浮紧。

68. 除主穴曲池、合谷、血海、委中、膈俞外，还应配穴
    A. 大椎、风池
    B. 风门、肺俞
    C. 足三里、天枢
    D. 足三里、三阴交

69. 除委中穴外，还可点刺出血的主穴是
    A. 曲池　　　　　B. 合谷
    C. 血海　　　　　D. 膈俞

70. 委中与血海同用的配伍特点是
    A. 疏风解表
    B. 理血和营
    C. 活血祛风
    D. 养血润燥

（71～73题共用题干）

患者，女，22岁。月经来潮8天，量多，色深红，质稠，伴心烦口渴，舌红，苔黄，脉数。

71. 针灸治疗应主取
    A. 任脉及足太阴经穴
    B. 任脉及足少阴经穴
    C. 督脉及足太阴经穴
    D. 督脉及足少阴经穴

72. 其主穴是
    A. 关元、照海、阴谷
    B. 关元、然谷、阳陵泉
    C. 关元、三阴交、隐白
    D. 关元、阴陵泉、太白

73. 根据辨证选穴原则，宜配用
    A. 血海、太冲、地机
    B. 血海、行间、曲池
    C. 肾俞、太溪、命门
    D. 脾俞、足三里、公孙

74. 下列对于医德规范的叙述错误的是
    A. 是医德原则的具体体现和补充
    B. 是社会对医务人员的基本要求
    C. 是医务人员在社会上道德行为的普遍规律的反映
    D. 是医务人员在医学活动中道德关系普遍规律的反映

75. 发生医疗纠纷需进行尸检的，尸检时间应在死亡后
    A. 48小时内　　　B. 36小时内
    C. 24小时内　　　D. 12小时内

76. 以下不属于病人应具有的权利的是
    A. 病人有个人隐私权
    B. 病人有服务的选择权
    C. 病人有获得部分实情的知情权
    D. 病人有平等享受医疗的权利

77. 不属于医患沟通过程中医者应注意掌握

的情况是

A. 患者病情、治疗情况和检查结果

B. 患者的心理情况

C. 患者医疗费用的使用情况

D. 患者的家庭情况

78.《医疗事故处理条例》规定，造成患者死亡、重度残疾的属于

A. 一级医疗事故　　B. 二级医疗事故

C. 三级医疗事故　　D. 四级医疗事故

79. 申请个体行医的执业医师，须要满足的条件是

A. 经注册后在医疗、预防、保健机构中执业满 10 年

B. 经注册后在医疗、预防、保健机构中执业满 5 年

C. 经注册后在医疗、预防机构中执业满 5 年

D. 经注册后在医疗机构中执业满 10 年

80.《医疗事故处理条例》规定的医疗事故是指

A. 在医疗活动中，因医疗机构违反医疗行政法规、部门规章，造成患者人身损害的事故

B. 在医疗活动中，因医务人员违反医疗卫生管理法律和诊疗护理规范，造成患者人身损害的事故

C. 在医疗活动中，因医疗机构及医务人员违反医疗卫生管理法律和诊疗护理规范，造成患者人身损害的事故

D. 在医疗活动中，因医疗机构及医务人员违反医疗卫生管理法律、行政法规、部门规章和诊疗护理规范，造成患者人身损害的事故

81. 某三甲医院医生王某 2019 年 12 月进行医师考核时考核未通过，县级以上人民政府卫生行政部门可以责令其暂停职业活动的时间为

A. 一个月至两个月

B. 三个月至六个月

C. 六个月至一年

D. 一年以上

二、B 型题：82～105 小题，每小题 1.5 分，共 36 分。A、B、C、D 是其下两道小题的备选项，请从中选择一项最符合题目要求的，每个选项可以被选择一次或两次。

A. 滋水涵木法　　B. 益火补土法

C. 培土生金法　　D. 抑木扶土法

82. 温肾阳以补脾阳的治法是

83. 适用于肾阴亏损而肝阴不足，甚或肝阳上亢之证的方法是

A. 心有所存，神有所归

B. 气和志达，营卫通利

C. 心系急，肺布叶举

D. 心无所倚，神无所归

84.《素问·举痛论》惊则

85.《素问·举痛论》悲则

A. 胃痛隐隐，绵绵不休

B. 胃脘胀痛，嗳气痛减

C. 胃脘刺痛，痛有定处

D. 胃痛暴作，拘急冷痛

86. 寒邪客胃所致的胃痛多表现为

87. 脾胃虚寒所致的胃痛多表现为

A. 恶寒发热　　B. 但热不寒

C. 恶寒喜暖　　D. 恶热喜冷

88. 表证常见的症状是

89. 寒证常见的症状是

    A. 祛风湿，活血

    B. 祛风湿，利水

    C. 祛风湿，消肿

    D. 祛风湿，解毒

90. 昆明山海棠、雷公藤功效的共同点是

91. 络石藤、雷公藤功效的共同点是

    A. 荜澄茄　　　　B. 高良姜

    C. 胡椒　　　　　D. 花椒

92. 既能温中散寒，又能下气消痰的药物是

93. 既能温中散寒，又能行气止痛的药物是

    A. 干姜、制附子

    B. 生姜、制附子

    C. 生姜、生附子

    D. 干姜、生附子

94. 四逆汤组成中含有的药物是

95. 真武汤组成中含有的药物是

    A. 枳实　　　　　B. 白术

    C. 大黄　　　　　D. 黄连

96. 痛泻要方的君药是

97. 枳实消痞丸的君药是

    A. 肝、脑、脾、肾

    B. 心、胆、肝、肾

    C. 心、肝、脾、肾

    D. 心、脑、脾、肾

98. 郁证涉及的脏腑有

99. 中风涉及的脏腑有

    A. 脾胃受损，胃失润降

    B. 胃失和降，胃气上逆

    C. 食滞伤胃，胃失和降

    D. 胃失和降，气逆动膈

100. 呕吐的病因病机是

101. 呃逆的病因病机是

    A. 胃痛取中脘　　B. 落枕取外劳宫

    C. 胃痛取公孙　　D. 胃火牙痛取内庭

102. 属于远部选穴的是

103. 属于对症选穴的是

    A. 三阴交　　　　B. 阴陵泉

    C. 飞扬　　　　　D. 悬钟

104. 位于内踝尖上 3 寸，胫骨内侧缘后际的腧穴是

105. 位于外踝尖上 3 寸，腓骨前缘的腧穴是

三、X 型题：106～165 小题，每小题 2 分，共 120 分。在每小题给出的 A、B、C、D 四个选项中，至少有两项是符合题目要求的。请选出所有符合题目要求的答案，多选或少选均不得分。

106. 关于五脏与五神的关系，描述正确的是

    A. 心藏神　　　　B. 肺藏志

    C. 脾藏意　　　　D. 肝藏魂

107. 以下与水液代谢有关的脏是

    A. 肺　　　　　　B. 脾

    C. 肾　　　　　　D. 肝

108. 阴阳失调的病机变化包括

    A. 阴阳偏盛　　　B. 阴阳亡失

    C. 阴阳互损　　　D. 阴阳格拒

109. 脏腑气机升降运动规律具有的特点是

    A. 升已而降　　　B. 降已而升

    C. 升中有降　　　D. 降中有升

110. 血液的生成来源包括

    A. 精　　　　　　B. 营气

C. 津液　　　　D. 卫气

111. 冲脉又被称为
　　A. 血海　　　　B. 五脏六腑之海
　　C. 气海　　　　D. 十二经脉之海

112. 六淫的致病特点包括
　　A. 外感性、季节性
　　B. 地域性、相兼性
　　C. 相兼性、传染性
　　D. 季节性、传染性

113. 相同的疾病采用不同的治疗方法，其主要依据是
　　A. 发病的时间不同
　　B. 发病地域不同
　　C. 所处疾病的阶段不同
　　D. 患者的体质不同

114. 《素问·至真要大论》病机中属于火的是
　　A. 诸热瞀瘛
　　B. 诸躁狂越
　　C. 诸禁鼓栗，如丧神守
　　D. 诸胀腹大

115. 下列各项，属于既病防变范畴的是
　　A. 见肝之病，知肝传脾，当先实脾
　　B. 正确有效治疗太阳病以截断病势发展
　　C. 对六淫、疫疠等应避其邪气
　　D. 人工免疫接种疫苗

116. 淡红舌的临床意义是
　　A. 虚火上炎　　　B. 健康无病
　　C. 病情轻浅　　　D. 气血未伤

117. 潮热的病因病机是
　　A. 阴虚火旺，阴不制阳

B. 热盛肠燥，阳明腑实
C. 气虚无力，滞涩不行
D. 湿温内盛，气结热蕴

118. 胸痹的常见病因为
　　A. 饮食失调　　　B. 寒邪内侵
　　C. 年老体弱　　　D. 情志失节

119. 手足心汗出的原因是
　　A. 阳明燥热内结
　　B. 阴虚内热，迫津外泄
　　C. 上焦热盛，迫津外泄
　　D. 脾胃湿热内盛

120. 属于虚证临床表现的是
　　A. 神疲乏力　　　B. 畏寒肢冷
　　C. 身形消瘦　　　D. 咽喉肿痛

121. 阴虚证形成的原因是
　　A. 内伤日久，耗伤阴液
　　B. 气郁化火，耗伤阴血
　　C. 热邪伤阴，阴伤液耗
　　D. 房劳过度，肾阴亏虚

122. 属于气虚证临床表现的是
　　A. 少气懒言　　　B. 神疲乏力
　　C. 头晕目眩　　　D. 腹部坠胀

123. 属于气滞血瘀证临床表现的是
　　A. 胸胁刺痛　　　B. 情志抑郁
　　C. 青筋暴露　　　D. 大便不爽

124. 属于脾气虚证临床表现的是
　　A. 便溏　　　　　B. 纳少
　　C. 腹胀　　　　　D. 眩晕

125. 寒热往来见于
　　A. 太阳病　　　B. 少阳病
　　C. 疟疾　　　　D. 半表半里证

126. 具有行气止痛作用的是
    A. 木香　　　　　B. 沉香
    C. 檀香　　　　　D. 川楝子

127. 治疗乳痈，常选用的药物有
    A. 鱼腥草　　　　B. 蒲公英
    C. 漏芦　　　　　D. 马齿苋

128. 既能利尿通淋，又能止痒的药物有
    A. 海金沙　　　　B. 地肤子
    C. 蛇床子　　　　D. 萹蓄

129. 浙贝母的主治是
    A. 风热咳嗽　　　B. 痰火咳嗽
    C. 瘰疬瘿瘤　　　D. 阴虚劳嗽

130. 白茅根与芦根皆可治疗的病症有
    A. 肺热咳嗽　　　B. 血热出血
    C. 胃热呕吐　　　D. 热淋涩痛

131. 治疗血瘀气滞胸痛，常选用的药物有
    A. 川芎　　　　　B. 郁金
    C. 莪术　　　　　D. 牛膝

132. 刺蒺藜的主治病症有
    A. 风疹瘙痒　　　B. 肝阳眩晕
    C. 目赤翳障　　　D. 肝郁胁痛

133. 下列药物中，有毒的药物有
    A. 川楝子　　　　B. 牵牛子
    C. 白附子　　　　D. 蛇床子

134. 菟丝子具有的功效是
    A. 固精缩尿　　　B. 祛风消斑
    C. 补益肝肾　　　D. 纳气定喘

135. 可用砒石治疗的病症是
    A. 恶疮顽癣　　　B. 寒痰哮喘
    C. 惊痫癫狂　　　D. 溃疡不敛

136. 组成中有干姜的方剂是
    A. 小青龙汤　　　B. 半夏泻心汤
    C. 理中丸　　　　D. 小建中汤

137. 组成中同时包含羌活、独活的方剂是
    A. 九味羌活汤　　B. 败毒散
    C. 羌活胜湿汤　　D. 小青龙汤

138. 细辛、白芷、川芎同用的方剂是
    A. 九味羌活汤　　B. 大秦艽汤
    C. 羌活胜湿汤　　D. 川芎茶调散

139. 麻黄和干姜同用的方剂是
    A. 五积散　　　　B. 阳和汤
    C. 小青龙汤　　　D. 防风通圣散

140. 具有清热解毒作用的方剂是
    A. 安宫牛黄丸　　B. 白头翁汤
    C. 四妙勇安汤　　D. 至宝丹

141. 具有温中补虚功效的方剂是
    A. 小建中汤
    B. 吴茱萸汤
    C. 理中丸
    D. 黄芪桂枝五物汤

142. 下列常用于治虚性水肿的是
    A. 猪苓汤　　　　B. 真武汤
    C. 五皮散　　　　D. 防己黄芪汤

143. 当归拈痛汤适用于
    A. 肩背沉重
    B. 遍身肢节烦痛
    C. 脚气肿痛
    D. 水肿腹胀

144. 以龙胆泻肝汤为主方治疗的病证有
    A. 不寐，肝火扰心证
    B. 阳痿，湿热下注证
    C. 胁痛，肝胆湿热证
    D. 眩晕，肝阳上亢证

145. 可用于治疗遗精的方剂有
    A. 四神丸　　　　B. 牡蛎散
    C. 桑螵蛸散　　　D. 金锁固精丸

146. 炙甘草汤主治的病证有
    A. 心脉失养之虚劳心悸
    B. 心脾气血两虚证
    C. 阴血不足，阳气虚弱证
    D. 虚劳肺痿

147. 属于虚喘的证型是
    A. 脾虚证　　　　B. 肺虚证
    C. 肾虚证　　　　D. 喘脱证

148. 下列各项中，属于虚劳病因的有
    A. 误治失治，损耗精气
    B. 烦劳过度，损伤五脏
    C. 饮食不节，气血匮乏
    D. 重病久病，耗伤正气

149. 喘咳痰鸣，痰多黏腻，咳吐不利，口黏不渴，舌质淡，苔白腻，脉滑。宜选用的方剂是
    A. 二陈汤　　　　B. 麻杏石甘汤
    C. 桑白皮汤　　　D. 三子养亲汤

150. 厥证的证候特点为
    A. 突然昏倒　　　B. 两目上视
    C. 四肢逆冷　　　D. 不省人事

151. 阳黄的治法是
    A. 清热利湿，凉血泄热
    B. 健脾利湿，清热利胆
    C. 疏肝泻热，利胆退黄
    D. 健脾养血，利湿退黄

152. 淋证属实者的病机是
    A. 热盛伤络　　　B. 湿热下注
    C. 肾虚不固　　　D. 砂石结聚

153. 下列属于血证辨证要点的是
    A. 辨表里　　　　B. 辨虚实
    C. 辨阴阳　　　　D. 辨脏腑

154. 治疗颤证属于风阳内动证，应选用
    A. 导痰汤　　　　B. 天麻钩藤饮
    C. 镇肝熄风汤　　D. 羚角钩藤汤

155. 以下属于肝火所致血证的是
    A. 鼻衄　　　　　B. 齿衄
    C. 咯血　　　　　D. 便血

156. 消渴病常见的并发症有
    A. 中风　　　　　B. 痈疽
    C. 水肿　　　　　D. 雀目

157. 关于鼓胀的辨证要点，下列说法正确的是
    A. 鼓胀早期辨病性
    B. 鼓胀早期辨阴阳
    C. 鼓胀后期辨危候
    D. 鼓胀晚期辨病位

158. 下列特定穴中，均分布于四肢肘、膝关节以下的是
    A. 五输穴　　　　B. 络穴
    C. 八会穴　　　　D. 八脉交会穴

159. 下列均可以治疗皮肤科疾病的腧穴有
    A. 血海　　　　　B. 肺俞
    C. 曲池　　　　　D. 委中

160. 下列关于脱肛的灸治顺序，正确的是
    A. 先灸长强穴
    B. 先灸百会穴
    C. 后灸长强穴
    D. 后灸百会穴

161. 下列腧穴间距 7 寸的是

    A. 孔最、太渊

    B. 地机、三阴交

    C. 臂臑、曲池

    D. 犊鼻、条口

162. 任脉和督脉经均可治疗的疾病是

    A. 前阴病   B. 脏腑病

    C. 神志病   D. 妇科病

163. 常用于治疗奔豚气的腧穴有

    A. 公孙   B. 期门

    C. 曲泉   D. 涌泉

164. 针刺时，针尖应朝下颌骨方向缓慢刺入的腧穴是

    A. 哑门   B. 廉泉

    C. 风池   D. 风府

165. 可使用刺络拔罐法治疗的疾病有

    A. 痤疮   B. 坐骨神经痛

    C. 丹毒   D. 软组织损伤

考研中医综合
全真模拟10套卷
（全解析）

模拟试卷（三）

中国健康传媒集团

中国医药科技出版社

模拟试卷（三）

一、**A 型题：1~36 小题，每小题 1.5 分；37~81 题，每小题 2 分，共 144 分。在每小题给出的 A、B、C、D 四个选项中，请选出一项最符合题目要求的。**

1. 提出"戾气"学说的著作是
   A. 《外感温热论》　B. 《温疫论》
   C. 《温病条辨》　　D. 《湿热病篇》

2. 五脏对应五声，下列错误的是
   A. 肝之声为呼　　B. 脾之声为哕
   C. 心之声为笑　　D. 肺之声为哭

3. 下列各项，不是按照相生顺序排列的是
   A. 酸、苦、甘、辛、咸
   B. 东、南、中、西、北
   C. 筋、脉、皮、肉、骨
   D. 角、徵、宫、商、羽

4. "吐下之余，定无完气"的生理基础是
   A. 气能生津　　B. 气能行津
   C. 津能载气　　D. 气能摄津

5. 积于胸中、上走息道、下注气街的气是
   A. 元气　　　　B. 宗气
   C. 营气　　　　D. 卫气

6. 足三阴经在内踝上 8 寸以上经脉的排列顺序是
   A. 太阴在前，厥阴在中，少阴在后
   B. 太阴在前，少阴在中，厥阴在后

   C. 厥阴在前，太阴在中，少阴在后
   D. 少阴在前，太阴在中，厥阴在后

7. 化生"唾"的脏是
   A. 肾　　　　　B. 肺
   C. 脾　　　　　D. 肝

8. 下列症状中不属于痰饮为害表现的是
   A. 心悸、眩晕、癫狂
   B. 皮肤麻木、关节肿胀
   C. 肌下肿块，溃破流脓，久而不愈
   D. 间歇性疼痛，发时剧痛难忍，缓时一如常人

9. 《临证指南医案》指出"内风"的机制属于
   A. 体内阴血之不足
   B. 体内气机之逆乱
   C. 体内阳气之变动
   D. 体内阳气之不足

10. 举之有余，按之不足，为
    A. 浮脉　　　　B. 沉脉
    C. 迟脉　　　　D. 数脉

11. 虚寒证的临床表现是
    A. 全身寒战　　B. 畏寒肢冷
    C. 形体消瘦　　D. 口淡多涎

12. 可见口舌糜烂又见小便灼热涩痛的证候是
    A. 心火亢盛证　　B. 膀胱湿热证

C. 胃热炽盛证　　D. 肠道湿热证

13. 常见口眼㖞斜的证候是

　　A. 肝阳化风证　　B. 风痰阻络证

　　C. 瘀血阻络证　　D. 风邪中络证

14. 患者因饮食不洁，近日出现里急后重，下利赤白脓血，苔黄腻，脉滑数，属于

　　A. 大肠湿热证　　B. 大肠津亏证

　　C. 膀胱湿热证　　D. 胃阴虚证

15. 患者，男，40 岁。脘腹胀满，隐痛，按之觉舒，神疲倦怠，食欲不振，舌淡苔薄白，脉沉细弱。其证候是

　　A. 脾气虚证　　　B. 脾阳虚证

　　C. 胃气虚证　　　D. 肾阳虚证

16. 患者，男，83 岁。足部时发水肿半年余，劳累后尤甚，按之没指，近 1 个月来，双足浮肿未消，小便量少，肿势上犯已至腰间，间有心悸、气短、夜寐不能平卧，舌淡胖有齿痕，苔白滑，脉沉迟无力。其证候是

　　A. 脾肾阳虚证　　B. 心肾阳虚证

　　C. 肾阳虚证　　　D. 肾虚水泛证

17. 患者，男，34 岁。平素口干，口臭，伴有头晕、皮肤干燥的症状，近半月来，大便干结难下，甚则四日一行，自述左侧腹部可扪及包块，腹胀严重，排便后稍缓，舌红，苔黄燥，脉细。其证候是

　　A. 肠燥津亏证　　B. 食积胃脘证

　　C. 阳明腑实证　　D. 胃火炽盛证

18. 患者，男，71 岁。4 年前因老伴去世，突发头部、双手震颤不已，经治疗后头部震颤逐渐缓解，现偶见手足蠕动，伴有头晕，耳鸣，两目干涩，五心烦热，

夜寐不安等症状。舌红，苔少且干，脉细数。其证候是

　　A. 肝阳化风证

　　B. 热极生风证

　　C. 阴虚动风证

　　D. 血虚生风证

19. 既能行气解郁，又能和血止痛的药物是

　　A. 王不留行　　　B. 玫瑰花

　　C. 佛手　　　　　D. 郁金

20. 性味辛、温，归肺、胃经的药物是

　　A. 藁本　　　　　B. 浮萍

　　C. 辛夷　　　　　D. 羌活

21. 紫草具有，赤芍不具有的功效是

　　A. 滋阴降火　　　B. 活血凉血

　　C. 透疹消斑　　　D. 解毒定惊

22. 黄连、胡黄连功效的共同点是

　　A. 清湿热　　　　B. 清暑热

　　C. 清虚热　　　　D. 除疳热

23. 草豆蔻的功效为

　　A. 燥湿消痰，祛风明目

　　B. 化湿行气，利水消肿

　　C. 燥湿温中，截疟除痰

　　D. 燥湿行气，温中止呕

24. 服用时忌饮浓茶的药物是

　　A. 雷丸　　　　　B. 槟榔

　　C. 苦楝皮　　　　D. 使君子

25. 可用僵蚕而不用天麻治疗的病症是

　　A. 惊风抽搐　　　B. 肢体麻木

　　C. 瘰疬痰核　　　D. 肝阳眩晕

26. 全蝎煎服的剂量是

A. 0.1 ~ 0.3g   B. 0.5 ~ 1g

C. 1 ~ 3g   D. 3 ~ 6g

27. 既治阴虚燥咳，又治虚烦惊悸的药物是

    A. 石斛   B. 百合

    C. 川贝母   D. 北沙参

28. 朱砂安神丸主治的病证是

    A. 心火偏亢，阴血不足证

    B. 肝血不足，虚热内扰证

    C. 阴虚血少，心神不宁证

    D. 心肾不交，神志不安证

29. 治疗阴暑证的方剂是

    A. 新加香薷饮   B. 香薷散

    C. 六一散   D. 桂苓甘露饮

30. 被称为"辛凉轻剂"的方剂是

    A. 银翘散   B. 麻黄汤

    C. 桂枝汤   D. 桑菊饮

31. 下列方剂中含有茯神、远志、白术、当归的是

    A. 补中益气汤   B. 参苓白术散

    C. 归脾汤   D. 酸枣仁汤

32. 主治麻疹初起，"大人、小儿时气温疫，头痛发热，肢体烦疼，及疮疹已发及未发"的方剂是

    A. 普济消毒饮

    B. 正柴胡饮

    C. 升麻葛根汤

    D. 清瘟败毒饮

33. 气虚，外感风寒湿表证，症见憎寒壮热，头项强痛，肢体酸痛，无汗，鼻塞声重，咳嗽有痰，胸膈痞满，舌淡苔白，脉浮而按之无力。治疗宜用

A. 荆防败毒散   B. 玉屏风散

C. 败毒散   D. 加减葳蕤汤

34. 参苏饮中，以苏叶为君，其用意不包含

    A. 健脾消痰   B. 宣肺止咳

    C. 发散表邪   D. 行气宽中

35. 川芎茶调散与九味羌活汤中用细辛的共同用意是

    A. 散寒止痛   B. 温阳通络

    C. 温通经脉   D. 温肺化饮

36. 济川煎中配升麻所体现的配伍特点是

    A. 载药上行   B. 引药入经

    C. 欲降先升   D. 寓通于补

37. 治疗久泻不止，不宜过用

    A. 健脾   B. 分利

    C. 升提   D. 固涩

38. 治疗心衰气虚血瘀证，宜选用的方剂是

    A. 生脉散

    B. 参附汤合四逆加人参汤

    C. 真武汤

    D. 保元汤合桃红饮

39. 患者，女，43岁。因心前区疼痛就诊，自述疼痛如针刺，且痛有定处，3年前因劳累时发胸闷，气短，天气寒凉与情绪激动时症状尤为明显，舌质紫暗，苔薄白，脉涩。宜选用的方剂是

    A. 柴胡疏肝散

    B. 天王补心丹合炙甘草汤

    C. 枳实薤白桂枝汤合当归四逆汤

    D. 血府逐瘀汤

40. 患者，男，57岁。痫病频发，精神萎靡，面色无华，腰膝酸软，两目干涩，口干，

舌红，苔白而干，脉沉细。宜选用的方剂是

A. 六味地黄丸

B. 六君子汤

C. 大补元煎

D. 定痛丸合六味地黄丸

41. 患者，男，16岁。感冒后胃脘痞胀，纳少，现症时时欲呕，频频泛吐酸水，仍恶寒发热，骨节酸疼，舌淡红，苔薄白腻，脉濡。宜选用的方剂是

A. 桂枝汤

B. 藿香正气散

C. 理中丸

D. 小半夏汤合苓桂术甘汤

42. 患者，女，38岁。平素大便稀薄，遇寒或饮食生冷腹痛尤甚，继而腹泻，每日数行，伴有纳少，腹胀，面色无华，神疲倦怠，舌淡，苔白，脉弱。宜选用的方剂是

A. 四神丸　　　B. 参苓白术散

C. 藿香正气散　　D. 痛泻要方

43. 患者，颈前喉结旁结块数年，质地较硬，表面有结节，平素纳少，胸脘胀闷，咳痰量少且难出，舌瘀斑，苔薄白，脉涩。宜选用的方剂是

A. 海藻玉壶汤　　B. 四海舒郁丸

C. 一贯煎　　　D. 消瘰丸

44. 患者，男，38岁。近半月来频发遗精，小便涩痛，稍有浑浊，溲时灼热，大便不爽，口干口苦黏腻，心烦，不寐，多梦，舌红，苔黄厚腻，脉滑数。宜选用的方剂是

A. 黄连清心饮

B. 金锁固精丸

C. 妙香散

D. 程氏萆薢分清饮

45. 患者，女，46岁。因情绪紧张，突然出现眩晕昏仆，面色苍白，呼吸微弱，汗出肢冷，舌淡，脉沉细微。本病证的病机是

A. 肝阳暴张，痰火壅盛，气血上逆

B. 元气素虚，清阳不升，神明失养

C. 肝郁肺痹，痰随气升，上闭清窍

D. 风痰阻络，气血运行不利

46. 患者，男，67岁。患水肿病逾10年，迁延反复，病情轻重随发病变化，现周身浮肿，并出现皮肤颜色晦暗，腰部刺痛，舌有瘀斑，苔白，脉细涩。其治法是

A. 温肾助阳，化气行水

B. 健脾温阳利水

C. 运脾化湿，通阳利水

D. 活血祛瘀，化气行水

47. 不寐属心火炽盛证宜选用

A. 朱砂安神丸　　B. 龙胆泻肝汤

C. 安神定志丸　　D. 黄连温胆汤

48. 患者夜晚发热，口燥咽干，渴欲饮水，但不欲咽，肢体关节疼痛，入夜尤甚，面色晦暗，舌青紫，苔薄，脉涩。宜选用的方剂是

A. 通窍活血汤

B. 丹栀逍遥散

C. 归脾汤

D. 血府逐瘀汤

49. 患者因暴怒后胸闷咳嗽，吐血色红量少，自述情绪波动后常自觉胸闷气喘，甚则呃逆吐血，平素口苦，胁胀痛，心烦，多梦，舌红，苔薄黄，脉弦数。其诊断是

A. 吐血属胃热壅盛证

B. 吐血属肝火犯胃证

C. 吐血属血热妄行证

D. 吐血属气虚血溢证

50. 患者，女，72岁。耳鸣、耳聋数年，过劳或失眠后症状加重，耳鸣声高如蝉，倦怠嗜卧，休息后稍缓，面色萎黄，头晕，纳少，便溏，舌淡，苔薄，脉细。宜选用的方剂是

A. 补中益气汤　　B. 益气聪明汤

C. 龙胆泻肝汤　　D. 附子理中汤

51. 患者患类风湿关节炎十余年，关节僵硬肿胀变形，痛处硬结，活动受限，肢体麻木，伴有胸闷，咳痰量多色白，口唇紫暗，舌有瘀斑，苔白厚腻，脉涩。宜选用的方剂是

A. 双合汤

B. 黄芪桂枝五物汤

C. 桂枝芍药知母汤

D. 独活寄生汤

52. 下列选项属于对症选穴的是

A. 颠顶痛选百会

B. 腰背痛选委中

C. 肾阴不足选太溪

D. 哮喘选定喘穴

53. 下列腧穴中，不属于足少阳胆经的腧穴是

A. 侠溪　　　　　B. 风池

C. 章门　　　　　D. 丘墟

54. 下列行针手法中，在针刺不得气时使用可激发经气的是

A. 循法　　　　　B. 弹法

C. 刮法　　　　　D. 摇法

55. 针灸治疗崩漏、消渴，均可主取的经穴是

A. 足太阴脾经　　B. 足少阴肾经

C. 足阳明胃经　　D. 足厥阴肝经

(56～58题共用题干)

患者，女，58岁。胸痹逐渐加重，伴有心悸，气短，神疲，诸症劳累后发作频繁，患者面色㿠白，畏寒肢冷，腰部无力，小腿肿胀，舌质淡，苔白滑，脉沉迟。

56. 其证候是

A. 脾肾阳虚证　　B. 肝肾亏虚证

C. 肺肾两虚证　　D. 心肾阳虚证

57. 宜选用的方剂是

A. 金匮肾气丸

B. 参附汤合右归饮

C. 柴胡疏肝散合金匮肾气丸

D. 附子理中丸合右归饮

58. 若患者下肢肿胀明显，宜选配的药物是

A. 泽泻、滑石　　B. 猪苓、通草

C. 丹参、桂枝　　D. 川芎、牛膝

(59～61题共用题干)

患者，男，38岁。前日受风，喉中痰涎阻塞，声如哨鸣，胸满，睡不得卧，咳痰色白，鼻塞，流涕，舌淡白，苔薄白，脉滑。

59. 其病机是

A. 寒邪阻肺，痰凝气滞

B. 风邪袭表，痰阻气道

C. 肺热壅盛，痰阻气逆

D. 肺气不足，失于宣降

60. 其治法是

A. 宣肺散寒，化痰平喘

B. 解表散寒，清化痰热

C. 祛风涤痰，降气平喘

D. 补肺益肾，纳气平喘

61. 宜选用的方剂是

A. 三子养亲汤

B. 射干麻黄汤

C. 小青龙加石膏汤

D. 定喘汤

（62～64题共用题干）

患者，女，42岁。患崩漏数月，量少，淋沥不尽，今晨突发昏厥，面色苍白，四肢震颤，汗出肢冷，呼吸气弱，舌质淡，苔薄，脉芤。

62. 其证候是

A. 血厥属虚证　　B. 气厥属虚证

C. 气血两虚　　　D. 阴阳亡失

63. 其治法是

A. 补气回阳　　　B. 温通血脉

C. 补养气血　　　D. 益气温阳

64. 宜选用的方剂是

A. 急用四逆汤灌服，继服人参养荣汤

B. 生脉饮、参附汤、四味回阳饮

C. 急用独参汤灌服，继服四物汤

D. 急用独参汤灌服，继服人参养荣汤

（65～67题共用题干）

患者，男，50岁。近期某日发怒后猝然昏倒，醒后左半身觉麻木不仁，步履艰难，伴口眼㖞斜，嘴角流涎，言语艰涩，卧床已1月余。舌有瘀斑，苔白，脉沉细。

65. 其证候是

A. 气虚血瘀证

B. 风痰瘀血，痹阻脉络

C. 肝阳暴亢，风火上扰

D. 肝阳上亢证

66. 其治法是

A. 辛温开窍，豁痰息风

B. 平肝潜阳，息风通络

C. 益气活血，化瘀通络

D. 活血化瘀，化痰通络

67. 宜选用的处方是

A. 桃红四物汤合涤痰汤

B. 补阳还五汤

C. 天麻钩藤饮

D. 镇肝熄风汤

（68～70题共用题干）

患者，女，57岁。近半年来，入睡困难，多梦易惊，有时彻夜不眠，善惊多恐，多疑善虑，舌淡，脉弦细。

68. 其治疗应主选

A. 督脉、手厥阴经及足太阴经穴、八脉交会穴

B. 督脉、手厥阴经及手少阳经穴、八脉交会穴

C. 督脉、手少阴经及足太阴经穴、八脉交会穴

D. 督脉、手少阳经及足太阴经穴、八脉交会穴

69. 其主穴是

A. 安眠、通里、昆仑、太溪

B. 安眠、通里、照海、申脉

C. 安眠、神门、照海、申脉

D. 安眠、神门、昆仑、太溪

70. 根据辨证选穴原则，宜配用的是

A. 太冲、行间　　B. 心俞、脾俞

C. 心俞、胆俞　　D. 心俞、肾俞

(71～73题共用题干)

患者，女，32岁。腰骶部皮肤瘙痒3天。初起无皮疹，后出现淡红色米粒大小皮疹，食辛辣食物后加重，舌淡红，苔薄黄，脉浮数。

71. 针灸治疗除病变部位阿是穴外，还宜取

A. 手阳明、足太阳经穴

B. 手阳明、足太阴经穴

C. 足阳明、足太阳经穴

D. 足阳明、足太阴经穴

72. 根据辨证选穴原则，宜配用的是

A. 太冲、行间

B. 外关、风池

C. 肝俞、足三里

D. 肝俞、三阴交

73. 针刺阿是穴时应采用的方法是

A. 围刺法　　B. 散刺法

C. 密刺法　　D. 点刺法

74. 《备急千金要方》曰："凡大医治病，必当安神定志，无欲无求，先发大慈恻隐之心，誓愿普救含灵之苦。"体现的是

A. 博极医源　　B. 医乃仁术

C. 医患和谐　　D. 治病求本

75. 《医师宣言》中提出了三大原则，其中最核心的原则是

A. 患者自主的原则

B. 社会公平的原则

C. 将患者利益放在首位的原则

D. 患者健康重于一切的原则

76. 被注销注册，收回医师执业证书的当事人有异议的，依法申请复议或者起诉的期限是自收到注销注册通知之日起至

A. 30日内　　　B. 20日内

C. 15日内　　　D. 7日内

77. 医师在执业活动中应履行的义务是

A. 努力钻研业务，提高专业技术水平

B. 以患者为本，听从患者的意思

C. 对前来的患者开具大量化验以评定病情

D. 关心、爱护、尊重患者，不用保护患者隐私

78. 患者魏某因发热、胸闷喘息前来某医院急诊就诊，医师蔡某给予输液及对症处理，患者在输液过程中发生不良反应，经紧急救治，症状消失，但当天夜里突然出现心悸，呼吸困难，经抢救后于晨5时死亡。家属认为是医院的责任，拒不离开，并移走尸体。第二天上午，院方决定作尸检，请法医秦某负责。下午秦某告知院方因紧急会务不能前来，家属也不同意尸检，第三天又请到法医秦某，经与家属协商，第四天进行了尸检。医师蔡某未能对死因做出合理解释。该纠纷无法结论。对这一结果

A. 秦某承担因拖延而延迟尸检，无法结论的结果

B. 蔡某承担因未作出解释而无法结论的结果

C. 院方承担因请人不当而无法结论的结果

D. 家属承担因不同意尸检而无法结论的结果

79. 医务人员在医疗活动中发生医疗事故时应
    A. 向所在地卫生行政部门报告
    B. 向所在科室负责人报告
    C. 向所在地检察机构报告
    D. 向所在地医师学会报告

80. 林某，女，32 岁。因宫外孕前往某医院妇科就诊，术前检查查出艾滋病病毒抗体检验阳性，要求医生为其保密，医生以下做法可以得到伦理辩护的是
    A. 将患者病情上报疾病预防控制中心
    B. 将患者病情告知其单位领导
    C. 将患者病情告知其家属
    D. 将患者病情告知患者投保公司职员

81. 发生重大医疗过失行为的医疗机构，应向所在地卫生行政部门报告的时间是
    A. 2 小时内　　　B. 4 小时内
    C. 6 小时内　　　D. 12 小时内

二、B 型题：82～105 小题，每小题 1.5 分，共 36 分。A、B、C、D 是其下两道小题的备选项，请从中选择一项最符合题目要求的，每个选项可以被选择一次或两次。

A. 肝主藏血　　　B. 肝主疏泄
C. 脾主统血　　　D. 心主血脉

82. 具有推动血液运行，主宰精神活动等生理功能的是

83. 具有促进血液运行，调畅情志活动等生理功能的是

A. 散而泻之　　　B. 汗而发之
C. 按而收之　　　D. 渍形以为汗

84. 《素问·阴阳应象大论》中"其慓悍者"应选用的治疗方法是

85. 《素问·阴阳应象大论》中"其实者"应选用的治疗方法是

A. 脘腹痞闷嘈杂，饥不欲食
B. 脘腹痞闷不舒，胸膈满闷
C. 脘腹痞闷而胀，进食尤甚
D. 脘腹痞闷不舒，灼热刺痛

86. 饮食内停所致脘腹痞满多表现为

87. 胃阴不足所致脘腹痞满多表现为

A. 清热解毒，养阴生津
B. 滋补肝肾，益精补血
C. 清热解毒，消散痈肿
D. 滋阴补肾，活血化瘀

88. 消渴病，并发白内障、雀盲、耳聋者，其治法是

89. 消渴病，并发疮毒痈疽者，其治法是

A. 活血凉血　　　B. 化瘀止血
C. 破血消癥　　　D. 活血行气

90. 姜黄和川芎的共同功效是

91. 丹参和郁金的共同功效是

A. 高良姜　　　B. 荜澄茄
C. 花椒　　　D. 胡椒

92. 既能温中散寒，又能止呕的药物是

93. 既能温中散寒，又能止痒的药物是

A. 生附子、干姜

B. 炮附子、生姜

C. 生附子、炮姜

D. 炮附子、干姜

94. 地黄饮子中附子与生姜的选用为

95. 回阳救急汤中附子与生姜的选用为

A. 苍术   B. 白术

C. 黄柏   D. 厚朴

96. 二妙散的君药是

97. 平胃散的君药是

A. 邪犯肺卫，卫表不和

B. 肺气胀满，不能敛降

C. 肺失宣降，肺气上逆

D. 邪犯于肺，肺气上逆

98. 咳嗽的基本病机是

99. 肺胀的基本病机是

A. 温中健脾，和胃降逆

B. 疏邪解表，和胃降逆

C. 温化痰饮，和胃降逆

D. 消食化滞，和胃降逆

100. 呕吐清水，胸脘痞闷，头眩，呕而肠鸣，舌苔白滑而腻，脉弦滑。治宜

101. 食入即吐，胸脘痞闷，乏力，四肢不温，舌质淡苔薄白，脉濡弱。治宜

A. 至阴   B. 厉兑

C. 隐白   D. 足窍阴

102. 在足趾，第4趾末节外侧，趾甲根角侧后方0.1寸的腧穴是

103. 在足趾，足小趾末节外侧，趾甲根角侧后方0.1寸的腧穴是

A. 委中   B. 至阴

C. 涌泉   D. 曲池

104. 可用三棱针点刺出血治疗急性吐泻的腧穴是

穴是

105. 可用灸法治疗胎位不正的腧穴是

三、X型题：106～165小题，每小题2分，共120分。在每小题给出的A、B、C、D四个选项中，至少有两项是符合题目要求的。请选出所有符合题目要求的答案，多选或少选均不得分。

106. 与气的生成关系密切的脏是

A. 心   B. 肾

C. 脾   D. 肺

107. 五脏之中，与饮食物的消化吸收关系密切的脏是

A. 心   B. 肝

C. 脾   D. 肺

108. 关于六腑的叙述，正确的是

A. 都直接与水谷接触

B. 泻而不藏

C. 大多为中空脏器

D. 具有"实而不满"的生理特点

109. 脾与胃的关系表现在

A. 调节气机   B. 纳运配合

C. 燥湿相济   D. 升降相因

110. 可用阴阳互根互用关系解释的是

A. 阴损及阳   B. 阴中求阳

C. 寒者热之   D. 阳病治阴

111. 循行至巅顶的经脉是

A. 任脉   B. 足太阳膀胱经

C. 督脉   D. 足厥阴肝经

112. 六淫中易伤津之邪是

A. 风邪　　　　　　B. 燥邪

C. 火邪　　　　　　D. 暑邪

113. 膀胱的基本病理变化包括

A. 气化不利　　　　B. 固摄无权

C. 湿热下注　　　　D. 虚热内生

114. 心阳偏盛的病机包括

A. 躁扰神明

B. 心血瘀阻

C. 血热而脉流薄疾

D. 心火上炎下移小肠

115. 下列各项，属于治法范畴的是

A. 发汗　　　　　　B. 祛邪

C. 吐下　　　　　　D. 滋阴

116. 齿痕舌的临床意义是

A. 脾虚湿盛

B. 湿热痰浊壅滞

C. 寒湿壅盛

D. 阳虚水湿内停

117. 头汗的病因病机是

A. 元气欲脱，虚阳上越

B. 上焦热盛，迫津外泄

C. 中焦湿热，湿郁热蒸

D. 阴虚内热，迫津外泄

118. 噎膈的病因是

A. 七情内伤　　　　B. 饮食不节

C. 外感疫毒　　　　D. 久病年老

119. 胁痛的原因是

A. 肝郁气滞　　　　B. 肝胆火盛

C. 肝阴不足　　　　D. 饮停胸胁

120. 虚证的基本特点是

A. 脏腑生理功能低下

B. 机体抗邪能力减弱

C. 正邪斗争不明显

D. 机体生理功能衰退

121. 阴虚证的转归是

A. 气阴两虚证　　　B. 阴阳两虚证

C. 阴血亏虚证　　　D. 动风证

122. 气陷证的临床表现是

A. 头晕目眩　　　　B. 腹部坠胀

C. 神疲气短　　　　D. 内脏下垂

123. 气血两虚证的临床表现是

A. 面色淡白　　　　B. 头晕目眩

C. 四肢厥冷　　　　D. 形体消瘦

124. 脾虚气陷证的常见病因是

A. 劳累太过　　　　B. 由脾气虚发展而来

C. 腹泻日久　　　　D. 妇人滑胎较多

125. 阳明病证的临床表现是

A. 汗自出　　　　　B. 身热

C. 恶寒　　　　　　D. 脉洪大

126. 既治肺热咳喘，又治水肿的是

A. 枇杷叶　　　　　B. 桑白皮

C. 葶苈子　　　　　D. 马兜铃

127. 治疗热毒血痢，常选用的药物有

A. 白头翁　　　　　B. 马齿苋

C. 金银花　　　　　D. 鸦胆子

128. 既能利湿退黄，又能清热解毒的药物有

A. 金钱草　　　　　B. 虎杖

C. 通草　　　　　　D. 珍珠草

129. 瓜蒌主治

A. 肺热咳嗽　　　　B. 胸痹心痛

C. 肺痈肠痈　　D. 大便秘结

C. 天台乌药散　　D. 真人养脏汤

130. 小蓟与苎麻根皆可治疗的病症有
    A. 血热出血　　B. 水火烫伤
    C. 胎动不安　　D. 痈肿疮毒

139. 普济消毒饮中配伍升麻、柴胡意在
    A. 疏散风热　　B. 清热解毒
    C. 引药上行　　D. 散结消肿

131. 既治瘀滞月经不调，又治水肿尿少的药
    物有
    A. 益母草　　B. 茯苓
    C. 泽兰　　D. 牛膝

140. 厚朴温中汤的功用是
    A. 行气除满　　B. 行气散结
    C. 降逆化痰　　D. 温中燥湿

132. 钩藤的主治病症有
    A. 惊痫抽搐　　B. 头痛眩晕
    C. 小儿惊啼　　D. 水肿尿少

141. 适用于实热积滞实证的代表方是
    A. 温脾汤　　B. 大黄附子汤
    C. 麻子仁丸　　D. 大承气汤

133. 下列药物中，有毒的药物有
    A. 仙茅　　B. 山慈菇
    C. 半边莲　　D. 香加皮

142. 橘核丸的功效是
    A. 活血止痛　　B. 行气止痛
    C. 行气疏肝　　D. 软坚散结

134. 沙苑子具有的功效是
    A. 补肾助阳　　B. 养肝明目
    C. 温脾止泻　　D. 纳气平喘

143. 生脉散适用于治疗
    A. 气阴两虚久咳
    B. 汗多神疲
    C. 脘腹胀满
    D. 大便稀溏

135. 硫黄可用于治疗的病症有
    A. 疥癣湿疹　　B. 阳痿足冷
    C. 虚寒便秘　　D. 便血衄血

136. 下列细辛、炮附子同用的方剂有
    A. 麻黄附子细辛汤
    B. 大黄附子汤
    C. 当归四逆汤
    D. 乌梅丸

144. 下列滚痰丸可以治疗的病症有
    A. 癫狂昏迷　　B. 咳喘痰稠
    C. 惊悸怔忡　　D. 肢体困重

145. 二陈汤中配伍乌梅的用意是
    A. 收敛肺气
    B. 散中兼收，防其燥散伤正
    C. 生津止渴
    D. 健脾和中

137. 组成中有木香的方剂是
    A. 九仙散　　B. 葛花解醒汤
    C. 藿香正气散　　D. 健脾丸

138. 乌药、小茴香同用的方剂是
    A. 加味乌药汤　　B. 暖肝煎

146. 下列以黄连温胆汤为主方治疗的病证有
    A. 眩晕之痰湿中阻证
    B. 不寐之痰热扰心证
    C. 心悸之痰火扰心证

考研中医综合全真模拟10套卷（全解析）

D. 头痛之痰浊头痛证

147. 属于胸痹证型的是
A. 寒凝心脉证　　B. 瘀阻心脉证
C. 心阳不振证　　D. 气滞心胸证

148. 痴呆的病因包括
A. 先天不足　　B. 后天失养
C. 外邪侵袭　　D. 年老肾虚

149. 四肢痿弱，肌肉瘦削，手足麻木不仁，舌痿不能伸缩，舌暗淡，脉细涩。治疗宜选
A. 圣愈汤
B. 补阳还五汤
C. 参苓白术散
D. 人参养荣汤

150. 鼓胀之肝脾血瘀证的证候特点有
A. 腹痛绵绵
B. 鼻衄、牙龈出血
C. 胁下癥结刺痛
D. 血痣、蟹爪纹

151. 不寐的治法是
A. 清肝泄热　　B. 清心泻火
C. 滋阴降火　　D. 补益心脾

152. 血证的病机包括
A. 火热熏灼　　B. 迫血妄行
C. 气虚不摄　　D. 血溢脉外

153. 喘证的辨证要点有
A. 首辨表里　　B. 首辨虚实
C. 再辨寒热　　D. 再辨脏腑

154. 治疗颤证属于痰热风动证，治疗应选用
A. 导痰汤　　B. 天麻钩藤饮

C. 羚角钩藤汤　　D. 镇肝熄风汤

155. 下列以柴胡疏肝散为主方治疗的病证有
A. 淋证气淋
B. 癃闭肝郁气滞证
C. 胁痛肝郁气滞证
D. 阳痿肝气郁结证

156. 呃逆、干呕、嗳气在病位上的不同点是
A. 干呕病位在胃
B. 嗳气病位在胃
C. 呃逆病位在膈肌
D. 干呕病位在膈肌

157. 关于针灸治疗头痛的辨证要点，下列叙述正确的是
A. 辨病因
B. 辨头痛部位
C. 辨头痛性质
D. 辨病情轻重缓急

158. 下列选项中，属于行针的辅助手法的是
A. 捻转法　　B. 震颤法
C. 循法　　D. 飞法

159. 根据腧穴主治规律，任脉、督脉均可治疗
A. 神志病　　B. 热病
C. 脏腑病　　D. 妇科病

160. 下列可治疗皮肤病的腧穴有
A. 血海　　B. 膈俞
C. 风市　　D. 委中

161. 患者胃脘胀满疼痛3日，嗳气频频，吞酸，大便不畅，每因情志因素而诱发，心烦易怒，喜太息，苔薄白，脉弦。针灸治疗取太冲穴，体现的选穴原则是

A. 近部选穴　　B. 远部选穴

C. 辨证选穴　　D. 对症选穴

162. 下列腧穴中，宜斜刺的是

A. 胃俞　　　　B. 肺俞

C. 肾俞　　　　D. 肝俞

163. 下列关于腧穴定位的表述，正确的是

A. 听宫在面部，耳屏间切迹与下颌骨髁突之间的凹陷中

B. 耳门在耳区，耳屏上切迹与下颌骨髁突之间的凹陷中

C. 听会在面部，耳屏正中与下颌骨髁突之间的凹陷中

D. 下关在面部，颧弓下缘中央与下颌切迹之间凹陷中

164. 下列腧穴中，既可治疗肩臂疾病，又可治疗皮肤科疾病的是

A. 肩髃　　　　B. 肩贞

C. 肩髎　　　　D. 臂臑

165. 下列关于头痛辨证配穴的叙述中，正确的是

A. 痰浊头痛取风门、列缺、曲池、大椎

B. 血虚头痛取脾俞、足三里、气海、血海

C. 瘀血头痛取血海、膈俞、内关、阿是穴

D. 肾虚头痛取肾俞、太溪、三阴交、悬钟

考研中医综合全真模拟10套卷
（全解析）

模拟试卷（四）

中国健康传媒集团
中国医药科技出版社

模拟试卷（四）

一、A 型题：1~36 小题，每小题 1.5 分；37~81 题，每小题 2 分，共 144 分。在每小题给出的 A、B、C、D 四个选项中，请选出一项最符合题目要求的。

1. 被中医学称为"元神之府"的脏腑是

   A. 肝　　　　　　　B. 心

   C. 肾　　　　　　　D. 脑

2. 确立"无阳则阴无以生，无阴则阳无以化"治法的理论依据是

   A. 阴阳对立制约　　B. 阴阳互根互用

   C. 阴阳互为消长　　D. 阴阳相互转化

3. "土不足时，则木旺伤土"的理论依据是

   A. 五行相生　　　　B. 五行相克

   C. 五行相乘　　　　D. 五行相侮

4. 外感六淫中其性炎上的是

   A. 火邪　　　　　　B. 风邪

   C. 暑邪　　　　　　D. 燥邪

5. "循皮肤之中，分肉之间，熏于肓膜，散于胸腹"（《素问·痹论》）所叙述的是

   A. 元气　　　　　　B. 宗气

   C. 营气　　　　　　D. 卫气

6. 十二经脉走向中，手之三阴经的走向是

   A. 从胸走手　　　　B. 从腹走手

   C. 从手走头　　　　D. 从头走手

7. 临床治疗血瘀病证，可用补气的药物。其理论依据是

   A. 气能生血　　　　B. 气能行血

   C. 气能摄血　　　　D. 血能载气

8. 《灵枢·经脉》曰："气盛则身以前皆热"，所指的经脉是

   A. 任脉　　　　　　B. 足阳明胃经

   C. 督脉　　　　　　D. 冲脉

9. 导致月经先期、经量过多、经期延长等病理表现的原因不包括

   A. 肝不藏血　　　　B. 脾不统血

   C. 肝疏泄太过　　　D. 下元虚寒

10. 结脉的特征是

    A. 数而时止，止无定数

    B. 数而时止，止有定数

    C. 缓而时止，止无定数

    D. 缓而时止，止有定数

11. 热证的临床表现不包括

    A. 小便短黄　　　　B. 五心烦热

    C. 口燥咽干　　　　D. 鼻流清涕

12. 肝火犯肺证与肝火炽盛证的主要不同点是

    A. 胸胁灼痛　　　　B. 头胀头晕

    C. 面红目赤　　　　D. 痰中带血

13. 常见手足蠕动的证候是

    A. 阴虚动风证　　　B. 肝阳上亢证

    C. 血虚生风证　　　D. 肝阳化风证

14. 患者，女，47 岁。一周前口舌生疮、咽喉肿痛，伴有心烦、口渴等症状，昨日晨起小便灼痛，尿中带血，舌红，苔黄，脉数。其证候是

    A. 膀胱湿热证　　B. 肺胃热盛证

    C. 小肠实热证　　D. 肝火上炎证

15. 李某，女，50 岁。1 周前因情志不舒而出现胃脘胀痛，痛连两胁，嗳气、矢气则痛舒，胸闷，喜长叹息，大便不畅，舌苔薄白，脉弦。其诊断是

    A. 胃痛饮食伤胃证

    B. 胃痛脾胃虚寒证

    C. 胃痛肝气犯胃证

    D. 胁痛肝气郁滞证

16. 患儿，女，9 岁。因早产，自小形体瘦弱，多病，神怯，伴有发质稀疏，色黄，动作迟缓，久行腰痛欲折，舌淡，苔白，脉细。其证候是

    A. 肝肾不足证　　B. 肾精不足证

    C. 元气亏虚证　　D. 髓海不足证

17. 患者，男，43 岁。半年前过食生冷，腹泻近一周，愈后大便稀薄，纳少，腹部时胀满，伴有头晕，面白无华，神疲乏力，气短等症状。前日大便后自觉肛门处有异物，可自行回纳。舌淡，苔白，脉缓。其证候是

    A. 脾气亏虚证

    B. 脾肾阳虚证

    C. 脾虚气陷证

    D. 脾阳不足证

18. 患者，女，65 岁。平素腰膝酸软，潮热盗汗，近两月来频繁发作虚烦失眠，心悸健忘，甚则彻夜不寐，寐时多梦。诊其舌脉：舌红无苔，脉细数。其证候是

    A. 心脾两虚证　　B. 心肾不交证

    C. 肝肾阴虚证　　D. 心阴亏虚证

19. 下列药物中，性味甘、温，归脾、胃经的是

    A. 使君子　　B. 南瓜子

    C. 榧子　　D. 芥子

20. 大血藤不具有的功效是

    A. 活血　　B. 祛风

    C. 除湿　　D. 止痛

21. 既能燥湿化痰，止痛，又能解毒散结的药物是

    A. 天南星　　B. 旋覆花

    C. 白附子　　D. 浙贝母

22. 蒲公英、鱼腥草功效的共同点是

    A. 利湿通淋　　B. 凉血止血

    C. 息风定惊　　D. 通经下乳

23. 青风藤的功效是

    A. 祛风湿，退虚热

    B. 祛风湿，利小便

    C. 祛风湿，消骨鲠

    D. 祛风湿，清湿热

24. 具有苦、寒药性的是

    A. 车前子　　B. 决明子

    C. 牵牛子　　D. 使君子

25. 可用苍术而不用厚朴治疗的病症是

    A. 脘腹胀满　　B. 痰饮喘咳

    C. 风寒感冒　　D. 食积气滞

26. 麝香入丸散的剂量是

    A. 0.03～0.1g　　B. 0.1～0.5g

C. 1～3g　　　　D. 3～6g

27. 既治跌仆损伤，又治外伤出血的药物是
    A. 川芎　　　　　B. 血竭
    C. 地榆　　　　　D. 苏木

28. 左金丸中黄连与吴茱萸用量的比例是
    A. 3：1　　　　　B. 4：1
    C. 6：1　　　　　D. 1：6

29. 下列方剂中，陈皮、半夏、连翘同用的
    方剂是
    A. 保和丸　　　　B. 六君子汤
    C. 普济消毒饮　　D. 半夏厚朴汤

30. 具有消导化积，清热利湿功效的方剂是
    A. 健脾丸　　　　B. 肥儿丸
    C. 枳实导滞丸　　D. 枳实消痞丸

31. 治疗热盛动风证宜选用的方剂是
    A. 安宫牛黄丸　　B. 紫雪散
    C. 至宝丹　　　　D. 苏合香丸

32. 右少腹疼痛拒按，时时发热、自汗恶寒，
    舌苔薄黄而腻，脉滑数。治疗可用的方
    剂是
    A. 大黄牡丹汤　　B. 大承气汤
    C. 大陷胸汤　　　D. 大柴胡汤

33. 咳嗽喘逆，痰多胸痞，食少难消，舌苔
    白腻，脉滑。治疗宜用
    A. 小青龙汤　　　B. 半夏泻心汤
    C. 三子养亲汤　　D. 小陷胸汤

34. 牵正散中，以白附子为君，其用意不
    包含
    A. 解痉通络
    B. 引药入阳明经
    C. 祛风化痰

D. 散头面之风

35. 具有涤痰息风，开窍安神功效的方剂是
    A. 礞石滚痰丸
    B. 半夏白术天麻汤
    C. 定痫丸
    D. 温胆汤

36. 金铃子散的功用为
    A. 通阳散结，行气祛痰
    B. 行气散结，降逆化痰
    C. 疏肝泄热，活血止痛
    D. 化痰通络，活血止痛

37. 患者，女，41 岁。3 个月来腹部积块质
    软不坚，固定不移，胀痛不适，舌苔薄，
    脉弦。此病证的病机要点是
    A. 肝失疏泄，腹中气结成块
    B. 痰浊交阻，气聚不散，结而成块
    C. 瘀结不消，正气渐损，脾运不健
    D. 气滞血瘀，脉络不和，积而成块

38. 治疗痰厥宜选用的方剂是
    A. 五磨饮子　　　B. 温胆汤
    C. 二陈汤　　　　D. 导痰汤

39. 患者，女，47 岁。性情急躁，常因琐事
    情绪不宁，夜寐不安，多梦。前日恼怒
    后突然倒地，神志不清，家人唤之不应，
    四肢厥冷，送医急诊后，自行苏醒，呼
    吸气粗，未见语言、行动与意识障碍，
    舌淡红，苔薄白，脉弦紧。宜选用的方
    剂是
    A. 柴胡疏肝散　　B. 参附汤
    C. 五磨饮子　　　D. 独参汤

40. 患者，男，48 岁。发作癫狂，情绪不宁，
    言语狂妄，烦扰难耐，毁物不自禁，哭

笑声高，舌有瘀斑，苔黄腻，脉滑数。
宜选用的方剂是

A. 生铁落饮

B. 温胆汤合涤痰汤

C. 二阴煎合琥珀养心丹

D. 癫狂梦醒汤

41. 患者，男，82 岁。食后痞满日久，近 1
个月来，频发呃逆，声低微弱，气短无
力，胃部隐隐作痛，喜温喜按，畏寒，
大便稀薄，舌淡，苔薄白，脉弱。宜选
用的方剂是

A. 丁香散

B. 五磨饮子

C. 理中丸

D. 益胃汤合橘皮竹茹汤

42. 患者，男，32 岁。夏季，因饮食不洁发
作痢疾，病势急迫，腹痛，里急后重，
泻下量多，间有脓血，便时肛门灼热，
伴有口渴，身热，舌红，苔黄腻，脉滑
数。宜选用的方剂是

A. 白头翁合芍药汤

B. 胃苓汤

C. 驻车丸

D. 芍药汤

43. 某患者突然倒地昏仆，牙关紧闭，双手
握拳，肢体拘急，神志不清，发时面赤，
胁胀，胸闷，喉间忽有气冲，心烦躁扰，
舌红，苔黄，脉弦滑。宜选用的方剂是

A. 半夏白术天麻汤

B. 苏合香丸或涤痰汤

C. 安宫牛黄丸

D. 镇肝熄风汤

44. 患者，男，52 岁。小便短少，畏寒肢冷，
神怯疲乏，双足浮肿，纳差，腹胀呕吐，
大便稀薄，舌淡，边有齿痕，苔白滑，
脉沉。宜选用的方剂是

A. 参附汤合苏合香丸

B. 参附汤合葶苈大枣泻肺汤

C. 温脾汤合吴茱萸汤

D. 温脾汤合葶苈大枣泻肺汤

45. 患者，女，66 岁。发现血糖升高 10 年，
目前多食易饥，口渴，尿多，形体消瘦，
大便干燥，苔黄，脉滑实有力。本病证
的病机要点是

A. 胃火内炽，胃热消谷，耗伤津液

B. 肺脏燥热，津液失布

C. 肾精不足，失于濡养

D. 肾阴亏虚，肾失固摄

46. 患者，女，41 岁。晨起突发小便涩痛，
尿中夹有少量白色沉淀物，自觉小便灼
热，尿意频繁，但量少色黄，伴有腰部
连及小腹挛急，疼痛难忍，饮食、睡眠
等皆如常，舌红，苔薄色黄，脉弦数。
其治法是

A. 清热通淋，凉血止血

B. 清热利湿，分清泄浊

C. 理气疏导，通淋利尿

D. 清热利湿，排石通淋

47. 治疗热淋，宜选用的方剂是

A. 八正散   B. 萆薢分清饮

C. 小蓟饮子   D. 导赤散

48. 患者低热，热势常随情绪波动起伏，精
神抑郁，胁肋胀满，烦躁易怒，口干而
苦，纳少，舌红，苔黄，脉弦数。宜选

用的方剂是

   A. 丹栀逍遥散

   B. 加味逍遥散

   C. 柴胡疏肝散

   D. 小柴胡汤

49. 患者晨起刷牙时频发齿衄，出血量多，色鲜红，牙龈红肿疼痛，头痛，口臭，口舌生疮，伴有身热，舌红，苔黄，脉洪数。其诊断是

   A. 齿衄属热邪犯肺证

   B. 齿衄属阴虚火旺证

   C. 齿衄属气血亏虚证

   D. 齿衄属胃火炽盛证

50. 患者，男，43岁。咳甚用力时精液自遗，头目晕眩，双足无力，不胜久站，伴有失眠健忘，心悸神疲，纳少便溏，面色萎黄，舌淡，苔薄，脉弱。宜选用的方剂是

   A. 金锁固精丸   B. 程氏萆薢分清饮

   C. 归脾丸   D. 妙香散

51. 患者久病体弱，平素气短肢倦，精神疲惫，常卧床嗜睡，两年内腿部肌肉日渐萎缩，不耐动作，饮食量少，面色萎黄，大便稀溏，舌淡，苔白，脉弱。宜选用的方剂是

   A. 虎潜丸

   B. 补阳还五汤

   C. 参苓白术散合补中益气汤

   D. 圣愈汤

52. 下列腧穴中，均可治疗乳痈的是

   A. 至阴、足临泣

   B. 梁门、下巨虚

   C. 大包、梁丘

   D. 少泽、天宗

53. 毫针泻申脉，补照海可用于治疗的病证是

   A. 不寐   B. 嗜睡

   C. 脏躁   D. 癫狂

54. 可用于治疗皮肤病的腧穴是

   A. 大椎   B. 风府

   C. 太阳   D. 丰隆

55. 下列关于腧穴位置的表述，正确的是

   A. 风池在颈后区，枕骨之下，胸锁乳突肌上端与斜方肌上端之间的凹陷中

   B. 风府在颈后区，第2颈椎棘突上际凹陷中，后正中线上

   C. 哑门在颈后区，枕外隆凸直下，两侧斜方肌之间凹陷中

   D. 风市在股部，髌骨上9寸

（56～58题共用题干）

患者，女，84岁。5年前确诊心衰，近1年来心悸频发，喘憋不得卧，呼吸困难，气促，张口抬肩，逐渐出现大汗出，脉微气弱，肢厥，足下至腰部浮肿，尿少等症状，舌淡胖，苔白滑，脉散大。

56. 其证候是

   A. 阴竭阳脱证   B. 阳虚水泛证

   C. 气阴两虚证   D. 痰饮阻肺证

57. 宜选用的方剂是

   A. 真武汤

   B. 保元汤合桃红饮

   C. 参附汤合四逆加人参汤

   D. 苓桂术甘汤合葶苈大枣泻肺汤

58. 若患者口唇青紫，颜面紫绀，宜选配的

药物是

A. 半夏，陈皮

B. 川楝子，延胡索

C. 桃仁，红花

D. 龙骨，牡蛎

（59～61题共用题干）

患者，女，45岁。平素多思虑，常因琐事与家人争执，情绪波动时，多诱发呼吸急促，胸闷气粗，甚则胸部胀痛，咽阻气滞，常有气哽，太息后稍缓，舌红，苔薄白，脉弦。

59. 其病机是

A. 痰浊阻肺　　B. 肺气虚耗

C. 肺气郁痹　　D. 肝气郁阻

60. 其治法是

A. 宣肺散寒

B. 祛痰降逆，宣肺平喘

C. 补肺益气养阴

D. 开郁降气平喘

61. 宜选用的方剂是

A. 麻黄汤合华盖散

B. 二陈汤合三子养亲汤

C. 五磨饮子

D. 麻杏石甘汤

（62～64题共用题干）

患者，女，36岁。心烦，不寐，多梦易惊醒，醒后心悸难以入睡，平素不耐声响，如人将捕，独居室内亦觉不安，气短不得接续，周身倦怠，神疲，健忘，舌质淡白，苔薄，脉细。

62. 其病机是

A. 心血亏虚　　B. 心胆气虚

C. 心气不足　　D. 心肾不交

63. 其治法是

A. 滋阴降火，交通心肾

B. 补益心脾，养血安神

C. 益气镇惊，安神定志

D. 益气安神，滋阴养血

64. 宜选用的方剂是

A. 安神定志丸合酸枣仁汤

B. 归脾汤

C. 天王补心丹合安神定志丸

D. 六味地黄丸合交泰丸

（65～67题共用题干）

患者，男，83岁。眩晕日久，时时发作，夜寐不安时症状尤甚，精神困顿，健忘，喜卧，平素腰膝酸软，不胜久立，两目干涩，耳鸣如蝉，盗汗，舌红，少苔，脉细。

65. 其辨证为

A. 肝阳上亢证　　B. 痰湿中阻证

C. 肾精不足证　　D. 气血亏虚证

66. 其治法是

A. 滋养肝肾，益精填髓

B. 平肝潜阳，清火息风

C. 补益气血，调养心脾

D. 阴阳双补，镇肝息风

67. 宜选用的方剂是

A. 天麻钩藤饮　　B. 左归丸

C. 肾气丸　　　　D. 归脾丸

（68～70题共用题干）

患者，男，19岁。2小时前测体温39.8℃，恶寒，头痛，咳嗽，痰黄而稠，舌红，苔薄黄，脉浮数。

68. 针灸治疗应主取

A. 督脉、手太阴经穴及井穴

B. 督脉、手阳明经穴及井穴

C. 督脉、足太阳经穴及井穴

D. 督脉、手太阳经穴及井穴

69. 治疗应选取的主穴是

    A. 素髎、百会、神阙、关元、内关

    B. 水沟、内关、合谷、太冲、阳陵泉

    C. 大椎、曲池、合谷、十二井、十宣

    D. 大椎、肺俞、委中、风门、尺泽

70. 根据辨证选穴原则，宜配用

    A. 支沟、内庭、太溪

    B. 尺泽、鱼际、外关

    C. 内关、血海、膈俞

    D. 太冲、阳陵泉、水沟

(71~73题共用题干)

    患者，女，28岁。因停经4个月就诊。患者常觉头晕目眩，神疲倦怠，食欲不振，舌淡，苔薄白，脉沉缓，自述无性生活史。

71. 针灸治疗应主取

    A. 任脉及足太阴、足少阴经穴

    B. 任脉及足太阴、足厥阴经穴

    C. 任脉及足阳明、足少阴经穴

    D. 任脉及足阳明、足太阴经穴

72. 根据辨证选穴原则，宜配用

    A. 太溪、肝俞   B. 命门、神阙

    C. 气海、脾俞   D. 膈俞、太冲

73. 治疗时应选用的针刺方法是

    A. 补法   B. 泻法

    C. 平补平泻   D. 先补后泻

74. 具有高等学校医学专业本科以上学历参加执业医师资格考试，应具备的条件是

    A. 在执业医师指导下，在医疗、预防、

保健机构中试用期满二年

B. 在执业医师指导下，在医疗、预防、保健机构中试用期满一年

C. 在执业医师指导下，在医疗、预防机构中试用期满二年

D. 在执业医师指导下，在医疗、预防机构中试用期满一年

75. 未经批准擅自开办医疗机构行医的人员承担的法律责任中不包括的是

    A. 由所在地卫生行政部门予以取缔

    B. 构成犯罪的，追究刑事责任

    C. 没收其违法所得及其药品器械，并处10万元以下罚款

    D. 给患者造成损害的，承担赔偿责任

76. 下列义务中，不属于医师在执业活动中必须履行的是

    A. 努力钻研业务，更新知识，提高专业技术水平

    B. 参加所在单位的民主管理

    C. 宣传卫生保健知识，对患者进行健康教育

    D. 尊重患者，保护患者隐私

77. 《医疗事故处理条例》规定，造成患者明显人身损害的后果，属于

    A. 一级医疗事故

    B. 二级医疗事故

    C. 三级医疗事故

    D. 四级医疗事故

78. 某三甲医院在2019年底对全院职工的基本情况调查示：李某因医院效益欠佳，在家闲了一年多；王某跟朋友出去经营，未从事医疗已满两年；陈某承包医院第

二门诊近三年；其余大部分医师仍坚守在自己的岗位。依照执业医师法，应当注销注册，收回医师执业证书的医师是

A. 医生李某　　　　B. 医生陈某

C. 医生王某　　　　D. 以上都是

79. 以下不属于医师在执业活动中应享有权利的是

A. 获得医疗设备基本条件

B. 从事医学研究、学术交流

C. 私人营利性医疗服务

D. 人格尊严、人身安全不受侵犯

80. 判断人体实验是否符合道德的第一标准是

A. 知情同意原则

B. 有利无伤原则

C. 以人为本原则

D. 医学目的原则

81. 医疗事故鉴定书不包括

A. 双方当事人的基本情况及要求

B. 对鉴定过程的说明

C. 医疗过失行为与人身损害后果之间是否存在因果关系

D. 专家鉴定组成员意见

二、B 型题：82～105 小题，每小题 1.5 分，共 36 分。A、B、C、D 是其下两道小题的备选项，请从中选择一项最符合题目要求的，每个选项可以被选择一次或两次。

A. 汗出恶风

B. 皮肤干涩

C. 狂躁妄动

D. 下利黏腻，小便浑浊

82. 火热之邪致病可见

83. 湿邪致病可见

A. 咸　　　　　　　B. 苦

C. 辛　　　　　　　D. 甘

84. 《素问·五脏生成论》中"筋急而爪枯"的变化，是由于多食了

85. 《素问·五脏生成论》中"骨痛而发落"的变化，是由于多食了

A. 神识不清，语无伦次

B. 语无伦次，狂躁妄言

C. 语言错乱，说后自知

D. 语言重复，声低断续

86. 谵语的症状是

87. 郑声的症状是

A. 气滞血阻证

B. 食滞痰阻证

C. 瘀血内结证

D. 肝气郁结证

88. 患者腹中结块柔软，攻窜胀痛，为

89. 患者腹中结块柔软，固定不移，为

A. 活血通经，利尿通淋

B. 活血通经，下乳消肿

C. 活血调经，利水消肿

D. 活血调经，补肾强骨

90. 牛膝、王不留行功效的共同点是

91. 泽兰、益母草功效的共同点是

A. 桔梗　　　　　　B. 前胡

C. 竹茹　　　　　　D. 海藻

92. 既能祛痰，又能排脓的药物是

93. 既能祛痰，又能散风的药物是

    A. 生附子、桂枝

    B. 炮附子、桂枝

    C. 生附子、肉桂

    D. 炮附子、肉桂

94. 回阳救急汤中选用的是

95. 地黄饮子中选用的是

    A. 川芎　　　　B. 香附

    C. 当归　　　　D. 防风

96. 川芎茶调散的君药是

97. 越鞠丸的君药是

    A. 保和丸

    B. 木香顺气散

    C. 枳实导滞丸

    D. 越鞠丸合枳术丸

98. 脘腹痞胀，嗳腐吞酸，恶食呕吐，大便
不调，舌苔厚腻，脉滑。治疗宜用

99. 脘腹痞闷，心烦易怒，呕恶嗳气，大便
不爽，舌苔薄白，脉弦。治疗宜用

    A. 腰部冷痛，转侧不利

    B. 腰部疼痛，重着而热

    C. 腰痛如刺，痛有定处

    D. 腰部隐痛，酸软无力

100. 湿热腰痛的症状是

101. 寒湿腰痛的症状是

    A. 前后配穴法

    B. 远近配穴法

    C. 同名经配穴法

    D. 表里经配穴法

102. 上述配穴方法中，迎香配合谷属于

103. 上述配穴方法中，列缺配合谷属于

    A. 中极　　　　B. 中脘

    C. 建中　　　　D. 膻中

104. 位于前正中线上，脐中上 3 寸的腧穴是

105. 位于前正中线上，脐中上 4 寸的腧穴是

三、X 型题：106～165 小题，每小题 2 分，共 120 分。在每小题给出的 A、B、C、D 四个选项中，至少有两项是符合题目要求的。请选出所有符合题目要求的答案，多选或少选均不得分。

106. 气的失常，其病机变化包括

    A. 气滞　　　　B. 气逆

    C. 气陷　　　　D. 气虚

107. 与女子胞生理功能关系密切的脏是

    A. 肾　　　　　B. 肝

    C. 肺　　　　　D. 脾

108. 藏象学说形成主要基于

    A. 早期的解剖实践

    B. 古代哲学思想的渗透

    C. 长期对人体生理病理现象的观察

    D. 医疗实践经验的总结

109. 通过观察，可反映心主血脉功能是否正常的是

    A. 面色　　　　B. 舌色

    C. 心胸部的感觉　D. 脉象

110. 卫气不足时可见

    A. 腠理异常　　B. 易见自汗

    C. 易患感冒　　D. 寒性病变

111. 上连目系的经络有

    A. 手少阴心经

B. 手厥阴心包经

C. 足少阴肾经

D. 足厥阴肝经

112. 湿性黏滞指的是

    A. 症状上的黏滞

    B. 病程的缠绵性

    C. 易与它邪相兼伤人

    D. 易使人体气血津液运行凝滞

113. 肺与肾在病理上的关系主要表现在

    A. 呼吸异常   B. 津液代谢

    C. 血运失常   D. 阴阳互资

114. 病机十九条中归纳为"皆属于热"的是

    A. 诸病有声，鼓之如鼓

    B. 诸转反戾，水液浑浊

    C. 诸禁鼓慄，如丧神守

    D. 诸呕吐酸，暴注下迫

115. 下列各项，属于治本方法的是

    A. 大失血时先止血

    B. 亡阳虚脱时，急用回阳救逆

    C. 气虚自汗时，益气固表

    D. 慢性疾病补益脏腑气血

116. 强硬舌的临床意义是

    A. 邪热炽盛   B. 风痰阻络

    C. 肝阳上亢   D. 中风先兆

117. 腰痛的病因病机包括

    A. 肾气不足，腰脊不充

    B. 血瘀阻络，经脉不利

    C. 带脉损伤，失于约束

    D. 寒湿阻滞，阳气不运

118. 呃逆的病因包括

A. 情志不遂   B. 饮食不节

C. 正气亏虚   D. 邪气中阻

119. 背痛的病因包括

    A. 寒湿阻滞

    B. 督脉损伤

    C. 风寒客于足太阳经

    D. 心脾两虚

120. 虚证形成的原因包括

    A. 饮食不节   B. 先天禀赋不足

    C. 邪气损伤   D. 后天失养

121. 渴不多饮见于

    A. 温病营分证   B. 痰饮证

    C. 瘀血证   D. 寒湿证

122. 气陷证多由气虚证发展而来，其特征性表现是

    A. 腹泻   B. 内脏下垂

    C. 腹部坠胀   D. 子宫脱垂

123. 气不摄血证的临床表现是

    A. 月经量多   B. 神疲乏力

    C. 少气懒言   D. 反复肌衄

124. 耳鸣常见于

    A. 肝火炽盛证   B. 肾精不足证

    C. 肝阳上亢证   D. 寒凝肝脉证

125. 少阳病证的临床表现包括

    A. 目眩   B. 寒热往来

    C. 喜呕   D. 胸胁苦满

126. 不入煎剂，宜入丸剂的是

    A. 京大戟   B. 青黛

    C. 蕲蛇   D. 熊胆粉

127. 治疗痈肿疮疡，可选用的药物有
　　A. 地锦草　　　　B. 半边莲
　　C. 牡丹皮　　　　D. 赤芍

128. 治疗湿热黄疸，可选用的药物有
　　A. 秦艽　　　　　B. 虎杖
　　C. 郁金　　　　　D. 防己

129. 薏苡仁主治
　　A. 肠痈　　　　　B. 肺痈
　　C. 癌肿　　　　　D. 高脂血症

130. 可用治胃寒呕吐的有
　　A. 丁香　　　　　B. 花椒
　　C. 胡椒　　　　　D. 高良姜

131. 既治脾胃气滞，又治咳嗽痰多的药物有
　　A. 陈皮　　　　　B. 青皮
　　C. 佛手　　　　　D. 木香

132. 半夏的主治病症包括
　　A. 梅核气　　　　B. 呕吐反胃
　　C. 痈疽肿毒　　　D. 瘰疬痰核

133. 升麻主治
　　A. 发热头痛　　　B. 麻疹不透
　　C. 咽喉肿痛　　　D. 胸胁胀痛

134. 全蝎具有的功效是
　　A. 息风　　　　　B. 攻毒
　　C. 通络　　　　　D. 止痛

135. 仅供外用的药物有
　　A. 红粉　　　　　B. 砒石
　　C. 炉甘石　　　　D. 土荆皮

136. 下列同时含有细辛与桂枝的方剂有
　　A. 独活寄生汤　　B. 小青龙汤

　　C. 当归四逆汤　　D. 温经汤

137. 安宫牛黄丸主治的病证有
　　A. 邪热内陷心包证
　　B. 热盛动风证
　　C. 小儿惊厥
　　D. 中风昏迷

138. 同时含有木香、茯苓、陈皮的方剂是
　　A. 厚朴温中汤　　B. 暖肝煎
　　C. 参苏饮　　　　D. 参苓白术散

139. 同时含有槟榔和黄芩的方剂是
　　A. 芍药汤　　　　B. 四磨汤
　　C. 木香槟榔丸　　D. 达原饮

140. 下列选项中，主治心脾气血两虚证的有
　　A. 归脾汤　　　　B. 四物汤
　　C. 人参养荣汤　　D. 炙甘草汤

141. 具有清泄肝火作用的方剂是
　　A. 导赤散　　　　B. 左金丸
　　C. 龙胆泻肝汤　　D. 当归六黄汤

142. 下列选项中治疗热痢的方剂有
　　A. 白头翁汤　　　B. 葛根黄芩黄连汤
　　C. 芍药汤　　　　D. 藿香正气散

143. 真人养脏汤适用的病症是
　　A. 久泻久痢　　　B. 脾肾虚寒
　　C. 绕脐痛　　　　D. 大便溏结不调

144. 下列属于十枣汤可以治疗的病证有
　　A. 胸胁刺痛　　　B. 悬饮
　　C. 水肿　　　　　D. 头重如裹

145. 黄龙汤中配伍桔梗的用意是
　　A. 清喉利咽　　　B. 助通腑之大黄

C. 化痰　　　　D. 开肺气以利大肠

146. 藿香正气散用于治疗

　　A. 暑邪挟湿，郁于肌表

　　B. 呕吐之外邪犯胃证

　　C. 暴泻之寒湿内盛证

　　D. 胃痞之痰湿中阻证

147. 下列属于心悸的证型是

　　A. 心虚胆怯证　　B. 阴虚火旺证

　　C. 水饮凌心证　　D. 痰浊闭阻证

148. 与消渴发病有关的病机是

　　A. 燥热　　　　B. 水停

　　C. 阴虚　　　　D. 血瘀

149. 胸胁支满，心下痞闷，喜温畏冷，饮入
　　易吐，苔白滑，脉弦细滑。宜选方剂是

　　A. 小半夏加茯苓汤

　　B. 苓桂术甘汤

　　C. 甘遂半夏汤

　　D. 小半夏汤

150. 阴痫发作期的症状表现为

　　A. 突然昏仆，不省人事

　　B. 面色潮红，随即转为青紫或苍白

　　C. 面色晦暗青灰而黄

　　D. 手足清冷，肢体拘急

151. 痴呆的治法包括

　　A. 益气健脾　　B. 化痰开窍

　　C. 活血化瘀　　D. 清热解毒

152. 厥证的病机包括

　　A. 清窍壅塞，神明失养

　　B. 大量阴液丢失，阴不荣窍

　　C. 大量失血后，血不荣窍

D. 痰随气升，阻滞神明

153. 下列疾病可转化为肺胀的是

　　A. 咳嗽　　　　B. 痰饮

　　C. 肺痿　　　　D. 哮病

154. 治疗痉证之阳明热盛证，应选用

　　A. 清营汤　　　B. 白虎加人参汤

　　C. 白虎汤　　　D. 增液承气汤

155. 下列以归脾汤为主方治疗的血证有

　　A. 鼻衄之气血亏虚证

　　B. 吐血之气虚血溢证

　　C. 便血之气虚不摄证

　　D. 尿血之脾不统血证

156. 关于鼓胀的转归，正确的是

　　A. 昏厥　　　　B. 呕血、便血

　　C. 神昏谵语　　D. 鼻衄、齿衄

157. 淋证的辨证要点包括

　　A. 首辨脏腑

　　B. 首辨淋证类别

　　C. 其次辨证候虚实

　　D. 再辨标本缓急

158. 手足太阳经均可治疗

　　A. 眼病　　　　B. 神志病

　　C. 咽喉病　　　D. 热病

159. 下列疾病中，使用皮肤针法治疗有较好
　　疗效的是

　　A. 疼痛　　　　B. 麻木

　　C. 皮肤病　　　D. 胃肠病

160. 隔蒜灸常用于治疗的疾病有

　　A. 瘰疬　　　　B. 肺痨

　　C. 泄泻　　　　D. 遗精

161. 下列关于肩髃穴的针刺方法，正确的是

    A. 肩周炎宜向肩关节方向直刺

    B. 肩周炎宜向肩关节方向斜刺

    C. 上肢不遂宜向三角肌方向直刺

    D. 上肢不遂宜向三角肌方向斜刺

162. 公孙在特定穴中属于

    A. 输穴　　　　B. 络穴

    C. 八会穴　　　D. 八脉交会穴

163. 下列选项中的简便取穴法，正确的是

    A. 两手自然下垂，于中指端所指处取
风市

    B. 垂肩屈肘于平肘尖处取期门

    C. 两耳角直上连线中点取百会

    D. 半握拳，当中指端所指处取劳宫

164. 下列选项中，属于足少阳胆经的腧穴是

    A. 阳白　　　　B. 光明

    C. 角孙　　　　D. 日月

165. 下列部位中，不适宜拔罐的是

    A. 心尖搏动处　B. 皮肤麻木处

    C. 静脉曲张处　D. 孕妇腰骶部

考研中医综合
全真模拟10套卷
（全解析）

模拟试卷（五）

中国健康传媒集团
中国医药科技出版社

模拟试卷（五）

一、A 型题：1~36 小题，每小题 1.5 分；37~81 题，每小题 2 分，共 144 分。在每小题给出的 A、B、C、D 四个选项中，请选出一项最符合题目要求的。

1. 开创了内伤杂病辨证论治的体系，对后世临床医学的发展有深远影响的著作是
   A. 《黄帝内经》　　B. 《伤寒论》
   C. 《金匮要略》　　D. 《神农本草经》

2. 根据天人相应，四时脉象的变化，《素问·脉要精微论》云："秋日下肤"，则可见
   A. 蛰虫将去　　　　B. 如鱼之游在波
   C. 蛰虫周密　　　　D. 泛泛乎万物有余

3. "水之上源"所指的脏是
   A. 肺　　　　　　　B. 肝
   C. 脾　　　　　　　D. 肾

4. 被中医学称为"刚脏"的脏是
   A. 肺　　　　　　　B. 心
   C. 脾　　　　　　　D. 肝

5. 全身元气和水液运行的通道是
   A. 三焦　　　　　　B. 肺、脾、肾
   C. 十二经脉　　　　D. 奇经八脉

6. 络脉之气散布所在是
   A. 十二经筋　　　　B. 十二皮部
   C. 十二正经　　　　D. 十二经别

7. 《灵枢·本神》所载的"气虚则恐""气虚则悲"，所指的脏分别是
   A. 肾、脾　　　　　B. 肾、心
   C. 肝、脾　　　　　D. 肝、心

8. 肺通调水道的功能依赖于
   A. 肺主一身之气
   B. 肺司呼吸
   C. 肺主宣发肃降
   D. 肺朝百脉

9. 邪郁化火之"邪"，来源不包括
   A. 外感六淫　　　　B. 痰浊、瘀血
   C. 情志刺激　　　　D. 食积、虫积

10. 浮大中空，如按葱管，为
    A. 濡脉　　　　　　B. 芤脉
    C. 革脉　　　　　　D. 洪脉

11. 虚热证形成的原因是
    A. 内伤久病，阴液耗损
    B. 汗出过多，津液亏耗
    C. 失精亡血，精气不足
    D. 内热炽盛，耗伤阴津

12. 患者，女，25 岁。每次月经 7 天以上且量多，舌质淡，脉沉细，辨证为
    A. 脾失健运证
    B. 脾虚下陷证
    C. 脾不统血证
    D. 心血不足证

13. 小儿食指脉络显于风关的临床意义是

    A. 邪气入经　　　　B. 邪气入络

    C. 邪入脏腑　　　　D. 病情凶险

14. 患者，男，78 岁。平素少气懒言，神疲乏力，面色淡白，半月前感受风寒，虽得汗解，但咳喘未愈，声低无力，咳痰清稀，舌淡苔白，脉虚。其证候是

    A. 肺脾虚证　　　　B. 肺气虚证

    C. 肾气虚证　　　　D. 脾肾虚证

15. 余某，女，31 岁。胁肋胀痛，走窜不定，疼痛每因情志变化而增减，嗳气则胀痛稍舒，胸闷腹胀，纳少口苦，舌苔薄白，脉弦。其诊断是

    A. 胁痛肝郁气滞证

    B. 胁痛瘀血阻络证

    C. 胁痛肝胆湿热证

    D. 胸痹气滞心胸证

16. 患者，女，24 岁。因晨起突发尿急，尿道灼痛就诊，小便短黄，排尿时灼热感明显，伴有少腹胀痛，口气较重，舌红，苔黄腻，脉滑数。其证候是

    A. 湿热下注证　　　B. 膀胱湿热证

    C. 肝胆湿热证　　　D. 小肠湿热证

17. 患者，男，75 岁。神志痴呆，表情迟钝，言语不清，举止失常，面色晦滞，胸闷泛恶，舌苔白腻，脉滑。其病机是

    A. 痰蒙心神　　　　B. 肾精亏虚

    C. 心脾两虚　　　　D. 痰火扰心

18. 患者，男，28 岁。因饮酒过量，导致胃部灼痛，频发反酸，不欲饮食，伴有口黏，咽喉红肿，心烦，舌红，苔黄，脉数。其证候是

    A. 脾胃湿热证　　　B. 胃热炽盛证

    C. 肝火犯胃证　　　D. 胃阴不足证

19. 下列药物中，性味辛微寒，归肺经的是

    A. 金银花　　　　　B. 蒲公英

    C. 土茯苓　　　　　D. 鱼腥草

20. 珍珠草不具有的功效是

    A. 利湿　　　　　　B. 明目

    C. 消积　　　　　　D. 疏肝

21. 功能解毒，止痛，开窍醒神的药物是

    A. 麝香　　　　　　B. 冰片

    C. 蟾酥　　　　　　D. 苏合香

22. 常山、草果功效的共同点是

    A. 涌吐　　　　　　B. 行气

    C. 化湿　　　　　　D. 截疟

23. 椿皮的功效是

    A. 固经缩尿，化瘀止血

    B. 益肾固精，除湿止带

    C. 收敛止血，补脾止泻

    D. 清热燥湿，收涩止带

24. 性升散，用量过大易致恶心呕吐的药物是

    A. 竹沥　　　　　　B. 竹茹

    C. 海藻　　　　　　D. 桔梗

25. 可用前胡而不用白前治疗的病症是

    A. 咳嗽少痰　　　　B. 咳嗽痰多

    C. 风热咳嗽　　　　D. 痰热惊痫

26. 治疗肝胃气痛，跌扑伤痛的首选药物是

    A. 青皮　　　　　　B. 玫瑰花

    C. 川楝子　　　　　D. 檀香

27. 既治瘀血经闭，又治心烦不眠的药物是

    A. 桃仁   B. 丹参

    C. 川芎   D. 酸枣仁

28. 左归丸和右归丸组成相同的药物是

    A. 枸杞、龟甲胶

    B. 山萸肉、川牛膝

    C. 杜仲、熟地

    D. 鹿角胶、菟丝子

29. 下列方剂中，同时含有炙甘草、半夏、橘红的方剂是

    A. 半夏泻心汤   B. 二陈汤

    C. 温胆汤   D. 六君子汤

30. 天王补心丹的功效是

    A. 养血安神，清热除烦

    B. 补肾宁心，益智安神

    C. 滋阴清热，养血安神

    D. 养心安神，滋阴补肾

31. 具有镇肝息风，滋阴潜阳功效的方剂是

    A. 天麻钩藤饮

    B. 羚角钩藤汤

    C. 镇肝熄风汤

    D. 大定风珠

32. 患者漏下不止，血色暗而有块，淋沥不畅，逾期不止，少腹里急，手心烦热，口唇干燥，舌质暗红，脉细而涩。治宜选用的方剂是

    A. 生化汤   B. 温经汤

    C. 少腹逐瘀汤   D. 桂枝茯苓丸

33. 患者两臂酸痛，不得上举，舌苔白腻，脉沉细。治宜选用的方剂是

    A. 独活寄生汤   B. 茯苓丸

    C. 补阳还五汤   D. 羌活胜湿汤

34. 具有化浊开窍，清热解毒功效的方剂是

    A. 至宝丹   B. 小儿回春丹

    C. 紫雪   D. 安宫牛黄丸

35. 天王补心丹与清营汤，配伍丹参的相同意义是

    A. 除烦安神   B. 活血调经

    C. 清热散瘀   D. 凉血消痈

36. 下列方剂中，体现"急下存阴"法的是

    A. 大承气汤   B. 黄龙汤

    C. 大陷胸汤   D. 十枣汤

37. 泛酸的病机是

    A. 肝郁化火，横逆犯胃

    B. 寒邪客胃，气机郁滞

    C. 瘀停胃络，脉络壅滞

    D. 气血两虚，胃失所养

38. 治疗不寐心肾不交证，宜选用的方剂是

    A. 归脾汤

    B. 天王补心丸

    C. 六味地黄丸合交泰丸

    D. 安神定志丸合酸枣仁汤

39. 患者，女，21岁。平素性格怯弱，前日晚间突闻惊雷之声后，自觉常常心悸不安，善惊易恐，夜间多梦易惊醒，舌苔薄白，脉弦。宜选用的方剂是

    A. 天王补心丹   B. 朱砂安神丸

    C. 安神定志丸   D. 归脾汤

40. 患者，女，42岁。精神抑郁，表情淡漠，喉中痰阻，气道不利，自觉咽中如有物阻，难以吐出，纳少腹胀，舌淡，苔白

厚，脉弦滑。宜选用的方剂是

A. 当归养血汤合二陈汤

B. 逍遥散合涤痰汤

C. 养心汤合越鞠丸

D. 温胆汤合柴胡疏肝散

41. 患者，女，37 岁。情志抑郁多年，自觉喉间痰阻，时有气哽，伴有嗳气，欲呕，口干唇燥，胁肋胀闷，舌红，苔黄，脉弦。宜选用的方剂是

A. 启膈散　　　B. 柴胡疏肝散

C. 加味逍遥丸　　D. 左金丸

42. 患者，女，56 岁。患慢性胃炎十余年，平素纳少，腹胀，面白，气短，畏寒，大便不成形，于阴雨寒冷天气发作腹痛，痛势缠绵，经月余方可缓解，得温稍缓，舌淡，苔薄，脉细。宜选用的方剂是

A. 小建中汤

B. 良附丸合正气天香散

C. 参苓白术散

D. 附子理中丸

43. 患者，突然倒地昏仆，牙关紧闭，双手握拳，肢体拘急，神志不清，发时面色苍白，口唇紫暗，神疲嗜睡，倦怠乏力，舌暗，苔白腻，脉沉。宜选用的方剂是

A. 苏合香丸　　　B. 安宫牛黄丸

C. 至宝丹　　　　D. 半夏白术天麻汤

44. 患者，女，42 岁。耳鸣如蝉，头晕昏沉，面部油腻，额部皮疹红肿疼痛，胸闷，心烦，咳痰黄稠，舌红，苔黄厚腻，脉滑数。宜选用的方剂是

A. 龙胆泻肝汤　　　B. 清神散

C. 耳聋左慈丸　　　D. 黄连温胆汤

45. 患者，男，76 岁。既往有慢性咳嗽病史 20 余年。自觉胸胁疼痛，咳唾引痛两年。近期痛势逐渐减轻，而呼吸困难加重，咳逆气喘，息促不能平卧，一侧肋间胀满，舌苔白，脉沉弦。本病证的病机要点是

A. 寒饮伏肺，遇感引动，肺失宣降

B. 支饮日久，脾肾阳虚，饮凌心肺

C. 邪犯胸肺，枢机不利，肺失宣降

D. 饮停胸胁，脉络受阻，肺气郁滞

46. 患者，女，40 岁。突发小便时尿道灼痛，排尿中断，尿呈淡红色，少腹疼痛，舌红，苔黄，脉数。其治法是

A. 清热通淋，凉血止血

B. 清热利湿，排尿通淋

C. 清热利湿，分清泄浊

D. 理气疏导，通淋利尿

47. 患者，男，25 岁。两天来胁肋刺痛，痛有定处，痛处拒按，入夜痛甚，舌质紫暗，脉沉涩。此病证的病机要点是

A. 湿热蕴结，肝胆失疏，络脉失和

B. 肝肾阴亏，精血耗伤，肝络失养

C. 瘀血停滞，肝络痹阻

D. 肝失条达，气机郁滞，络脉失和

48. 患者口渴引饮，食多，便溏，精神不振，四肢乏力，形体消瘦，舌质淡红，苔白而干，脉弱。宜选用的方剂是

A. 六味地黄丸

B. 七味白术散

C. 消渴方

D. 玉女煎

49. 患者皮肤紫斑，量少，散布肌肤，范围较小，时发时止，伴有两颧潮红，心烦，失眠，盗汗，口渴，手足心热，舌红，少苔，脉细数。其诊断是

   A. 紫斑属脾不统血证

   B. 紫斑属血热妄行证

   C. 紫斑属阴虚火旺证

   D. 紫斑属肝火上炎证

50. 患者，男，46 岁。临事不举，阴茎痿软，阴囊潮湿，偶有瘙痒，平素体倦乏力，食后腹胀，口中黏腻，小便短赤，大便不爽，舌红，苔黄腻，脉滑。宜选用的方剂是

   A. 龙胆泻肝汤　　B. 赞育丹

   C. 启阳娱心丹　　D. 柴胡疏肝散

51. 患者自觉身热后上肢托举无力，肩部肌肉变薄，肩峰凸显，体重亦出现下降趋势，伴有周身皮肤干燥，咽干口渴，小便短赤，大便干燥，舌红，苔黄，脉细。宜选用的方剂是

   A. 沙参麦冬汤　　B. 大补元煎

   C. 虎潜丸　　　　D. 清燥救肺汤

52. 下列选项中，属于本经子母补泻配穴法的是

   A. 丘墟配丰隆　　B. 大陵配中冲

   C. 合谷配列缺　　D. 肝俞配期门

53. 耳门、听宫、听会所对应的经脉是

   A. 三焦经、小肠经、胆经

   B. 三焦经、胆经、小肠经

   C. 三焦经、小肠经、肝经

   D. 三焦经、胆经、肝经

54. 昏迷患者针刺水沟穴体现的治疗原则是

   A. 急则治标　　　B. 缓则治本

   C. 标本同治　　　D. 因人制宜

55. 下列经脉，在腹部的循行路线为前正中线旁开 4 寸的是

   A. 足少阴肾经

   B. 足阳明胃经

   C. 足太阴脾经

   D. 足厥阴肝经

（56~58 题共用题干）

   患者，女，44 岁。心悸，气短，不耐劳累，夜寐不安，睡时盗汗，醒后神疲乏力，体形消瘦，口干咽燥，皮肤干痒，舌红且干，苔少，脉细数。

56. 其证候是

   A. 气虚血瘀证　　B. 阴竭阳脱证

   C. 气阴两虚证　　D. 阴虚火旺证

57. 宜选用的方剂是

   A. 生脉散

   B. 六味地黄丸

   C. 保元汤合桃红饮

   D. 苓桂术甘汤合葶苈大枣汤

58. 若患者小便短赤涩痛明显，宜选配的方剂是

   A. 大补元煎　　　B. 导赤散

   C. 鳖甲煎　　　　D. 知柏地黄丸

（59~61 题共用题干）

   患者，男，40 岁。体虚久病，伴长期低热，劳累后加重，伴有头晕乏力，气短懒言，自汗，易于感冒，食少便溏，舌质淡，

苔薄白，脉细弱。

59. 其证候是

A. 阴虚发热　　　B. 气虚发热

C. 阳虚发热　　　D. 血虚发热

60. 其治法是

A. 滋阴清热

B. 益气养血

C. 益气健脾，甘温除热

D. 温补阳气，引火归原

61. 宜选用的处方是

A. 归脾汤　　　B. 补中益气汤

C. 清骨散　　　D. 金匮肾气丸

（62～64 题共用题干）

患者，男，39 岁。常因急躁出现语无伦次，思维混乱，情绪稳定后自行恢复，难以自控，平日头晕，头胀痛，目赤，眼眵黄稠较多，心烦不寐，口气较重，大便干结难下，舌红，苔黄，脉数。

62. 其证候是

A. 痰蒙心窍证

B. 心肝火旺证

C. 肝阳上亢证

D. 瘀血内阻证

63. 其治法是

A. 健脾化浊，豁痰开窍

B. 清热化痰，安神定志

C. 养血柔肝，镇肝息风

D. 清热泻火，安神定志

64. 宜选用的方剂是

A. 七福饮　　　B. 洗心汤

C. 黄连解毒汤　　　D. 通窍活血汤

（65～67 题共用题干）

患者，男，48 岁。腹部胀大，青筋明显，按之较硬，胁下硬，痛如针刺，遇寒、入夜及情绪过激时症状加重，肌肤甲错，胸腹血痣，舌紫暗，苔薄，脉涩。

65. 其证候是

A. 寒水困脾证

B. 气滞湿阻证

C. 瘀结水留证

D. 水热蕴结证

66. 其治法是

A. 温补脾肾，化气利水

B. 活血化瘀，行气利水

C. 温中健脾，行气利水

D. 扶正固脱，温阳利水

67. 宜选用的方剂是

A. 附子理苓汤　　　B. 实脾饮

C. 济生肾气丸　　　D. 调营饮

（68～70 题共用题干）

患者，男，73 岁。因半身不遂半日前来就诊，伴舌强言謇，口角㖞斜，肢体麻木，手足拘急，头晕目眩，苔白腻，脉弦滑。

68. 针灸治疗应主取

A. 督脉及手厥阴、足太阴经穴

B. 督脉及足厥阴、足太阴经穴

C. 督脉及手少阴、足太阴经穴

D. 督脉及足少阴、足太阴经穴

69. 除水沟、三阴交外，还应选取的主穴是

A. 劳宫、关元、神阙、丰隆

B. 曲池、内庭、太溪、太冲

C. 内关、极泉、尺泽、委中

D. 足三里、气海、合谷、风池

70. 三阴交穴施术时应采用的刺灸方法是

A. 提插补法 B. 提插泻法

C. 平补平泻 D. 直刺

(71~73题共用题干)

患者，男，48岁。腰部刺痛半天，向膀胱、外生殖器、大腿内侧放射，排尿困难，尿痛涩滞不显著，腰膝酸软，神疲乏力，脉弦细无力。

71. 针灸治疗除相应俞募穴外，应主取

A. 手少阳经穴

B. 足太阴经穴

C. 足少阴经穴

D. 足太阳经穴

72. 治疗应选取的主穴是

A. 肾俞、膀胱俞、太溪、照海、内庭

B. 肾俞、膀胱俞、京门、中极、三阴交

C. 肾俞、膀胱俞、支沟、阳池、悬钟

D. 肾俞、膀胱俞、曲池、解溪、阴陵泉

73. 根据辨证选穴原则，宜配

A. 地机、血海

B. 阴陵泉、委阳

C. 水分、关元

D. 次髎、水道

74. 对考核不合格的医师，县级以上卫生行政部门可以执行的是

A. 吊销其医师执业证书

B. 责令其暂停执业活动3~6个月，并接受培训和继续教育

C. 变更其工作岗位

D. 给予行政或纪律处分

75. 某三甲医院于2020年6月对患者王某行胃大部切除，胃空肠吻合术。手术操作无误，术后恢复良好。5天后李某感到张口、下咽困难，6天后出现角弓反张，抽搐，诊断为破伤风，经医院抢救无效，于6月11日死亡。患者家属到当地卫生行政部门申诉。经当地医学会6月30日鉴定，不属于医疗事故，并在当日将通知书交与家属。家属对此有异议。家属可以向当地卫生行政部门申请再鉴定的有效期限是

A. 7月5日前 B. 7月10日前

C. 7月15日前 D. 7月20日前

76. 以下医师在执业活动中，不属于由县级以上人民政府卫生行政部门给予警告或责令暂停六个月以上一年以下执业活动，情节严重，吊销其执业证书的情况是

A. 由于不负责任延误急危病重患者的抢救和诊治，造成严重后果的

B. 隐匿、伪造或者擅自销毁医学文书及有关资料的

C. 造成医疗责任事故的

D. 不按规定使用麻醉药品、医疗用毒性药品、精神药品和放射性药品的

77. 下列各项，不属于医疗事故的是

A. 一病人无药物过敏史，服用医师开具的药物后出现过敏性休克，经积极抢救无效死亡

B. 值班医师外出，一危重病人突发病情变化，30分钟后病人死亡

C. 行阑尾切除术，误切右侧卵巢

D. 为"AB"型血患者输"A"型血

78. 人体实验的基本原则是

　　A. 知情同意原则

　　B. 有利无伤原则

　　C. 实验对照原则

　　D. 医学目的原则

79. 具有高等学校医学专科学历或者中等专业学校医学专科学历，可以参加执业助理医师资格考试的条件是在执业医师指导下，在医疗、预防、保健机构中试用期满

　　A. 六个月　　　　B. 一年

　　C. 一年半　　　　D. 两年

80. 在医患关系中，患者享有正当的权利时，也应该尽的义务是

　　A. 自觉遵守医院规章制度

　　B. 自行服药

　　C. 自行选择生活方式

　　D. 自我诊断

81.《医疗事故处理条例》规定，造成患者轻度残疾、器官组织损伤导致一般功能障碍的属于

　　A. 一级医疗事故

　　B. 二级医疗事故

　　C. 三级医疗事故

　　D. 四级医疗事故

二、B 型题：82～105 小题，每小题 1.5 分，共 36 分。A、B、C、D 是其下两道小题的备选项，请从中选择一项最符合题目要求的，每个选项可以被选择一次或两次。

　　A. 肝与脾　　　　B. 心与肾

　　C. 肺与肾　　　　D. 肝与肾

82. 体现了"水火既济"关系的两脏是

83. 体现了"精血同源"关系的两脏是

　　A. 善惊妄言，色黄

　　B. 中热嗌干，善溺心烦

　　C. 腹胀闭不得息，善噫善呕

　　D. 戴眼反折瘛疭

84. 足太阳膀胱经的气血衰竭出现的症状是

85. 足太阴脾经的气血衰竭出现的症状是

　　A. 舌苔由腐转腻

　　B. 舌苔由薄转厚

　　C. 舌苔由润转燥

　　D. 舌面光洁如镜

86. 胃阴枯竭、胃气大伤者舌象可见

87. 病邪由表入里多见

　　A. 气滞湿阻证

　　B. 阴虚水停证

　　C. 寒水困脾证

　　D. 水热蕴结证

88. 患者腹大胀满，如囊裹水，为

89. 患者腹大胀满，心烦失眠，为

　　A. 燥湿，温中

　　B. 燥湿，行气

　　C. 燥湿，祛风

　　D. 燥湿，利水

90. 苍术、草豆蔻功效的共同点是

91. 苍术、天南星功效的共同点是

　　A. 芥子　　　　　B. 旋覆花

　　C. 浙贝母　　　　D. 白附子

92. 既治寒痰咳嗽，又治关节麻木疼痛的药物是

93. 既治痰厥头痛，又治瘰疬痰核的药物是

    A. 桂枝、生姜

    B. 肉桂、生姜

    C. 桂枝、干姜

    D. 肉桂、干姜

94. 小青龙汤组成中含有的药物是

95. 乌梅丸组成中含有的药物是

    A. 羌活   B. 细辛

    C. 白芷   D. 川芎

96. 九味羌活汤中，入少阳经的药是

97. 九味羌活汤中，入少阴经的药是

    A. 清肺泄热，降逆平喘

    B. 化痰降气，健脾益气

    C. 补肺健脾，降气化痰

    D. 补肺纳肾，降气平喘

98. 应用补虚汤治疗肺胀，其采用的治法是

99. 应用越婢加半夏汤治疗肺胀，其采用的治法是

    A. 利湿化浊运脾，佐以清热

    B. 温中化湿，健脾和胃

    C. 清热通腑，利湿退黄

    D. 疏肝泄热，利胆退黄

100. 身目俱黄，黄色鲜明，口干而苦，发热口渴，舌苔黄腻，脉弦数。治法是

101. 身目俱黄，黄色晦暗，神疲畏寒，口淡不渴，舌淡苔腻，脉濡缓，治法是

    A. 仰卧位   B. 侧卧位

    C. 俯伏坐位   D. 侧伏坐位

102. 针刺中脘、内关穴时应选择的体位是

103. 针刺耳门、颊车穴时应选择的体位是

    A. 手三里   B. 偏历

    C. 孔最   D. 间使

104. 在腕掌侧远端横纹上 3 寸的腧穴是

105. 在腕背侧远端横纹上 3 寸的腧穴是

三、X 型题：106～165 小题，每小题 2 分，共 120 分。在每小题给出的 A、B、C、D 四个选项中，至少有两项是符合题目要求的。请选出所有符合题目要求的答案，多选或少选均不得分。

106. 与肝的疏泄功能密切相关的生理活动有

    A. 血液的运行   B. 津液的输布

    C. 情志的调畅   D. 脾气的升清

107. 根据五行学说理论，下列可作为肾病诊断依据的征象是

    A. 面见黑色   B. 舌尖红赤

    C. 口泛甜味   D. 齿槁耳聋

108. 肺气宣发，主要向上向外升发布散的是

    A. 浊气   B. 卫气

    C. 津液   D. 水谷精微

109. 具有喜润恶燥特性的脏有

    A. 胆   B. 肺

    C. 脾   D. 胃

110. 属于"气化"过程的是

    A. 津液代谢   B. 精化为气

    C. 气化为形   D. 精血互化

111. 下列腧穴中，不宜直刺或深刺的有

    A. 膈俞   B. 肓俞

    C. 风池   D. 风府

112. 能体现肾精和肾气充盈与否的外在标志有

A. 齿   B. 爪

C. 骨   D. 发

C. 气血亏虚，脑失充养

D. 瘀血阻滞，脑络不通

113. 脾气虚弱可以引起的病理变化包括

    A. 运化不及   B. 气血两虚

    C. 中气下陷   D. 脾不统血

114. 血燥生风的常见临床表现包括

    A. 皮肤干燥

    B. 肌肤甲错

    C. 皮肤瘙痒或落屑

    D. 筋挛肉瞤，手足蠕动

115. 属于逆治应用范畴的有

    A. 阴虚证用滋阴法

    B. 脾胃虚弱，气机失调所致的脘腹胀满采取补脾益胃之法

    C. 瘀血所致的崩漏，治以活血化瘀

    D. 里热证用苦寒清热法

116. 腻苔的临床意义是

    A. 湿浊内蕴   B. 脾胃湿热

    C. 食积内停   D. 脾虚湿困

117. 妇人带下的病因病机是

    A. 脾肾阳虚，寒湿下注

    B. 湿热内蕴，下注外阴

    C. 肝经郁热，湿毒蕴结

    D. 外邪内蕴，湿毒下注

118. 胃痛的病因是

    A. 饮食不节   B. 脾胃两虚

    C. 外邪犯胃   D. 情志失调

119. 头晕的病机包括

    A. 肝火上炎，肝阳上亢，脑神被扰

    B. 心脉痹阻，血行不畅

120. 属于实证临床表现的是

    A. 心悸气短   B. 痰涎壅盛

    C. 腹胀便秘   D. 五心烦热

121. 阳虚证的转归是

    A. 亡阳证   B. 阴阳两虚证

    C. 血瘀证   D. 气机郁滞

122. 气脱证的临床表现包括

    A. 气息微弱   B. 汗出不止

    C. 口唇青紫   D. 脉微欲绝

123. 气随血脱证的临床表现包括

    A. 大汗淋漓   B. 手足逆冷

    C. 面色苍白   D. 头晕目眩

124. 胃气虚证和胃阳虚证的共同症状表现是

    A. 倦怠乏力   B. 纳少

    C. 胃脘痞满   D. 四肢厥冷

125. 太阴病证之初期阶段的临床表现包括

    A. 腹满   B. 四肢厥冷

    C. 口不渴   D. 自利

126. 莱菔子具有的功效是

    A. 消食除胀   B. 行气散瘀

    C. 降气化痰   D. 通淋化石

127. 治疗风湿痹痛，可选用的药物有

    A. 麻黄   B. 桂枝

    C. 首乌藤   D. 香加皮

128. 既能安神，又能活血的药物有

    A. 合欢皮   B. 首乌藤

    C. 琥珀   D. 磁石

129. 牡蛎的主治病症是
    A. 惊悸失眠　　B. 瘰疬痰核
    C. 胃痛吞酸　　D. 目赤翳障

130. 栀子与大黄皆可治疗的病症有
    A. 血热吐血　　B. 湿热黄疸
    C. 热结便秘　　D. 热毒疮痛

131. 既治风湿痹痛，又治水肿尿少的药物有
    A. 木通　　　　B. 茯苓
    C. 路路通　　　D. 五加皮

132. 孕妇慎用的药物有
    A. 滑石　　　　B. 瞿麦
    C. 萹蓄　　　　D. 地肤子

133. 蛇床子可用治
    A. 湿疹瘙痒　　B. 寒湿带下
    C. 湿痹腰痛　　D. 肾虚阳痿

134. 蜂蜜具有的功效是
    A. 补中　　　　B. 润燥
    C. 止痛　　　　D. 解毒

135. 黄精可用于治疗的是
    A. 脾胃气虚　　B. 肺虚燥咳
    C. 目昏不明　　D. 精血不足

136. 猪苓汤中配用阿胶的目的是
    A. 滋阴止血
    B. 滋阴清热
    C. 凉血止血
    D. 防诸药渗利重伤阴血

137. 组成中有槟榔的方剂是
    A. 芍药汤　　　B. 达原饮
    C. 枳实消痞丸　D. 健脾丸

138. 同时含有细辛、防风、川芎的方剂是

A. 九味羌活汤
B. 大秦艽汤
C. 独活寄生汤
D. 川芎茶调散

139. 蒿芩清胆汤中碧玉散的组成是
    A. 滑石　　　　B. 石膏
    C. 甘草　　　　D. 青黛

140. 胁肋疼痛，口苦，舌红苔黄，脉弦数。可用于治疗的方剂是
    A. 左金丸　　　B. 龙胆泻肝汤
    C. 清胃散　　　D. 玉女煎

141. 具有清肃肺热功效的方剂是
    A. 银翘散　　　B. 苇茎汤
    C. 止嗽散　　　D. 泻白散

142. 同时含有五味子和干姜的方剂是
    A. 苓甘五味姜辛汤
    B. 回阳救急汤
    C. 小青龙汤
    D. 地黄饮子

143. 导赤散适用于治疗的是
    A. 口舌生疮　　B. 小便赤涩刺痛
    C. 口渴面赤　　D. 口苦胁痛

144. 下列用细辛取其温经散寒之用的方剂有
    A. 乌梅丸　　　B. 独活寄生汤
    C. 川芎茶调散　D. 当归四逆汤

145. 十枣汤中配伍大枣的用意是
    A. 养血安神
    B. 培土制水，邪正兼顾
    C. 缓和诸药毒性
    D. 益气护胃，减少药后反应

146. 下列以金匮肾气丸为主方治疗的病证有
    A. 阳痿命门火衰证
    B. 消渴阴阳两虚证
    C. 内伤发热阳虚证
    D. 支饮脾肾阳虚证

147. 属于中风中经络的证型是
    A. 风阳上扰证   B. 痰热腑实证
    C. 气血亏虚证   D. 风痰阻络证

148. 鼓胀的病因包括
    A. 虫毒感染   B. 水土失宜
    C. 他病继发   D. 体质因素

149. 水肿延久不退，腰部刺痛，血尿，舌紫暗，苔白，脉沉细涩。宜选用的方剂是
    A. 真武汤   B. 五苓散
    C. 胃苓汤   D. 桃红四物汤

150. 下列病证中，可发展为关格的疾病是
    A. 水肿   B. 淋证
    C. 癃闭   D. 遗精

151. 郁证治疗的基本原则是
    A. 滋养肝肾   B. 理气开郁
    C. 调畅气机   D. 怡情易性

152. 腰痛的病机为
    A. 寒邪郁遏卫阳，凝滞营阴
    B. 风邪常合寒邪，阻滞阳气
    C. 湿蕴生热，湿热滞于腰府
    D. 湿邪留着筋肌，闭阻气血

153. 下列疾病可发为肺痿的是
    A. 咳嗽   B. 喘证
    C. 肺痨   D. 肺痈

154. 治疗便秘之冷秘应选用的方剂是

    A. 温脾汤   B. 黄芪汤
    C. 济川煎   D. 半硫丸

155. 下列以泻心汤合方治疗血证的有
    A. 齿衄之胃火炽盛证
    B. 鼻衄之胃热炽盛证
    C. 吐血之胃热壅盛证
    D. 便血之热灼胃络证

156. 噎膈、反胃、梅核气、呕吐的不同之处为
    A. 噎膈为食难下咽
    B. 反胃为朝食暮吐
    C. 呕吐为胃气上逆
    D. 梅核气纳食正常

157. 关于心悸的辨证要点，下列叙述正确的是
    A. 首辨虚实
    B. 明辨脏腑病位
    C. 首辨脏腑病位
    D. 分明急缓程度

158. 下列腧穴中，宜张口取穴的是
    A. 耳门   B. 下关
    C. 听宫   D. 听会

159. 治疗胆道蛔虫病宜取的配穴是
    A. 地仓透颊车
    B. 迎香透四白
    C. 鸠尾透日月
    D. 后溪透合谷

160. 下列腧穴中，同属募穴和八会穴的是
    A. 章门   B. 京门
    C. 膻中   D. 中脘

161. 描述经脉交接规律，正确的是
    A. 足阳明胃经与足太阴脾经相交于大趾
    B. 足太阳膀胱经与足少阴肾经相交于小趾
    C. 足少阳胆经与足厥阴肝经相交于次趾
    D. 手厥阴心包经与手少阳三焦经相交于无名指

162. 下列五输穴，五行不属火的是
    A. 解溪   B. 涌泉
    C. 少海   D. 后溪

163. 下列选项中，属灸法作用的是
    A. 温经散寒   B. 扶阳固脱
    C. 消瘀散结   D. 引热外行

164. 下列针刺深度正确的是
    A. 阳经宜浅刺
    B. 阴经宜深刺
    C. 秋冬宜浅刺
    D. 春夏宜深刺

165. 下列选项中，属于对症选穴的是
    A. 乳痈选肩井   B. 汗证选合谷
    C. 痰多选丰隆   D. 牙痛选内庭

中国健康传媒集团
中国医药科技出版社

精选试卷（六）

（考前冲刺）

考研中医综合
考前模拟10套卷

模拟试卷（六）

一、**A 型题**：1~36 小题，每小题 1.5 分；37~81 题，每小题 2 分，共 144 分。在每小题给出的 **A、B、C、D** 四个选项中，请选出一项最符合题目要求的。

1. "益火之源，以消阴翳" 针对的是
   A. 阴病治阳　　　B. 阳病治阴
   C. 阴中求阳　　　D. 阳中求阴

2. 真热假寒的病机本质是
   A. 阳盛伤阴　　　B. 阳损及阴
   C. 阳盛格阴　　　D. 阴偏虚

3. 头发早白脱落，伴腰膝酸软，可能出现失常的脏是
   A. 心　　　　　　B. 肝
   C. 脾　　　　　　D. 肾

4. 不属液的灌注部位的是
   A. 脏腑　　　　　B. 孔窍
   C. 骨节　　　　　D. 脑

5. 体内液态物质的运行、输布和排泄，主要依赖气的功能是
   A. 推动与温煦
   B. 防御与固摄
   C. 推动与防御
   D. 中介与推动

6. 腹部从内向外的经络分布为
   A. 任脉、肾经、胃经、脾经
   B. 任脉、肾经、脾经、胃经
   C. 任脉、胃经、肾经、脾经
   D. 任脉、脾经、肾经、胃经

7. 数情交织，多伤
   A. 心、肝、肾　　　B. 心、肝、脾
   C. 心、肺、肾　　　D. 肺、脾、肾

8. 属于伏发的病证发病类型是
   A. 破伤风　　　　　B. 思虑过度
   C. 风寒湿痹　　　　D. 疳积

9. 治疗出血证时应用补气药物的依据是
   A. 气能生血　　　　B. 气能行血
   C. 气能摄血　　　　D. 血能载气

10. 浮取散漫，中候似无，沉取不应，伴节律不齐或脉力不匀，为
    A. 芤脉　　　　　　B. 革脉
    C. 缓脉　　　　　　D. 散脉

11. 不属 "上寒下热" 症状表现的是
    A. 心烦易怒　　　　B. 胃脘冷痛
    C. 溲少灼痛　　　　D. 脊背畏寒

12. 发热，头痛恶风，咽喉肿痛，肢冷便溏，属于
    A. 虚热证
    B. 表寒里热证
    C. 表热里寒证
    D. 里热证

13. 常见口唇糜烂的证候是
    A. 热盛津伤证
    B. 阴虚内热证
    C. 脾胃积热证
    D. 脾胃湿热证

14. 患者，女，19岁。入春后咳嗽，痰稠色黄，伴有发热微恶风寒、口渴，舌尖红，苔薄微黄，脉浮数。其证候是
    A. 燥邪袭肺证
    B. 风热犯肺证
    C. 痰热壅肺证
    D. 肺阴不足证

15. 陈某，男，41岁。反复肢体浮肿5年。腰以下为甚，按之凹陷不易恢复，纳减便溏，神疲乏力，四肢倦怠，小便短少，舌质淡，苔白腻，脉沉缓。其诊断是
    A. 水肿水湿浸淫证
    B. 水肿肝脾不和证
    C. 癃闭膀胱湿热证
    D. 水肿脾肾阳虚证

16. 患者，女，37岁。因心悸、失眠就诊，自述频发头晕，多梦易惊醒，伴有面色萎黄，手足麻木拘挛，舌淡白，苔薄白，脉细。其证候是
    A. 心肝血虚证   B. 心脾两虚证
    C. 心血亏虚证   D. 心气亏虚证

17. 患者，男，34岁。昨日晚饭后脘腹胀满，自晨起已呕吐4次，就诊时仍觉胃脘胀闷，不思饮食，口苦，口腻，四肢困重乏力，伴有口渴但不多饮，平素大便不爽，小便短赤，舌红，苔黄腻，脉数。

其证候是
    A. 寒湿困脾证   B. 三焦湿热证
    C. 湿热蕴脾证   D. 食滞胃腑证

18. 患者，女，38岁。半年前因工作调动，饮食不规律，饥饱失常，初起仅自觉胃胀不适，食后缓解，但近半月来，纳少，且食后痞满，时欲呕，呃逆，伴有面色晦暗，两鬓白发明显，少气懒言，舌淡，苔薄白，脉弱。其证候是
    A. 脾气亏虚证   B. 脾胃气虚证
    C. 脾胃不和证   D. 胃气亏虚证

19. 半边莲具有而青蒿不具有的功效是
    A. 清退虚热   B. 清解暑热
    C. 清肺降火   D. 利尿消肿

20. 下列药物中，性味甘苦寒，归肺、肝经的是
    A. 牛蒡子   B. 桑叶
    C. 薄荷   D. 柴胡

21. 治疗胎热不安，应首选的是
    A. 黄连   B. 栀子
    C. 黄芩   D. 紫苏

22. 白前、前胡功效的共同点是
    A. 燥湿化痰   B. 润肺化痰
    C. 降气化痰   D. 清热化痰

23. 浮萍具有而葛根不具有的功效是
    A. 散风热   B. 生津
    C. 透疹   D. 利尿

24. 既能泻水逐饮，又能消肿散结的药物是
    A. 牵牛子   B. 巴豆霜
    C. 京大戟   D. 薏苡仁

25. 敛肺宜生用，止泻宜炒炭用的是
    A. 五倍子　　　　B. 石榴皮
    C. 诃子　　　　　D. 乌梅

26. 下列各项，不属厚朴主治病证的是
    A. 食积气滞　　　B. 风湿痹痛
    C. 腹胀便秘　　　D. 痰饮喘咳

27. 下列选项中，属于道地药材的是
    A. 福建的枳壳　　B. 江苏的白芍
    C. 江西的苍术　　D. 浙江的白术

28. 由人参、知母、贝母、桑白皮等组成的方剂是
    A. 百合固金汤
    B. 防风通圣散
    C. 人参蛤蚧散
    D. 归脾汤

29. 不属四妙勇安汤药物组成的是
    A. 金银花　　　　B. 连翘
    C. 玄参　　　　　D. 当归

30. 败毒散中配伍少量人参的用意是
    A. 益气固表　　　B. 益气生津
    C. 扶正祛邪　　　D. 大补元气

31. 治疗气虚外感风寒，内有痰湿证的方剂是
    A. 加减葳蕤汤　　B. 葱白七味饮
    C. 参苏饮　　　　D. 香苏散

32. 桑菊饮和银翘散中均含有的药物是
    A. 金银花、连翘、薄荷、淡竹叶
    B. 连翘、桔梗、甘草、薄荷
    C. 金银花、薄荷、桔梗、甘草
    D. 杏仁、桔梗、薄荷、连翘

33. 由半夏、茯苓、前胡、桔梗、枳壳、甘草、生姜、大枣、杏仁、橘皮组成的方剂是
    A. 半夏泻心汤　　B. 苏子降气汤
    C. 杏苏散　　　　D. 桑杏汤

34. 旋覆代赭汤的功用是
    A. 行气降逆，宽胸散结
    B. 宣降肺气，清热化痰
    C. 降逆化痰，益气和胃
    D. 降气平喘，祛痰止咳

35. 患者大便干结，小便频数，脘腹胀痛，舌红苔黄，脉数。应选
    A. 增液承气汤　　B. 麻子仁丸
    C. 温脾汤　　　　D. 济川煎

36. 具有泻火解毒功效，治疗三焦火毒热盛证的方剂是
    A. 犀角地黄汤　　B. 黄连解毒汤
    C. 凉膈散　　　　D. 牛蒡解肌汤

37. 治疗胸痹，纠正脏腑偏衰时，尤其重视
    A. 补益心气　　　B. 滋阴益肾
    C. 温中健脾　　　D. 宣肺益气

38. 治疗痴呆痰浊蒙窍证，宜选用的方剂是
    A. 七福饮　　　　B. 洗心汤
    C. 还少丹　　　　D. 通窍活血汤

39. 患儿，男，9岁。3岁时曾因高热发作惊风，随后数年情绪激动时偶发意识障碍，甚则倒地抽搐，口吐涎沫，平素面红，口臭，夜寐不安，多发咽喉肿痛，大便干燥如羊屎状，舌红，苔黄，脉弦。宜选用的方剂是
    A. 龙胆泻肝汤合涤痰汤

B. 黄连解毒汤合定痛丸

C. 五生饮合二陈汤

D. 通窍活血汤

40. 患者，女，38 岁。因情绪暴怒，连续失眠 4 日，彻夜不能入睡，昼时头晕胀痛，耳鸣如潮，咽干口苦，腹胀不欲食，舌红，苔黄，脉弦。宜选用的方剂是

A. 龙胆泻肝汤

B. 六味地黄丸合交泰丸

C. 黄连温胆汤

D. 安神定志丸合酸枣仁汤

41. 患者，男，28 岁。因受寒发作腹痛，得温则缓，口中无味，不渴，肢厥恶寒，大便清稀，舌质淡，苔白，脉弦紧。宜选用的方剂是

A. 良附丸合正气天香散

B. 附子理中丸

C. 小建中汤

D. 小半夏汤合二陈汤

42. 患者，男，87 岁。患食道癌数年，近 1 个月，吞咽困难，滴水不下，形体消瘦，神气不足，语声微弱，小便量少，面浮肢肿，腹胀甚，腹水量大，舌质淡，苔白，脉弱。宜选用的方剂是

A. 补中益气汤

B. 升阳益胃汤

C. 启膈散

D. 补气运脾汤

43. 患者年老体虚，形体消瘦，头痛时作，自觉髓海空虚，平素眩晕，耳鸣，腰膝酸软，舌红，少苔，脉细。宜选用的方

剂是

A. 益气聪明汤   B. 大补元煎

C. 加味四物汤   D. 肾气丸

44. 患者，男，32 岁。因心情烦闷，情绪急躁，临房不举，睡时自举，伴有胁肋胀痛，太息后稍缓，腹胀食少，大便不调，舌红，苔薄，脉弦。宜选用的方剂是

A. 龙胆泻肝汤   B. 柴胡疏肝散

C. 越鞠保和丸   D. 加味逍遥丸

45. 李某，女，35 岁。5 小时前与同事吵架，随而出现小便不通，情志抑郁，胁腹胀满，舌红，苔薄黄，脉弦。此病证的病机要点是

A. 肺热壅盛，失于肃降，不能通调水道，无以下输膀胱

B. 肝气失于疏泄，三焦气机失宣，膀胱气化不利

C. 湿热壅结下焦，膀胱气化不利

D. 脾虚运化无力，升清降浊失职

46. 患者，男，47 岁。昨日起小便浑浊，如米泔水样，表面略有少量透明漂浮物，状如油脂，尿液静置数分钟后，其间有絮状物，无身热、恶寒等症状表现，舌红，苔黄腻，脉数。其治法是

A. 补脾益肾

B. 清热利湿，分清泄浊

C. 清热利湿，排尿通淋

D. 理气疏导，通淋利尿

47. 治疗癃闭属脾气不升证，宜选用的方剂是

A. 补中益气汤合春泽汤

B. 六味地黄丸合猪苓汤

C. 八正散

D. 济生肾气丸

48. 患者尿频量多，浑浊如脂膏，腰膝酸软，乏力，头晕耳鸣，口干唇燥，皮肤干燥，瘙痒，舌红苔少，脉细数。宜选用的方剂是

A. 六味地黄丸　　B. 沙参麦冬汤

C. 知柏地黄丸　　D. 大补阴丸

49. 患者咳嗽，气喘，痛引胸胁，呼吸急促，不得平卧，伴有咳吐痰涎，量大，色白，甚时喉间痰鸣，面白，肢肿，舌淡胖，苔白滑，脉沉。其诊断是

A. 悬饮属邪犯胸肺证

B. 悬饮属络气不和证

C. 悬饮属饮停胸胁证

D. 悬饮属阴虚内热证

50. 患者，男，87岁。患糖尿病肾病2年，近1个月来尿量逐渐减少，伴有周身浮肿，纳少，饮水即吐，口气臭秽，四肢厥冷，面色晦暗。昨日昏睡半日，醒后神识不清，舌暗，苔白腻，脉沉而散。宜选用的方剂是

A. 杞菊地黄丸　　B. 参附汤合苏合香丸

C. 济生肾气丸　　D. 四逆汤

51. 患者常因情绪诱发左手颤动，发作时头部伴有轻微摇晃，未影响肢体功能活动，平素手指麻木，偶有舌謇语涩，头目胀痛，舌红，苔黄，脉弦。宜选用的方剂是

A. 大定风珠

B. 天麻钩藤饮合镇肝熄风汤

C. 大活络丹

D. 地黄饮子

52. 下列腧穴中，可治疗目疾的是

A. 承泣、丘墟

B. 太白、臂臑

C. 光明、翳风

D. 瞳子髎、颊车

53. 针灸治疗消渴、崩漏，均主取

A. 手太阴经穴

B. 足太阴经穴

C. 足厥阴经穴

D. 足少阴经穴

54. 治疗瘰疬、肺结核多选取的艾灸方法是

A. 隔姜灸　　　　B. 隔蒜灸

C. 隔盐灸　　　　D. 隔附子饼灸

55. 位于足背，第4、5趾间，趾蹼缘后方赤白肉际处的腧穴是

A. 足窍阴　　　　B. 足临泣

C. 侠溪　　　　　D. 行间

(56～58题共用题干)

患者，女，49岁。因工作调动，在单位与同事发生争执，争辩中突然语塞，面赤青紫，倒地不起，呼之不应，四肢抽搐厥冷，舌紫暗，苔薄白，脉弦紧。

56. 其证候是

A. 血厥属虚证　　B. 血厥属实证

C. 气厥属虚证　　D. 气厥属实证

57. 宜选用的方剂是

A. 五磨饮子　　　B. 镇肝熄风汤

C. 羚角钩藤汤　　D. 龙骨牡蛎汤

58. 若患者胸闷气喘，头胀欲裂，宜选配的方剂是
　　A. 金铃子散　　B. 柴胡疏肝散
　　C. 一贯煎　　　D. 逍遥散

（59～61题共用题干）

　　患者，男，28岁。一周前恶寒发热，咳嗽胸痛，呼吸困难，苔薄黄，脉浮数，经疏风清热治疗后症状缓解，现咳吐脓痰，腥臭有味，心烦，夜寐不安，身微热，口干喜饮，面红，舌红，苔黄腻，脉滑数。

59. 其病机是
　　A. 风热犯肺，痰热郁滞
　　B. 热毒瘀结，肺叶生疮
　　C. 痰热壅肺，血败肉腐
　　D. 热毒袭肺，郁热内蕴

60. 其治法是
　　A. 清养补肺
　　B. 排脓解毒
　　C. 疏风散热，清肺化痰
　　D. 清热解毒，化瘀消痈

61. 宜选用的方剂是
　　A. 千金苇茎汤合如意解毒散
　　B. 银翘散
　　C. 加味桔梗汤
　　D. 沙参清肺汤

（62～64题共用题干）

　　患者，女，36岁。平素嗜食生冷，肠鸣便稀2月。近两日感心下窒闷，腹痛自利，利后稍舒，复又心下坚满，腹满肠鸣，肠间沥沥有声，便秘，口舌干燥，舌苔黄腻，脉沉弦。

62. 其证候是
　　A. 痰饮之脾阳虚弱证
　　B. 痰饮之饮留胃肠证
　　C. 悬饮之饮停胸胁证
　　D. 支饮之脾肾阳虚证

63. 其治法是
　　A. 攻下逐饮
　　B. 温脾化饮
　　C. 泻肺祛饮
　　D. 温脾补肾，以化水饮

64. 宜选用的处方是
　　A. 金匮肾气丸合苓桂术甘汤加减
　　B. 椒目瓜蒌汤合十枣汤加减
　　C. 甘遂半夏汤加减
　　D. 苓桂术甘汤合小半夏加茯苓汤加减

（65～67题共用题干）

　　患者，男，67岁。腹部癥瘕积聚数年，硬满胀痛，大肉脱失，形体消瘦，纳少，少神，面色晦暗无光，舌紫暗，苔少，脉细弦。

65. 患者辨证是
　　A. 瘀血内结　　B. 气滞血阻
　　C. 正虚瘀结　　D. 肝气郁结

66. 其治法是
　　A. 理气活血，散瘀消积
　　B. 补益气血，化瘀消积
　　C. 疏肝解郁，行气消聚
　　D. 祛瘀软坚，兼调脾胃

67. 宜选用的方剂是
　　A. 八珍汤合化积丸
　　B. 六磨汤
　　C. 膈下逐瘀汤

D. 身痛逐瘀汤

(68～70题共用题干)

患者，女，49岁。上腹胃脘部间断性隐痛半月，痛处喜暖喜按，泛吐清水，空腹痛甚，纳后痛减，神疲乏力，大便溏薄，舌淡苔薄，脉迟缓。

68. 除中脘外，宜选取的主穴是

    A. 血海、曲池

    B. 期门、太冲

    C. 阴陵泉、关元

    D. 足三里、内关

69. 根据辨证选穴原则，宜配用

    A. 神阙、胃俞、脾俞

    B. 期门、太冲、肝俞

    C. 膻中、膈俞、三阴交

    D. 梁门、天枢、阳陵泉

70. 治疗此证选取中脘穴，该穴位于

    A. 前正中线上，脐中上2寸

    B. 前正中线上，脐中上3寸

    C. 前正中线上，脐中上4寸

    D. 前正中线上，脐中下4寸

(71～73题共用题干)

患儿，男，9岁。耳下腮部肿胀疼痛1天，伴恶寒，发热，舌尖红，苔薄黄，脉浮数。

71. 针灸治疗应主取

    A. 手少阳、手足阳明经穴

    B. 足少阳、手足阳明经穴

    C. 手厥阴、手足阳明经穴

    D. 手少阴、手足阳明经穴

72. 针灸治疗宜选取的主穴是

    A. 耳门、下关、天突、内关、阳池

    B. 足三里、期门、膻中、内关、肩井

    C. 翳风、颊车、外关、合谷、关冲

    D. 听会、中渚、侠溪、丘墟、支沟

73. 根据辨证选穴原则，宜配用

    A. 蠡沟、太冲   B. 劳宫、曲泉

    C. 商阳、曲池   D. 风池、少商

74. 医师在执业活动中应负有的义务是

    A. 出具相应的医学证明文件

    B. 宣传卫生保健知识，对患者进行教育

    C. 人格尊严，人身安全不受侵犯

    D. 获取工资报酬和津贴，享受福利待遇

75. 以下选项中，参加执业助理医师资格考试的基本条件是

    A. 具有高等学校医学专科学历，在医疗、预防、保健机构中工作满一年

    B. 具有中等学校医学专科学历，在医疗、预防、保健机构中工作满二年

    C. 具有高等学校医学专科学历，在执业医师指导下，在医疗、预防、保健机构试用期满一年

    D. 具有中等学校医学专科学历，在执业医师指导下，在医疗、预防、保健机构试用期满二年

76. 《医疗事故处理条例》规定尸检的时间期限是

    A. 死后12小时以内进行

    B. 死后24小时以内进行

    C. 死后36小时以内进行

    D. 死后48小时以内进行

77. 不属于医疗事故专家鉴定组成员应当回避情形的是

 A. 与医疗事故争议有利害关系的

 B. 与医疗事故争议当事人有其他关系，可能影响公正鉴定的

 C. 是医疗事故争议当事人的近亲属的

 D. 与当地卫生行政部门内人员有亲属关系的

78. 下列各项，不属民事权益的是

 A. 选择权，监督权

 B. 婚姻自由权

 C. 商标专用权

 D. 健康权

79. 患者李某因急性阑尾炎于某三甲医院住院，准备手术治疗。手术前李某家属给主刀医生送红包，医生拒收后，家属执意让医生收下以求心安，该医生应当

 A. 告知上级领导，领导同意后收下红包

 B. 偷偷收下红包，并嘱家属不要向外透漏

 C. 收下红包并上交，手术后还给病人

 D. 拒收红包，并拒绝给患者进行手术

80. 王某因呼吸困难原因待查于某医院住院治疗。入院后进行对症治疗，3 天后医生陈某查房时发现患者及家属情绪略有些激动，经询问后得知患者及家属不满目前治疗效果，稍加安抚情绪略有好转。第二天陈某将此事转告其主治医生，并叮嘱好好安抚患者及家属。陈某的做法属于

 A. 交换对象沟通

 B. 预防为主的针对性沟通

 C. 协调统一沟通

 D. 实物对照沟通

81. 患者家属前来门诊找门诊医生说，患者股骨骨折需开具假条，但本人无法前来，根据执业医师法，该门诊医生正确的做法是

 A. 因患者不便前来，破例开具证明

 B. 简化看病流程，为患者开具证明

 C. 曾就诊于同科医生门诊，可以开具证明

 D. 因未能亲自诊断，不能为患者开具证明

二、B 型题：82～105 小题，每小题 1.5 分，共 36 分。A、B、C、D 是其下两道小题的备选项，请从中选择一项最符合题目要求的，每个选项可以被选择一次或两次。

 A. 益火补土法　　B. 金水相生法
 C. 抑木扶土法　　D. 泻南补北法

82. 肝脾不和或肝气犯胃病证，其治疗宜采用的是

83. 肾阴不足，心火偏亢，以致心肾不交，其治疗宜采用的是

 A. 气耗　　　　B. 气泄
 C. 气收　　　　D. 气下

84. 《素问·举痛论》"劳则"

85. 《素问·举痛论》"炅则"

 A. 吞咽梗阻，胸膈疼痛

 B. 吞咽梗阻，嗳气呃逆

 C. 吞咽梗涩，胃脘灼热

D. 吞咽受阻，形寒气短

86. 津亏热结所致噎膈多表现为

87. 痰气交阻所致噎膈多表现为

    A. 大便清稀如水样者

    B. 大便黄褐，味臭者

    C. 大便稀溏，完谷不化

    D. 大便黏冻，夹有脓血

88. 寒湿泄泻的大便特征是

89. 脾虚湿盛的大便特征是

    A. 马钱子   B. 土鳖虫

    C. 斑蝥   D. 水蛭

90. 功能破血，药性辛、热的药物是

91. 功能破血，药性咸、苦、平的药物是

    A. 连翘   B. 蒲公英

    C. 野菊花   D. 重楼

92. 既可治疗痈肿疔疮，又可治疗湿热黄疸的药物是

93. 既可治疗痈肿疔疮，又可治疗惊风抽搐的药物是

    A. 行气疏肝，散寒止痛

    B. 暖肝温肾，行气止痛

    C. 滋阴养血，柔肝息风

    D. 凉肝息风，增液舒筋

94. 天台乌药散的功用是

95. 暖肝煎的功用是

    A. 白头翁汤   B. 当归六黄汤

    C. 青蒿鳖甲汤   D. 芍药汤

96. 治疗湿热痢疾的方剂是

97. 治疗热毒痢疾的方剂是

    A. 关节酸痛，游走不定

B. 关节疼痛，红肿灼热

C. 疼痛剧烈，痛有定处

D. 酸痛重着，肌肤不仁

98. 行痹的临床特征是

99. 着痹的临床特征是

    A. 桑杏汤

    B. 黄芩泻白散合黛蛤散

    C. 清燥救肺汤

    D. 二陈平胃散合三子养亲汤

100. 干咳无痰，痰中带有血丝，口鼻干燥，舌红，苔薄黄而干，脉浮数。治疗宜用

101. 上气咳逆，咳时面红目赤，胸胁作痛，舌红，苔薄黄少津，脉弦数。治疗宜用

    A. 尺泽   B. 曲泽

    C. 曲池   D. 少海

102. 在肘区，肘横纹上，肱二头肌腱桡侧缘凹陷中的腧穴是

103. 在肘前区，肘横纹上，肱二头肌腱尺侧缘凹陷中的腧穴是

    A. 留罐法   B. 闪罐法

    C. 刺络拔罐法 D. 留针拔罐法

104. 面瘫患者面部宜使用的拔罐法是

105. 风湿痹病患者宜使用的拔罐法是

三、X 型题：106～165 小题，每小题 2 分，共 120 分。在每小题给出的 A、B、C、D 四个选项中，至少有两项是符合题目要求的。请选出所有符合题目要求的答案，多选或少选均不得分。

106. 瘀血的共同致病特点是

    A. 出血色暗，并伴有血块

B. 舌质紫暗

C. 脉沉弦或涩

D. 刺痛，痛处固定不变，夜间痛甚

107. 血失调的病理变化应包括

    A. 血寒　　　　　B. 血热

    C. 血虚　　　　　D. 出血

108. 可导致津液不足的原因有

    A. 失血　　　　　B. 多汗

    C. 吐泻　　　　　D. 多尿

109. 疫病邪气的致病特点有

    A. 病情危笃　　　B. 病状相似

    C. 传染性强　　　D. 易于流行

110. 肝主藏血的生理功能包括

    A. 贮藏血液　　　B. 统摄血液

    C. 调节血量　　　D. 防止出血

111. 阴跷脉、阳跷脉的功能包括

    A. 司眼睑开合

    B. 联络全身阴经、阳经

    C. 主下肢运动

    D. 分主一身左右之阴阳

112. 寒邪和湿邪共同的致病特点是

    A. 均为阴邪　　　B. 易伤阳气

    C. 黏腻重浊　　　D. 易袭阴位

113. 功能失调可影响胞宫功能的脏腑有

    A. 心　　　　　　B. 肝

    C. 脾　　　　　　D. 肾

114. 肾气不固的病理变化有

    A. 封藏失司

    B. 二便失固

    C. 纳气失职，气浮于上

D. 生殖功能减退

115. 中医辨识"证"时，要求辨明的要素有

    A. 病位　　　　　B. 病因

    C. 病性　　　　　D. 病名

116. 剥苔的临床意义是

    A. 胃阴枯竭　　　B. 血虚

    C. 阳气虚衰　　　D. 阴虚

117. 月经过多的病因病机是

    A. 气不摄血，血不循径

    B. 热入营血，血热妄行

    C. 寒凝气滞，血行不畅

    D. 血瘀脉络，冲任不和

118. 痞满的病因是

    A. 饮食不节　　　B. 外邪客胃

    C. 情志失调　　　D. 药物损伤

119. 脘痞的原因是

    A. 脾胃气虚　　　B. 胃阴亏虚

    C. 湿邪困脾　　　D. 肝气郁结

120. 虚实真假的鉴别要点是

    A. 脉象的有力无力

    B. 舌质的嫩胖与苍老

    C. 语声的洪亮低怯

    D. 胸腹的灼热与否

121. 囟填的病因病机是

    A. 肾气不足　　　B. 温邪上攻

    C. 脑髓病变　　　D. 颅内积水

122. 属于"脾气外泄"临床表现的是

    A. 口开目合　　　B. 神识朦胧

    C. 手撒身软　　　D. 脉微气弱

123. 津液亏虚证的临床表现是

    A. 眼球深陷　　　B. 小便短赤

    C. 皮肤干燥　　　D. 口渴欲饮

124. 胃阴虚证的常见病因是

    A. 气郁化火　　　B. 热病后期

    C. 吐泻太过　　　D. 过食辛温香燥

125. 少阴寒化证的临床表现是

    A. 下利而渴　　　B. 无热恶寒

    C. 口渴自利　　　D. 但欲寐

126. 具有止呕作用的药物有

    A. 苍术　　　　　B. 半夏

    C. 豆蔻　　　　　D. 广藿香

127. 马兜铃、枇杷叶共同的功效为

    A. 清肺　　　　　B. 止呕

    C. 止咳　　　　　D. 平喘

128. 鸡血藤的功效有

    A. 活血　　　　　B. 补血

    C. 调经　　　　　D. 利水

129. 补骨脂的主治病症有

    A. 胎动不安　　　B. 肾虚作喘

    C. 目昏耳鸣　　　D. 五更泄泻

130. 石韦的主治病症有

    A. 肺热喘咳　　　B. 血热出血

    C. 肠燥便秘　　　D. 心烦失眠

131. 既息风止痉又平抑肝阳的药物是

    A. 天麻　　　　　B. 地龙

    C. 钩藤　　　　　D. 羚羊角

132. 能够补精、养血、益气的药物有

    A. 紫河车　　　　B. 核桃仁

    C. 黑芝麻　　　　D. 蛤蚧

133. 青皮、香附的共同主治有

    A. 胸胁胀痛　　　B. 疝气疼痛

    C. 久疟痞块　　　D. 脘腹胀痛

134. 内服用量不超过 0.2g 的药物有

    A. 蜂房　　　　　B. 蟾酥

    C. 砒石　　　　　D. 雄黄

135. 槟榔的主治病症有

    A. 腹胀便秘　　　B. 绦虫病

    C. 水肿　　　　　D. 疟疾

136. 羌活胜湿汤与九味羌活汤共有的药物是

    A. 防风　　　　　B. 苍术

    C. 川芎　　　　　D. 细辛

137. 具有理气化痰功用的方剂是

    A. 二陈汤　　　　B. 温胆汤

    C. 小陷胸汤　　　D. 清气化痰丸

138. 泰山磐石散的功用是

    A. 益气健脾　　　B. 养血安胎

    C. 滋阴养血　　　D. 益气补血

139. 半夏厚朴汤的功用是

    A. 行气除满　　　B. 行气散结

    C. 降逆化痰　　　D. 温中燥湿

140. 槐花散中配伍芥穗的用意是

    A. 行气　　　　　B. 止血

    C. 透疹消疮　　　D. 疏风

141. 四逆散的主治是

    A. 阳郁厥逆　　　B. 肝脾气郁

    C. 肝脾不和　　　D. 肝脾两虚

142. 枳实薤白桂枝汤中桂枝的配伍用意是

A. 助阳化气　　B. 通阳散寒

C. 温阳化痰　　D. 降逆平冲

143. 枳实消痞丸与健脾丸的共同药物组成是

A. 人参　　　　B. 白术

C. 半夏　　　　D. 茯苓

144. 镇肝熄风汤中配合起到清泻肝阳之余，条达肝气之郁作用的药物是

A. 柴胡　　　　B. 茵陈

C. 川楝子　　　D. 麦芽

145. 炙甘草汤的功效有

A. 滋心阴　　　B. 养心血

C. 益心气　　　D. 温心阳

146. 以龙胆泻肝汤为主方治疗的病证有

A. 鼻衄肝火上炎证

B. 痫证肝火痰热证

C. 胁痛肝郁气滞证

D. 不寐肝火扰心证

147. 呃逆若出现在急慢性疾病过程中，病情多较重，属于胃气将绝，元气欲脱的危候症状是

A. 呃声低微　　B. 饮食不进

C. 气不得续　　D. 脉浮无力

148. 痢疾与泄泻的鉴别要点是

A. 泻下有无脓血

B. 泻下爽利与否

C. 有无里急后重

D. 泻下次数多少

149. 呕吐清水痰涎，胸脘痞闷，纳食不佳，舌苔白滑而腻，脉沉弦滑，宜选

A. 四七汤　　　B. 小半夏汤

C. 藿香正气散　　D. 苓桂术甘汤

150. 痢疾的症状特点是

A. 腹痛　　　　B. 肠鸣

C. 里急后重　　D. 完谷不化

151. 心悸的治法有

A. 温补阳气，振奋心阳

B. 清热化痰，宁心安神

C. 滋阴降火，养心安神

D. 活血化瘀，理气通络

152. 肺痨的主症是

A. 咳嗽　　　　B. 气促

C. 潮热　　　　D. 咯血

153. 鼓胀属于肝肾阴虚证，宜选用

A. 一贯煎　　　B. 六味地黄丸

C. 左归丸　　　D. 四物汤

154. 治疗哮病之肾虚证，可选用

A. 左归丸　　　B. 六味地黄丸

C. 金匮肾气丸　　D. 七味都气丸

155. 运用六味地黄丸合方治疗的病证有

A. 不寐之心肾不交证

B. 心悸之阴虚火旺证

C. 齿衄之阴虚火旺证

D. 眩晕之肝阳上亢证

156. 痫证休止期的常见证候有

A. 肝火痰热　　B. 脾虚痰盛

C. 肝肾阴虚　　D. 瘀阻脑络

157. 关于癃闭的辨证要点，下列说法正确的是

A. 须辨别病情轻重

B. 须辨别膀胱有尿与无尿

C. 须辨清脏腑

D. 须辨清虚实

158. 下列选项中，宜使用三棱针刺络法治疗的是

A. 失眠　　　　B. 发热

C. 急性吐泻　　D. 血肿

159. 下列腧穴的定位，正确的是

A. 照海在踝区，内踝尖与跟腱之间的凹陷中

B. 太溪在踝区，内踝尖下1寸，内踝下缘边际凹陷中

C. 昆仑在踝区，外踝尖与跟腱之间的凹陷中

D. 申脉在踝区，外踝尖直下，外踝下缘与跟骨之间的凹陷中

160. 属于行针基本手法的是

A. 提插法　　　B. 捻转法

C. 弹柄法　　　D. 刮柄法

161. 下列腧穴中，属于足阳明胃经的是

A. 下关　　　　B. 归来

C. 四白　　　　D. 地机

162. 下列关于灸法的叙述，正确的是

A. 先灸阳经，后灸阴经

B. 先灸上部，后灸下部

C. 先灸艾炷大者，后灸小者

D. 关节活动部位不宜使用化脓灸

163. 下列腧穴中，能协助诊断的特定穴是

A. 原穴　　　　B. 郄穴

C. 背俞穴　　　D. 八会穴

164. 承山穴的主治病症有

A. 腰腿拘急　　B. 腹痛

C. 痔疾　　　　D. 遗尿

165. 下列针灸辨证选穴中，正确的是

A. 行痹取膈俞、血海

B. 热痹取大椎、曲池

C. 着痹取三阴交、足三里

D. 痛痹取肾俞、腰阳关、关元

考研中医综合
全真模拟10套卷
（全解析）

模拟试卷（七）

中国健康传媒集团
中国医药科技出版社

模拟试卷 (七)

一、**A 型题：1～36 小题，每小题 1.5 分；37～81 题，每小题 2 分，共 144 分。在每小题给出的 A、B、C、D 四个选项中，请选出一项最符合题目要求的。**

1. 中医临床病证的虚实变化，主要取决于
   A. 气血的盛衰变化
   B. 阴精与阳气的盛衰变化
   C. 正气与邪气的盛衰变化
   D. 脏腑功能活动的盛衰变化

2. 在五行学说中，不属于脾病诊断依据的是
   A. 面色萎黄　　B. 口泛甜味
   C. 多唾　　　　D. 肌肉消瘦

3. 肺其华在
   A. 面　　B. 毛
   C. 唇　　D. 发

4. 对肝主疏泄影响最大的情志活动是
   A. 喜　　B. 怒
   C. 思　　D. 恐

5. "重阴必阳"说明的阴阳关系是
   A. 对立制约　　B. 互根互用
   C. 相互转化　　D. 消长平衡

6. 具有"溢奇邪，通荣卫"作用的是
   A. 经别　　B. 别络
   C. 经筋　　D. 孙络

7. 过劳不包括
   A. 形劳　　B. 心劳
   C. 肝劳　　D. 肾劳

8. 与大肠传导糟粕关系不密切的脏腑是
   A. 小肠　　B. 胃
   C. 肺　　　D. 膀胱

9. 《医宗金鉴·胸腹部主病针灸要穴歌》中记载："主治疝气，偏堕于肾，及妇人赤白带下等证。"所指的经脉是
   A. 督脉　　B. 冲任
   C. 带脉　　D. 任脉

10. 阳气虚衰，气血俱虚可见
    A. 弦脉　　B. 弱脉
    C. 结脉　　D. 细脉

11. 与"真寒假热"概念相同的是
    A. 虚阳浮越　　B. 热极似寒
    C. 亡阴证　　　D. 阳盛格阴

12. 饮停于肺的临床表现是
    A. 泛吐清水　　B. 脘痞腹胀
    C. 咳喘胸闷　　D. 胸胁作痛

13. 妇女月经前期，量多色红可诊断为
    A. 血虚证　　B. 脾虚证
    C. 血瘀证　　D. 血热证

14. 患者，男，23 岁。前日晨起跑步，感受风寒，现咳嗽气喘，痰多色白易咳，伴

·1·

有四肢厥冷，舌淡白，苔白滑，脉滑。其证候是

A. 痰热壅肺证　　B. 肺阴不足证

C. 寒痰阻肺证　　D. 肺热炽盛证

15. 患者，女，56 岁。退休 2 年后出现精神抑郁，情绪不宁、胸部满闷，胁肋胀痛，痛无定处，脘闷嗳气，不思饮食，大便不调，苔薄腻，脉弦。此病证候诊断是

A. 气郁化火　　B. 肝气郁结

C. 心脾两虚　　D. 心神失养

16. 患者，女，67 岁。晨起健身时突发心悸，大汗淋漓，四肢厥冷，呼吸短促，面色苍白，脉微欲绝，就诊时诸症虽缓，但仍未安，自述常于运动后引发不适，平素畏寒肢冷，喜暖，舌淡胖，苔白滑，脉细。其证候是

A. 心气亏虚证　　B. 心阳暴脱证

C. 心脉瘀阻证　　D. 心血亏虚证

17. 患者，女，36 岁。既往喜食辛辣食物，近半年，胃部时发疼痛，痛势绵绵，自述与饥饱无关，甚则胃部灼热感明显，饥不欲食，口舌燥裂，咽痒，大便干结，舌红，苔薄白，脉细数。其证候是

A. 肺胃阴虚证　　B. 胃阴亏虚证

C. 阴虚内热证　　D. 脾胃不和证

18. 患者，女，49 岁。半年来频繁发作心悸气短，体倦乏力，近日出现形寒肢冷，心胸憋闷，面色苍白，就诊舌脉呈现舌紫暗，脉结代。其证候是

A. 心气虚证　　B. 心阳虚证

C. 心血瘀证　　D. 心脾两虚证

19. 丁香、高良姜均有的功效是

A. 温中止呕　　B. 温肾助阳

C. 理气止痛　　D. 助阳止泻

20. 既治温毒发斑，又治津伤便秘的药物是

A. 牡丹皮　　B. 火麻仁

C. 麦冬　　D. 玄参

21. 既能破血逐瘀，散结消癥，又能攻毒蚀疮的药物是

A. 雄黄　　B. 斑蝥

C. 蟾酥　　D. 硼砂

22. 温热病热入营血，高热发斑，首选的是

A. 穿心莲　　B. 板蓝根

C. 大青叶　　D. 鱼腥草

23. 甘遂内服的剂量是

A. 0.05 ~ 0.1g　　B. 0.1 ~ 0.5g

C. 0.5 ~ 1.5g　　D. 1.5 ~ 2.5g

24. 昆明山海棠不具有的功效是

A. 利水消肿　　B. 活血止痛

C. 祛风除湿　　D. 续筋接骨

25. 治疗寒湿泄泻，首选的是

A. 薏苡仁　　B. 茯苓

C. 砂仁　　D. 马齿苋

26. 不属于车前子主治病证的是

A. 脾虚证　　B. 暑湿泄泻

C. 目赤肿痛　　D. 痰热咳嗽

27. 常用菟丝子不用沙苑子治疗的是

A. 肾虚遗尿　　B. 目暗昏花

C. 脾肾虚泻　　D. 口多涎唾

28. 胃肠燥热，津亏便秘，小便频数，舌红苔黄，脉数。治疗宜用

A. 济川煎   B. 黄龙汤

C. 温脾汤   D. 麻子仁丸

29. 具有祛风除湿，化痰通络，活血止痛功效的方剂是

    A. 五积散   B. 枳实消痞丸

    C. 厚朴温中汤   D. 小活络丹

30. 具有益气健脾，养血安胎功用的方剂是

    A. 归脾汤

    B. 人参养荣汤

    C. 黄芪桂枝五物汤

    D. 泰山磐石散

31. 枳实导滞丸的君药是

    A. 枳实   B. 大黄

    C. 黄芩   D. 泽泻

32. 清营汤的主治证候为

    A. 骨蒸潮热   B. 皮肤蒸热

    C. 夜热早凉   D. 身热夜甚

33. 咽中如有物阻，咯吐不出，吞咽不下，治疗宜选用

    A. 半夏泻心汤   B. 小半夏汤

    C. 半夏厚朴汤   D. 厚朴温中汤

34. 温胆汤的功用是

    A. 理气化痰，清胆和胃

    B. 燥湿化痰，理气和中

    C. 燥湿祛痰，行气开郁

    D. 清热化痰，理气止咳

35. 湿热相搏，外受风邪，症见遍身肢体烦痛，或肩背沉重，或脚气肿痛，足膝生疮，治宜选用

    A. 甘露消毒丹   B. 当归拈痛汤

C. 二妙散   D. 四妙勇安汤

36. "甘温除大热"的代表方剂是

    A. 当归补血汤   B. 补中益气汤

    C. 四物汤   D. 炙甘草汤

37. 赵某，男，42岁。头昏胀痛，两侧为重，脾气暴躁，心烦不宁，口苦面红，胁痛，舌红苔黄，脉弦数。其治法是

    A. 养血滋阴，和络止痛

    B. 祛风胜湿通窍

    C. 平肝潜阳息风

    D. 疏风散寒，通络止痛

38. 治疗腹痛饮食积滞重证，应首选

    A. 保和丸   B. 越鞠丸

    C. 枳实导滞丸   D. 枳术丸

39. 患者，女，34岁。产后精神萎靡，喜哭易悲，多梦，夜卧不安，常于梦中哭醒，心悸，气短，面色无华，自言自语，见人语止，神情淡漠，纳少，伴有乳汁量少色淡，舌质淡白，苔薄，脉弱。宜选用的方剂是

    A. 逍遥散合涤痰汤

    B. 二阴煎合琥珀养心丹

    C. 癫狂梦醒汤

    D. 养心汤合越鞠丸

40. 患者，女，83岁。因昨晚进食较少，晨起突发周身无力，眩晕昏仆，面色苍白，四肢厥逆，舌淡，苔白，脉弱。宜选用的方剂是

    A. 十全大补汤   B. 四物汤

    C. 独参汤   D. 生脉饮合参附汤

41. 患者，女，48岁。腹泻腹痛，里急后重，

大便质稀、黏稠呈胨样，伴有脘闷，腹胀，头晕困重，四肢困顿，口黏腻，舌淡，苔白腻，脉缓。宜选用的方剂是

A. 连理汤　　　　B. 乌梅丸

C. 胃苓汤　　　　D. 补中益气汤

42. 患者，女，36岁。因过食后呃逆不止就诊，呃声有力，短促急迫，口中异味，口渴欲饮，饮后欲吐，小便量少色黄，大便干结，2～3日一行，舌红，苔黄，脉滑数。宜选用的方剂是

A. 五磨饮子

B. 竹叶石膏汤

C. 益胃汤合橘皮竹茹汤

D. 清胃散

43. 患者眩晕日久，多因劳倦过力诱发，发作伴有心悸，失眠，平素神疲乏力，气短，纳少，腹胀，舌淡，苔薄，脉细。宜选用的方剂是

A. 左归丸　　　　B. 人参养荣汤

C. 加味四物汤　　D. 归脾汤

44. 患者，男，45岁。因房事过度，肾精亏耗，现阳事举而不坚，性欲不佳，伴有腰膝酸软，畏寒肢冷，神疲，小便清长，舌淡，苔白，脉沉迟。宜选用的方剂是

A. 肾气丸　　　　B. 启阳娱心丹

C. 赞育丹　　　　D. 金锁固精丸

45. 患者，男，76岁。排尿涩痛，数次出现排尿时突然中断，尿道窘迫疼痛，少腹拘急，一侧腰腹绞痛难忍，牵及外阴，尿中带血，舌红，苔薄黄，脉弦。此病证的病机要点是

A. 湿热蕴结下焦，尿液煎熬成石，膀胱气化失司

B. 气机郁结，膀胱气化不利

C. 三焦气机失宣，膀胱气化不利

D. 湿热下注膀胱，热甚灼络，迫血妄行

46. 患者，男，36岁。晨起排尿困难，点滴不下，尿道灼痛，小腹胀满，口干，口苦，口渴不欲饮水，舌红，苔黄腻，脉数。其治法是

A. 清利湿热，通利小便

B. 清热利湿，排尿通淋

C. 清热利湿，分清泄浊

D. 理气疏导，通淋利尿

47. 治疗阳痿心脾亏虚证，宜选用的方剂是

A. 启阳娱心丹　　B. 赞育丹

C. 肾气丸　　　　D. 归脾汤

48. 患者，男，70岁。头摇不止，肢麻震颤，头晕目眩，胸脘痞闷，口苦口黏，舌体胖大，有齿痕，舌质红，苔黄腻，脉弦滑数，其治法是

A. 填精补髓，育阴息风

B. 益气养血，濡养筋脉

C. 清热化痰，平肝息风

D. 镇肝息风，舒筋止颤

49. 患者患糖尿病数年，现多食易饥，口渴多饮，尿频尿多，形体消瘦，口干入夜尤甚，夜寐不安，多梦，大便干燥，苔黄，脉滑实有力。其诊断是

A. 消渴属阴阳两虚证

B. 消渴属肾阴亏虚证

C. 消渴属阴气亏虚证

D. 消渴属胃热炽盛证

50. 患者，男，72 岁。小便量日渐减少，甚至整日无尿意，伴有腰膝酸软，口咽干燥，心烦不寐，盗汗，舌红，少苔，脉细数。宜选用的方剂是

A. 知柏地黄丸

B. 代抵当丸

C. 大补元煎

D. 六味地黄丸合猪苓汤

51. 患者感受风温毒邪，高热神昏，大汗出，口渴欲饮，面赤，两日后身热未有明显消退，并突发四肢痉挛，项背拘急，急服安宫牛黄丸清热解毒，镇惊开窍，神志稍清。诊其舌脉：舌红，苔黄腻，脉弦数。宜选用的方剂是

A. 大定风珠

B. 羚角钩藤汤

C. 真方白丸子

D. 白虎汤合增液承气汤

52. 治疗风热感冒，取大椎、曲池、合谷、外关浅刺疾出，所依据的针灸治疗原则是

A. 实则泻之　　B. 热则疾之

C. 陷下则灸之　D. 菀陈则除之

53. 下列选项中，不属于艾条灸的是

A. 温和灸　　　B. 雀啄灸

C. 瘢痕灸　　　D. 太乙神针

54. 血海与志室所对应的经脉是

A. 心经与三焦经

B. 肾经与胆经

C. 肝经与大肠经

D. 脾经与膀胱经

55. 治疗慢性咳嗽取太渊、太白，其配穴方法是

A. 同名经配穴　B. 本经配穴

C. 前后配穴　　D. 表里经配穴

（56～58 题共用题干）

患者，女，41 岁。失眠近 1 周，夜寐多梦，醒后心悸，伴有神疲乏力，头晕，健忘，善悲，四肢倦怠，纳少便溏，舌淡，苔白，脉弱。

56. 其证候是

A. 心血不足证　B. 心脾两虚证

C. 心气亏虚证　D. 心胆气虚证

57. 宜选用的方剂是

A. 逍遥散　　　B. 安神定志丸

C. 归脾汤　　　D. 交泰丸

58. 若患者自汗，动则气喘，宜选配的药物是

A. 桂枝，白芍

B. 浮小麦，麻黄根

C. 肉桂，巴戟天

D. 杏仁，桔梗

（59～61 题共用题干）

患者，男，20 岁。腹痛，里急后重，泻下脓血，赤多白少，肛门灼热，口渴欲饮，舌红，苔黄，脉弦数。

59. 其证候是

A. 疫毒痢

B. 热迫大肠

C. 湿热痢

D. 痢疾初起，兼有表证

60. 其治法是

A. 清肠化湿，调气和血

B. 解表举陷

C. 清热解毒，凉血止痢

D. 解表清里

61. 治宜选用

A. 葛根黄芩黄连汤

B. 人参败毒散

C. 白头翁汤

D. 芍药汤

(62～64 题共用题干)

患者，男，65 岁。患狂病数年，时作时止，病势轻浅，日渐神疲，口干口苦，心烦多梦，睡时汗出，醒后自止，五心烦热，舌质红，苔少且干，脉细数。

62. 其证候是

A. 痰火扰神证   B. 火盛伤阴证

C. 痰气郁结证   D. 痰热瘀结证

63. 其治法是

A. 滋阴降火，安神定志

B. 豁痰化瘀，调畅气血

C. 镇心涤痰，清肝泻火

D. 疏肝解郁，化痰醒神

64. 宜选用的方剂是

A. 癫狂梦醒汤

B. 生铁落饮

C. 逍遥散合涤痰汤

D. 二阴煎合琥珀养心丹

(65～67 题共用题干)

患者，男，64 岁。腹部包块日渐增大，质地较硬，固定不移，腹胀刺痛，入夜尤甚，夜寐不安，纳食日减，体倦乏力，面色黧黑，舌有瘀斑，苔薄，脉涩。

65. 其证候是

A. 气滞血阻证   B. 正虚瘀结证

C. 肝气郁结证   D. 瘀血内结证

66. 其治法是

A. 祛瘀软坚，兼调脾胃

B. 理气活血，散瘀消积

C. 疏肝解郁，行气消聚

D. 理气化痰，行气消癥

67. 宜选用的方剂是

A. 加味逍遥丸

B. 膈下逐瘀汤

C. 柴胡疏肝散合失笑散

D. 六磨汤

(68～70 题共用题干)

患者，男，72 岁。呼吸急促，喉中哮鸣反复发作 5 年。喘促气短，声低气怯，动则加剧，喉中痰鸣，痰稀，神疲，汗出，舌淡，苔白，脉细弱。

68. 除相应背俞穴，针灸治疗还应主取

A. 手太阴经、足太阳经穴

B. 手太阴经、足少阴经穴

C. 手太阴经、足太阴经穴

D. 手太阴经、足阳明经穴

69. 根据辨证选穴原则，宜配用

A. 阴谷、关元   B. 气海、膻中

C. 风门、合谷   D. 丰隆、曲池

70. 针灸治疗宜选用

A. 毫针补法   B. 毫针泻法

C. 平补平泻   D. 毫针散刺

(71～73题共用题干)

患者，男，48岁。半日前突发胸闷及心前区压榨性疼痛，半分钟后缓解。发作时心痛彻背，胸中痞闷，喉中痰鸣，舌胖，苔腻，脉滑。

71. 针灸治疗应主取

    A. 足厥阴、手少阴经穴

    B. 足厥阴、足太阴经穴

    C. 手厥阴、手少阴经穴

    D. 手厥阴、手太阴经穴

72. 针灸治疗的主穴是

    A. 神门、照海、申脉、印堂

    B. 心俞、巨阙、中极、曲池

    C. 公孙、内关、期门、日月

    D. 内关、膻中、郄门、阴郄

73. 根据辨证取穴原则，宜配用

    A. 丰隆、中脘   B. 神阙、至阳

    C. 太冲、血海   D. 心俞、至阳

74. 姜某2019年1月因技术失误造成医疗事故，被吊销医师执业证书，姜某想要再次申请注册的时间可以是

    A. 2019年7月以后

    B. 2020年1月以后

    C. 2020年7月以后

    D. 2021年1月以后

75. 可以参加执业医师资格考试的条件是

    A. 具有高等学校医学专业本科以上学历，在医疗机构试用期满一年

    B. 具有高等学校医学专业本科以上学历，在预防机构试用期满二年

    C. 取得执业助理医师执业证书，具有高等学校医学专科学历，在医疗机构中试用期满一年

    D. 取得执业助理医师执业证书，具有中等专业学校医学专业学历，在医疗机构中试用期满二年

76. 违反了《中华人民共和国执业医师法》规定的是

    A. 陈医生从北京调动工作到了沈阳，他需要到卫生行政部门更改执业医师注册

    B. 王医生接诊一因车祸大出血患者，因所在医院医疗条件有限须立即转院，转院前王医生坚持给患者做了止血处理

    C. 严医生在被派往非洲某受灾国家进行医疗援助，期间下落不明，法院宣判其失踪，三年后严医生平安返回继续行医

    D. 张医生有个患者明确诊断为肺癌，他并没有告知患者本人真实诊断结果，而将其告知患者家属

77. 拥有执业资格的医师想开诊所，须具备的条件是

    A. 在医疗机构执业满二年

    B. 在医疗机构执业满五年

    C. 在保健机构执业满一年

    D. 在保健机构执业满二年

78. 不属医师执业活动中享有权利的是

    A. 进行医学诊查、疾病调查、医学处置

    B. 获取工资报酬和津贴

    C. 树立敬业精神，遵守职业道德

    D. 参加专业培训，接受医学教育

79. 《医疗事故处理条例》规定属三级医疗事故的是

    A. 造成患者明显人身损害的其他后果的

    B. 造成患者轻度残疾、器官组织损伤导致一般功能障碍的

C. 造成患者中度残疾、器官组织损伤导致严重功能障碍的

D. 造成患者死亡、重度残疾的

80. 下列各项，不属人体实验道德原则的是

A. 医学至上原则

B. 实验对照原则

C. 知情同意原则

D. 有利无伤原则

81. 不属患者应享有权利的是

A. 有个人隐私和个人尊严被保护的权利

B. 有参与决定有关个人健康的权利

C. 有平等享受医疗的权利

D. 有保持和恢复健康的权利

二、B型题：82～105 小题，每小题 1.5 分，共 36 分。A、B、C、D 是其下两道小题的备选项，请从中选择一项最符合题目要求的，每个选项可以被选择一次或两次。

A. 天地　　　　B. 男女

C. 左右　　　　D. 水火

82.《内经》所谓"阴阳之征兆"，是指

83.《内经》所谓"阴阳之道路"，是指

A. 风　　　　B. 寒

C. 火　　　　D. 热

84.《素问·至真要大论》曰：诸暴强直，皆属于

85.《素问·至真要大论》曰：诸逆冲上，皆属于

A. 遍体浮肿，皮肤绷急光亮

B. 面浮身肿，腰以下甚，按之凹陷不起

C. 全身水肿，下肢明显，按之没指

D. 初起眼睑浮肿，继则四肢及全身皆肿

86. 水肿风水相搏证的水肿特点是

87. 水肿湿热壅盛证的水肿特点是

A. 瘀血头痛　　　　B. 肝阳头痛

C. 痰浊头痛　　　　D. 风寒头痛

88. 患者头痛，如物裹首为

89. 患者头痛，心烦易怒为

A. 木香　　　　B. 香附

C. 瓜蒌　　　　D. 陈皮

90. 治湿热泻痢，里急后重，常与黄连配伍的是

91. 治痰气交阻胸阳不振之胸痹疼痛，常与薤白配伍的是

A. 茜草　　　　B. 蒲黄

C. 侧柏叶　　　　D. 仙鹤草

92. 既能凉血止血，又能收敛止血的药物是

93. 既能凉血止血，又能化瘀止血的药物是

A. 疏肝清热　　　　B. 疏风散热

C. 升阳举陷　　　　D. 解肌发表

94. 普济消毒饮中柴胡的功效是

95. 败毒散中柴胡的功效是

A. 祛暑解表，化湿和中

B. 祛暑解表，清热化湿

C. 清暑解热，化气利湿

D. 清暑益气，养阴生津

96. 桂苓甘露散的功用是

97. 新加香薷饮的功用是

A. 温里散寒，通便止痛

B. 补肾温阳，润肠通便

C. 顺气导滞，降逆通便

D. 补脾益肺，润肠通便

98. 大便干结，胁腹胀痛，肠鸣矢气，嗳气频作，苔薄腻，脉弦。宜选用的治法为

99. 大便艰涩，腹痛拘急，手足不温，呃逆呕吐，苔白腻，脉弦紧。宜选用的治法为

    A. 肺、肝、肾

    B. 肺、肾、胃

    C. 肺、脾、肾

    D. 脾、肾、膀胱

100. 消渴涉及的脏腑有

101. 痰饮涉及的脏腑有

    A. 夹持进针法   B. 舒张进针法

    C. 提捏进针法   D. 指切进针法

102. 适用于长针的进针的是

103. 适用于短针的进针的是

    A. 天宗   B. 肩贞

    C. 肩髃   D. 肩髎

104. 在三角肌区，肩峰角与肱骨大结节两骨间凹陷中的腧穴是

105. 在三角肌区，肩峰外侧缘前端与肱骨大结节两骨间凹陷中的腧穴是

三、X 型题：106～165 小题，每小题 2 分，共 120 分。在每小题给出的 A、B、C、D 四个选项中，至少有两项是符合题目要求的。请选出所有符合题目要求的答案，多选或少选均不得分。

106. 在五行中属金的是

    A. 皮   B. 脉

    C. 鼻   D. 大肠

107. 望目的各部分与五脏之间对应关系正确的是

    A. 瞳仁属肾，称黑轮

    B. 黑睛属肝，称风轮

    C. 白睛属肺，称气轮

    D. 目眦血络属心，称血轮

108. 心与肝的关系主要表现在

    A. 饮食物消化   B. 血液运行

    C. 血液贮藏   D. 神志活动

109. "乙癸同源"指的是

    A. 肝肾同源   B. 精血同源

    C. 气血同源   D. 肝胆同源

110. 剧烈吐下后引起的病理变化有

    A. 气脱   B. 脱液

    C. 血脉空虚   D. 气闭

111. 关于经别的叙述，正确的是

    A. 在四肢肘膝以下部位别出

    B. 可加强足三阴三阳经与心脏的联系

    C. 循行上具有"离、入、出、合"的特点

    D. 可加强十二经脉与头面部的联系

112. 火热易生风动血的机制包括

    A. 热邪耗伤津液，使筋脉失养而手足颤动

    B. 热盛易助阳，使肝阳升动无制

    C. 热邪使血行加快，迫使血液妄行横溢

    D. 热邪可灼伤血络，使血出脉外

113. 肝气郁结病机变化可导致

    A. 气滞血瘀   B. 痰气郁结

C. 犯脾乘胃　　　D. 气郁化火

114. 湿浊内生的常见症状有

　　A. 头重如裹，肢体重着

　　B. 胸闷咳嗽，脘腹胀满

　　C. 脉沉迟弱，尿频清长

　　D. 皮肤光亮，按之凹陷

115. 可导致出血的内外致病因素包括

　　A. 热邪　　　　　B. 湿邪

　　C. 痰饮　　　　　D. 瘀血

116. 白苔的临床意义是

　　A. 表证初起　　　B. 阳虚内寒

　　C. 外感燥邪　　　D. 水湿内停

117. 崩漏的病因病机是

　　A. 血虚不足，冲任失养

　　B. 血热妄行，损伤冲任

　　C. 气不摄血，血不循径

　　D. 寒凝气滞，血瘀脉络

118. 呕吐的病因是

　　A. 外感时邪　　　B. 饮食所伤

　　C. 脾胃素虚　　　D. 情志失调

119. 目眩的原因是

　　A. 肝阳上亢　　　B. 痰湿内蕴

　　C. 肝气郁结　　　D. 肝肾阴虚

120. 虚实夹杂包括

　　A. 虚实并重　　　B. 实证夹虚

　　C. 虚证夹实　　　D. 虚实真假

121. 里证形成的原因是

　　A. 外邪"直中"脏腑

　　B. 外感邪气内传入里

　　C. 情志内伤

　　D. 饮食劳倦

122. 气滞证常见的临床表现是

　　A. 胀痛　　　　　B. 胀闷

　　C. 脉紧　　　　　D. 窜痛

123. 痰证的临床表现是

　　A. 神志错乱　　　B. 恶心欲呕

　　C. 形体肥胖　　　D. 咳痰色白黏稠

124. 胃热炽盛证可见

　　A. 胃部烧灼感　　B. 胃脘灼痛

　　C. 牙龈肿痛　　　D. 消谷善饥

125. 少阴热化证的临床表现是

　　A. 口燥咽干　　　B. 心烦不得眠

　　C. 口舌生疮　　　D. 口燥咽痛

126. 活血兼能行气的药物有

　　A. 郁金　　　　　B. 莪术

　　C. 乳香　　　　　D. 姜黄

127. 胖大海的主治病症有

　　A. 痰饮水肿　　　B. 肺热声哑

　　C. 热结便秘　　　D. 干咳无痰

128. 功能明目的药物有

　　A. 朱砂　　　　　B. 磁石

　　C. 龙骨　　　　　D. 琥珀

129. 既能平肝潜阳，又能镇惊安神的有

　　A. 牡蛎　　　　　B. 珍珠母

　　C. 龙骨　　　　　D. 蒺藜

130. 既能息风止痉，又能通络的药物有

　　A. 蜈蚣　　　　　B. 地龙

C. 天麻 　　　　　 D. 羚羊角

131. 石菖蒲的功效有
    A. 开窍 　　　　　 B. 豁痰
    C. 益智 　　　　　 D. 止痛

132. 补气健脾宜炒用的是
    A. 黄芪 　　　　　 B. 人参
    C. 山药 　　　　　 D. 白术

133. 甘草、绞股蓝功效的共同点有
    A. 缓急止痛 　　　 B. 补脾益气
    C. 清热解毒 　　　 D. 祛痰止咳

134. 能止带的药物有
    A. 白果 　　　　　 B. 椿皮
    C. 金樱子 　　　　 D. 肉豆蔻

135. 能杀虫止痒的药物有
    A. 土荆皮 　　　　 B. 铅丹
    C. 硫黄 　　　　　 D. 白矾

136. 黄连、栀子同用的方剂是
    A. 茵陈蒿汤 　　　 B. 防风通圣散
    C. 连朴饮 　　　　 D. 清瘟败毒饮

137. 左金丸中重用黄连的意义是
    A. 清肝火 　　　　 B. 泻肺火
    C. 清胃热 　　　　 D. 泻心火

138. 失笑散主治的病症有
    A. 心胸刺痛
    B. 脘腹刺痛
    C. 产后恶露不行
    D. 月经不调，少腹急痛

139. 下列方剂中含有当归、川芎、白术的是
    A. 四物汤 　　　　 B. 八珍汤
    C. 泰山磐石散 　　 D. 归脾汤

140. 肥儿丸的功用是
    A. 清热化痰 　　　 B. 软坚散结
    C. 杀虫消积 　　　 D. 健脾清热

141. 含有朱砂的方剂是
    A. 天王补心丹 　　 B. 安宫牛黄丸
    C. 朱砂安神丸 　　 D. 黄连阿胶汤

142. 小陷胸汤中瓜蒌的作用是
    A. 清热涤痰 　　　 B. 润燥化痰
    C. 散结消痈 　　　 D. 宽胸散结

143. 五积散的功用是
    A. 发表温里 　　　 B. 顺气化痰
    C. 活血消积 　　　 D. 活血止痛

144. 组成药物中含有牡丹皮的方剂有
    A. 秦艽鳖甲散 　　 B. 清胃散
    C. 犀角地黄汤 　　 D. 清瘟败毒饮

145. 龙胆泻肝汤中配伍甘草的用意是
    A. 益气补虚 　　　 B. 护胃安中
    C. 清热解毒 　　　 D. 调和诸药

146. 以藿香正气散为主方治疗的病证有
    A. 痢疾寒湿痢
    B. 呕吐外邪犯胃
    C. 痹证着痹
    D. 泄泻寒湿内盛

147. 属于呕吐证型的有
    A. 饮食停滞 　　　 B. 肝郁气滞
    C. 外邪犯胃 　　　 D. 脾胃虚寒

148. 郁证的病因是
    A. 情志内伤 　　　 B. 风热燥邪
    C. 脏气易郁 　　　 D. 劳欲久病

149. 身目俱黄，黄色鲜明，头重身困，胸脘

痞满，舌苔厚腻微黄，脉濡数。宜选

A. 茵陈蒿汤

B. 茵陈五苓散

C. 甘露消毒丹

D. 麻黄连翘赤小豆汤

150. 淋证的症状特点有

A. 小便频数　　B. 小便量少

C. 点滴不畅　　D. 小腹拘急引痛

151. 胸痹的治法有

A. 活血化瘀，理气通络

B. 通阳泄浊，豁痰宣痹

C. 益气养阴，活血通脉

D. 温补阳气，振奋心阳

152. 痉证的病机有

A. 风邪侵袭，壅滞经脉，气血运行
不畅

B. 湿邪侵袭，壅滞经脉，气血运行
不畅

C. 寒邪侵袭，壅滞经脉，气血运行
不畅

D. 热邪侵袭，壅滞经脉，气血运行
不畅

153. 肺痈脓已成，未破溃，宜选用

A. 如金解毒散　　B. 苇茎汤

C. 银翘散　　　　D. 加味桔梗汤

154. 治疗瘿病属心肝阴虚证，可选用

A. 补肝汤　　　　B. 养心汤

C. 一贯煎　　　　D. 天王补心丹

155. 痉证的常见证候有

A. 邪壅经络　　B. 肝经热盛

C. 心营热盛　　D. 阳明热盛

156. 痹证与痿证的鉴别要点有

A. 有无疼痛

B. 有无关节活动障碍

C. 初期有无肌肉萎缩

D. 辨别病机以邪实为主或是正虚为主

157. 下列关于胸痹的辨证要点中，说法正确
的是

A. 首辨标本虚实

B. 首辨脏腑

C. 其次辨病情轻重

D. 再辨邪实轻重

158. 下列补泻手法正确的是

A. 针尖迎着经脉循行来的方向刺入为
补法

B. 吸气时进针，呼气时出针为泻法

C. 进针时徐入，疾速出针者为补法

D. 出针时摇大针孔而不立即揉按为
泻法

159. 后溪穴的主治病症有

A. 耳聋　　　　B. 癫狂

C. 疟疾　　　　D. 手指挛痛

160. 距离为 3 寸的是

A. 眉间（印堂）至前发际正中

B. 肩胛骨内侧缘至后正中线

C. 髌底至髌尖

D. 内踝尖至足底

161. 下列关于腧穴归经的描述中，正确的是

A. 颧髎归手少阳三焦经

B. 曲泽归手厥阴心包经

C. 条口归足阳明胃经

D. 行间归足厥阴肝经

162. 下列腧穴的定位，正确的是
    A. 章门在侧腹部，第 11 肋游离端垂线
       与脐水平线的交点上
    B. 期门在胸部，第 6 肋间隙，前正中线
       旁开 4 寸
    C. 日月在胸部，第 7 肋间隙，前正中线
       旁开 4 寸
    D. 带脉在侧腹部，第 11 肋游离端下际

163. 下列针灸辨证选穴中，正确的是
    A. 瘾疹风热犯表证取大椎、风门

    B. 缺乳痰浊阻络证取丰隆、中脘
    C. 鼻渊肺经风热证取曲池、内庭
    D. 高热气分热盛证取内庭、支沟

164. 下列腧穴中，不宜深刺的是
    A. 通里   B. 阴郄
    C. 日月   D. 期门

165. 下列五输穴中，五行不属木的是
    A. 足临泣   B. 行间
    C. 支沟   D. 劳宫

考研中医综合
全真模拟10套卷
（全解析）

模拟试卷（八）

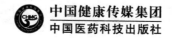

中国健康传媒集团
中国医药科技出版社

模拟试卷（八）

一、**A 型题：1~36 小题，每小题 1.5 分；37~81 题，每小题 2 分，共 144 分。在每小题给出的 A、B、C、D 四个选项中，请选出一项最符合题目要求的。**

1. 异病同治的实质是
   - A. 证同治同
   - B. 证异治异
   - C. 病同治同
   - D. 证异治同

2. 与视、听、言、动的强弱关系最密切的是
   - A. 元气
   - B. 卫气
   - C. 宗气
   - D. 营气

3. 根据《素问·五运行大论》所论述，属于五行相乘的是
   - A. 气不足，则制己所不胜
   - B. 气不足，则己所胜轻而侮之
   - C. 气有余，则制己所胜
   - D. 气有余，则制己所不胜

4. 主司二便的脏是
   - A. 肾
   - B. 脾
   - C. 小肠
   - D. 大肠

5. 全身气机的枢纽是
   - A. 脾胃
   - B. 心肾
   - C. 肺肝
   - D. 脾肾

6. 循行过程中，不经过气街的经络是
   - A. 任脉
   - B. 冲脉
   - C. 足阳明胃经
   - D. 足少阳胆经

7. 天癸的产生主要取决于
   - A. 肝血的充足
   - B. 肾中精气的充足
   - C. 肾阳的蒸化
   - D. 肾阴的滋润

8. 下列各项，属于上焦生理功能特点的是
   - A. 如雾
   - B. 如沤
   - C. 如渎
   - D. 如羽

9. 关于燥邪说法错误的是
   - A. 外燥是感受外界燥邪所致，有温燥与凉燥之分
   - B. 燥邪容易犯肺
   - C. 阴津亏损与实热伤津均可产生内燥
   - D. 燥邪易伤津耗气

10. 不属实脉类的脉是
    - A. 芤脉
    - B. 牢脉
    - C. 洪脉
    - D. 弦脉

11. 下列属里证的表现是
    - A. 恶寒发热
    - B. 寒热往来
    - C. 恶风
    - D. 小便黄赤

12. 不属于脾虚气陷证临床表现的是
    - A. 肛门重坠
    - B. 胎动易滑
    - C. 久泻不止
    - D. 小便浑浊

13. 喘证的临床表现应除外
    - A. 喉中痰鸣
    - B. 鼻翼扇动
    - C. 张口抬肩
    - D. 呼吸困难

14. 患者，男，29 岁。夏月晚间饮食生冷，次日腹痛腹泻，肛门灼热，里急后重，伴有口渴，恶寒发热，小便短赤，舌红，苔黄腻，脉滑。其证候是

    A. 中焦湿热证   B. 肝胆湿热证

    C. 食滞胃肠证   D. 大肠湿热证

15. 患者，女，32 岁。平素嗜食生冷。近期心下坚满，自利，利后反快，虽利，心下续坚满，肠间沥沥有声，腹满，便秘，口舌干燥，舌苔黄腻，脉沉弦。本病的证候诊断是

    A. 痰饮脾阳虚弱证

    B. 悬饮邪犯胸肺证

    C. 痰饮饮留胃肠证

    D. 悬饮饮停胸胁证

16. 患者，女，45 岁。神情淡漠，时常喃喃独语，不欲与人讲话，性情孤僻，家人转述自 3 年前其母过世后症状逐渐明显，曾有晕厥，不省人事，口吐涎沫症状，伴有面色晦暗，胸闷，舌淡，苔白腻，脉滑。其证候是

    A. 血瘀心脉证   B. 心血亏虚证

    C. 痰蒙心神证   D. 心气不足证

17. 患者，女，51 岁。3 年前月经周期紊乱，情绪波动较大，经诊断为"围绝经期综合征"。经中西医治疗后，于 2 年前绝经，诸症皆平稳。就诊前 1 月余，频发头晕，目眩，多与体位变化有关，伴有胁肋隐痛，口燥咽干，夜寐不安，多梦，时有盗汗，舌红，苔少，脉弦数。其证候是

    A. 肝肾阴虚证   B. 肝阴亏虚证

    C. 肝气郁结证   D. 肝血不足证

18. 患者，女，25 岁。因食少，神疲，嗜睡前来就诊，西医检查各项指标均未见明显异常。自述节食减肥近 1 年，体重减轻 18 斤，初时未有不适，半年前出现食后腹胀，饮食量明显减少，常于天气寒冷时腹痛腹泻，大便稀薄，逐渐出现神疲，气短，面色萎黄等症状。诊其舌脉：舌淡，苔白，脉缓。其证候是

    A. 胃阳亏虚证   B. 脾气亏虚证

    C. 脾胃不和证   D. 脾阳亏虚证

19. 治疗食积泻痢，大便不爽，常选用的药物是

    A. 郁李仁   B. 大腹皮

    C. 佛手   D. 甘遂

20. 既治湿热泻痢，又治目赤肿痛的药物是

    A. 白鲜皮   B. 石榴皮

    C. 桑白皮   D. 秦皮

21. 南沙参、北沙参具有的共同功效是

    A. 清肺养阴   B. 祛痰

    C. 益气   D. 安神

22. 功能养血，柔肝止痛的药物是

    A. 当归   B. 熟地黄

    C. 白芍   D. 阿胶

23. 马钱子内服的剂量是

    A. 0.05 ~ 0.1g   B. 0.1 ~ 0.3g

    C. 0.3 ~ 0.6g   D. 0.6 ~ 1.0g

24. 功能息风止痉，兼可化痰的药物是
    A. 僵蚕　　　　　B. 远志
    C. 钩藤　　　　　D. 地龙

25. 不属酸枣仁主治病证的是
    A. 健忘　　　　　B. 自汗
    C. 便秘　　　　　D. 失眠

26. 以下药物内服慎用的是
    A. 炉甘石　　　　B. 土荆皮
    C. 红粉　　　　　D. 砒石

27. 不具有收敛止血功效的是
    A. 侧柏叶　　　　B. 紫珠叶
    C. 地榆　　　　　D. 茜草

28. 由川大黄、芒硝、甘草、栀子、薄荷、黄芩、连翘组成的方剂是
    A. 凉膈散　　　　B. 普济消毒饮
    C. 清瘟败毒饮　　D. 黄龙汤

29. 厚朴温中汤组成中不含
    A. 草豆蔻　　　　B. 白豆蔻
    C. 炙甘草　　　　D. 茯苓

30. 具有祛暑解表，化湿和中功用的是
    A. 新加香薷散　　B. 藿香正气散
    C. 香薷散　　　　D. 清暑益气汤

31. 甘草在仙方活命饮中起到的主要治疗作用是
    A. 补脾益气　　　B. 祛痰止咳
    C. 解毒和中　　　D. 缓急止痛

32. 感触秽恶之气，突然昏倒，胸腹满痛而冷，痰壅气闭者。治疗宜选用
    A. 安宫牛黄丸　　B. 至宝丹

C. 苏合香丸　　　D. 紫雪

33. 真人养脏汤的药物组成为
    A. 人参、桂枝　　B. 赤芍、白术
    C. 诃子、木香　　D. 肉桂、香附

34. 以下关于大青龙汤原方服用方法正确的是
    A. 啜热稀粥一升余，以助药力
    B. 一服得汗者，停后服
    C. 温覆令一时许
    D. 若急汗，热服，以羹粥投之

35. 患者心下疼痛，拒按，按之硬，伴见短气烦躁，大便秘结，舌干燥而渴，日晡小有潮热，舌红，苔黄腻，脉沉紧或沉迟有力。治宜选用
    A. 大承气汤　　　B. 大陷胸汤
    C. 温脾汤　　　　D. 新加黄龙汤

36. 理中丸和大建中汤的共同功用是
    A. 温中补虚　　　B. 温中降逆
    C. 温中化湿　　　D. 健脾化湿

37. 胃痛总的治疗原则是
    A. 理气和胃止痛
    B. 疏肝理气止痛
    C. 通络理气和胃
    D. 健脾和胃止痛

38. 治疗痫病休止期属脾虚痰盛证，宜选用的方剂是
    A. 定痫丸　　　　B. 大补元煎
    C. 六君子汤　　　D. 涤痰汤

39. 患者，男，73岁。退休后独自一人生活，

两年后逐渐出现记忆力减退，认知功能障碍，言语不清，偶有词不达意。初时家人视为精神不振，接至身边照顾，但随后数年症状愈加明显，伴有腰膝酸软，行走时双腿乏力，纳少，懒言，大便稀薄，神情呆滞，现已不能与家人正常交流，甚则不认亲人。诊舌脉为：舌质淡，苔白，脉弱。宜选用的方剂是

A. 七福饮　　　　B. 还少丹

C. 洗心汤　　　　D. 益髓丹

40. 患者，男，64 岁。患胸痹 3 年，形体略胖，咳吐痰涎质稠量多，身重倦怠，时汗出如油，心烦，不寐。入冬后因气候寒冷，频发胸闷胸痛，甚则牵连肩背，气短不能接续，面色晦暗，舌紫暗，苔黄腻，脉滑数。宜选用的方剂是

A. 血府逐瘀汤

B. 瓜蒌薤白半夏汤合涤痰汤

C. 温胆汤合通窍活血汤

D. 枳实薤白桂枝汤合当归四逆汤

41. 患者，男，34 岁。因气候寒冷，发作腹痛，腹泻，大便清稀，日行 4～5 次，纳少脘痞，兼有表证不解，恶寒身热，头痛，舌淡，苔白，脉濡。宜选用的方剂是

A. 藿香正气散　　B. 痛泻要方

C. 参苓白术散　　D. 四神丸

42. 患者，女，34 岁。因琐事与家人争执后，胃痛，呕吐，诊时胁肋胀痛，太息稍缓，时干呕泛酸，情绪低落，数日不欲饮食仍不知饥，舌红，苔黄，脉弦。宜选用

的方剂是

A. 半夏厚朴汤合左金丸

B. 理中汤

C. 小半夏汤合苓桂术甘汤

D. 保和丸

43. 患者肝硬化腹水，腹大如鼓，血脉怒张，按之柔软，胁肋胀痛，食少嗳气，舌暗，苔白滑，脉弦。宜选用的方剂是

A. 实脾饮

B. 附子胃苓汤

C. 柴胡疏肝散合胃苓汤

D. 中满分消丸合茵陈蒿汤

44. 患者，女，36 岁。外出感受风邪，归家后面部浮肿，迅速延及周身，肌肤肿胀处微痒，伴有咽痛，头胀，舌红，苔薄，脉浮数。宜选用的方剂是

A. 麻黄连翘赤小豆汤

B. 越婢加术汤

C. 实脾饮

D. 五皮饮合胃苓汤

45. 李某，女，15 岁。两周前身发疮痍，恶风发热。前天起眼睑浮肿，继而延及全身，皮肤光亮，尿少色赤，舌质红，苔薄黄，脉浮数。此病证的病机要点是

A. 湿热内盛，三焦壅滞，气滞水停

B. 水湿内侵，脾气受困，脾阳不振

C. 水停湿阻，气滞血瘀，三焦气化不利

D. 疮毒内归脾肺，三焦气化不利，水湿内停

46. 患者，女，47 岁。平素急躁易怒，胁肋

自觉胀闷，善太息，口干，口苦，大便秘结。昨日因情绪波动，腹胀痛，今日午间小便不爽，有不尽感，少腹胀满，舌红，苔黄，脉弦。其治法是

A. 疏利气机，通利小便

B. 升清降浊，化气行水

C. 清利湿热，通利小便

D. 清泄肺热，通利小便

47. 治疗耳鸣耳聋属肾精亏虚证，宜选用的方剂是

A. 益气聪明汤　　B. 耳聋左慈丸

C. 附子理中丸　　D. 济生肾气丸

48. 患者小便短赤带血，头晕耳鸣，神疲，颧红潮热，腰膝酸软，舌质红，脉细数。宜选用的方剂是

A. 六味地黄丸　　B. 知柏地黄丸

C. 小蓟饮子　　　D. 黄土汤

49. 患者低热日久，神疲倦怠乏力，常于劳累后发作，伴有头晕，心悸，面色㿠白，口唇淡白，苔薄，脉弱。其诊断是

A. 内伤发热属阴虚发热证

B. 内伤发热属气郁发热证

C. 内伤发热属血虚郁热证

D. 内伤发热属阳虚发热证

50. 患者，男，35岁。曾因临事突闻声响痿软不举，随后频发乍举乍泄，及至临房心悸，不能正常行事，情绪低落，平日失眠，精神萎靡，言语声低，舌淡，苔白，脉细。宜选用的方剂是

A. 赞育丹　　　　B. 归脾丸

C. 启阳娱心丹　　D. 交泰丸

51. 患者素有痰浊阻滞，昨日晨起冒受风寒，突发头痛，项背强直，四肢抽搐，伴有恶寒发热，无汗，舌淡，苔薄白，脉浮紧。宜选用的方剂是

A. 真方白丸子　　B. 镇肝熄风汤

C. 羌活胜湿汤　　D. 大定风珠

52. 膏肓与肓俞所对应的经脉是

A. 足太阳经和足少阴经

B. 足少阴经和足太阳经

C. 手太阳经和手少阴经

D. 手少阴经和手太阳经

53. 针灸治疗鼻渊、目赤肿痛，均主取

A. 手阳明经穴　　B. 手太阴经穴

C. 足厥阴经穴　　D. 足少阴经穴

54. 治疗皮肤瘙痒常用的拔罐法是

A. 留罐法　　　　B. 走罐法

C. 刺络拔罐法　　D. 留针拔罐法

55. 乳腺增生患者常在经前一周开始治疗体现的针灸治疗原则是

A. 因人制宜　　　B. 因时制宜

C. 因地制宜　　　D. 治病求本

(56～58题共用题干)

患者，男，78岁。中风后右侧肢体活动不利，伴有颜面口唇青紫，头晕头痛，痛有定处，舌质紫暗，苔薄，脉涩。

56. 其证候是

A. 肝火痰热证　　B. 痰瘀阻络证

C. 肝阳上亢证　　D. 瘀阻脑络证

57. 宜选用的方剂是

A. 桃红四物汤　　B. 当归四逆汤

C. 通窍活血汤　　D. 血府逐瘀汤

58. 若患者两目干涩，腰膝酸软，宜选用的方剂是

A. 右归丸　　　　B. 大补元煎

C. 大补阴丸　　　D. 肾气丸

(59~61题共用题干)

患者，男，70岁。咳嗽气弱，痰涎量多，胸满喘促，神疲乏力，气短懒言，纳少腹胀，形寒肢冷，夜尿频繁，淋沥不尽，舌淡嫩，苔白滑，脉弱。

59. 其证候是

A. 虚寒证　　　　B. 肺肾两虚证

C. 虚热证　　　　D. 心肾阳虚证

60. 其治法是

A. 温肾健脾

B. 温肺益气

C. 滋阴清热，润肺生津

D. 填精益髓

61. 宜选用的方剂是

A. 参苓白术散　　B. 补肺汤

C. 甘草干姜汤　　D. 麦门冬汤

(62~64题共用题干)

患者，女，37岁。平素神疲乏力，恶心，甚则咳痰，呕吐稀涎。今日劳累后面色苍白，突发昏仆，手足厥冷，抽搐，口角流涎，喉间辘辘有声，数分钟后苏醒，周身乏力，全然不知，舌淡白，苔白滑，脉沉细。

62. 其诊断是

A. 痫病发作期属阳痫

B. 痫病发作期属阴痫

C. 痫病休止期属脾虚痰盛证

D. 痫病休止期属肝肾阴虚证

63. 其治法是

A. 急以开窍醒神，继以温化痰涎，顺气定痫

B. 急以清肝泻火，继以化痰宁心，顺气定痫

C. 急以开窍醒神，继以泻热涤痰息风

D. 急以活血化瘀，继以泻热涤痰息风

64. 宜选用的方剂是

A. 黄连解毒汤合定痫丸

B. 六君子汤

C. 大补元煎

D. 五生饮合二陈汤

(65~67题共用题干)

患者，女，36岁。平素急躁易怒，常头晕目眩，因胁肋胀痛就诊，胸闷滞塞，时欲呕，纳少，小便短少，大便不爽，舌红，苔黄厚腻，脉滑数。

65. 其证候是

A. 肝胆湿热证　　B. 瘀血阻络证

C. 肝郁气滞证　　D. 肝络失养证

66. 其治法是

A. 疏肝理气，柔肝止痛

B. 活血祛瘀，通络止痛

C. 疏肝利胆，清热利湿

D. 养阴柔肝，理气止痛

67. 宜选用的方剂是

A. 龙胆泻肝汤　　B. 膈下逐瘀汤

C. 一贯煎　　　　D. 柴胡疏肝散

(68～70题共用题干)

患者，男，57岁。因近1年反复猝然昏倒，醒后神志如常前来就诊。现精神萎靡，神疲乏力，面色苍白，大便溏薄，舌淡，苔白腻，脉沉弱。

68. 针灸治疗应主取
A. 督脉、任脉及手厥阴、足太阴经穴
B. 督脉、任脉及手少阴、足太阴经穴
C. 督脉、任脉及手厥阴、足厥阴经穴
D. 督脉、任脉及手少阴、足厥阴经穴

69. 针灸治疗的主穴是
A. 印堂、鸠尾、间使、太冲、丰隆、腰奇
B. 水沟、百会、内关、太冲、后溪、涌泉
C. 风池、大陵、百会、肝俞、肾俞、足三里
D. 水沟、风府、神门、劳宫、大陵、丰隆

70. 根据辨证选穴原则，宜配用
A. 百会、膈俞、内关
B. 曲池、神门、内庭
C. 心俞、脾俞、足三里
D. 合谷、中脘、风池

(71～73题共用题干)

患者，女，28岁。乳房红肿、胀痛1天。自诉现为产后第25天，可触及结块，排乳不畅，恶寒发热，舌红，苔薄白，脉浮数。

71. 针灸治疗应主取
A. 足太阴、足厥阴经穴
B. 足阳明、足厥阴经穴
C. 足少阳、足厥阴经穴
D. 手太阴、足厥阴经穴

72. 除膻中外，还应选取的主穴是
A. 足三里、期门、内关、肩井
B. 梁门、天枢、大横、天宗
C. 天突、日月、外关、梁丘
D. 太冲、行间、丘墟、侠溪

73. 下列关于膻中穴针刺方法的描述，正确的是
A. 向下平刺
B. 向下斜刺
C. 向乳房中心方向平刺
D. 向乳房中心方向斜刺

74. 医师进行试验性临床医疗，应当
A. 征得本人同意
B. 征得患者或者其家属同意
C. 经医院批准并征得患者本人或者其家属同意
D. 经医院批准或者征得患者本人及家属同意

75. 医德规范的本质是
A. 实践性与理论性的统一
B. 人类性与阶级性的统一
C. 现实性与理想性的统一
D. 一般性与特殊性的统一

76. 患者赵某，女，26岁，因病需切除一侧输卵管，医生李某将患者病情告知患者及家属后，说明手术风险及麻醉风险，

又说明了不手术可能出现的危害，患者及家属商量后表示同意。患者赵某此次行使的权力是

A. 服务的选择权、监督权

B. 获得全部实情的权利

C. 获得住院时及出院后完整医疗的权利

D. 参与决定有关个人健康的权利

77. 医生小李每天尽心尽力为患者诊治，很多患者对小李赞不绝口，经常送他各种礼品，有时还会偷偷送红包，但都被他委婉拒绝了。小李遵守的医患沟通原则是

A. 平等和尊重　　B. 依法和守德

C. 真诚和换位　　D. 克制和沉默

78. 取得执业助理医师执业证书后，具有高等学校医学专科学历，可以参加执业医师资格考试的条件是

A. 在医疗机构中工作满二年

B. 在保健机构中工作满一年

C. 在医疗机构中试用期满二年

D. 在保健机构中试用期满一年

79.《医师宣言》提出了三大原则和十项责任，其中三项基本原则不包括

A. 将患者利益放在首位原则

B. 患者自主原则

C. 为患者保密原则

D. 社会公平原则

80.《医疗事故处理条例》规定属四级医疗事故的是

A. 造成患者明显人身损害的其他后果的

B. 造成患者轻度残疾、器官组织损伤导致一般功能障碍的

C. 造成患者中度残疾、器官组织损伤导致严重功能障碍的

D. 造成患者死亡、重度残疾的

81. 在诊疗护理工作中，不属医疗事故的是

A. 医生小刘为一阑尾炎手术患者行阑尾切除术，误将结肠切断，导致患者永久造瘘

B. 医生小朱对解剖关系辨认不清，误伤邻近重要器官，造成患者功能障碍

C. 医生小孙值班时擅自离岗 30 分钟，一危重病人病情突发变化，20 分钟后病人死亡

D. 医生小张为患者行阑尾切除术，因患者体质原因无法吸收羊肠线导致伤口愈合较慢

二、B 型题：82～105 小题，每小题 1.5 分，共 36 分。A、B、C、D 是其下两道小题的备选项，请从中选择一项最符合题目要求的，每个选项可以被选择一次或两次。

A. 肝肾　　　　B. 心肺

C. 脾肾　　　　D. 肺脾

82. 五脏之中，常见阳气不足的脏是

83. 五脏之中，常见阴液不足的脏是

A. 气　　　　　B. 血

C. 精　　　　　D. 津液

84.《难经·二十二难》"经言脉有是动，有所生病。"其中，"经言是动者"指的是

85.《难经·二十二难》"经言脉有是动，有所生病。"其中，"所生病者"指的是

 A. 疼痛伴有灼热感而喜凉

 B. 疼痛且痛处伴有空虚感

 C. 疼痛较轻微，绵绵不休

 D. 疼痛伴有冷感而喜暖

86. 疼痛属寒邪侵袭证的特征是

87. 疼痛属热邪阻络证的特征是

 A. 风痰瘀阻证 B. 痰火上扰证

 C. 风阳上扰证 D. 痰浊闭阻证

88. 患者口舌㖞斜，手足拘挛，为

89. 患者口舌㖞斜，眩晕头痛，为

 A. 心悸失眠 B. 自汗盗汗

 C. 带下   D. 崩漏

90. 五味子、莲子均可治疗的病证是

91. 白果、莲子均可治疗的病证是

 A. 冬虫夏草 B. 巴戟天

 C. 菟丝子   D. 锁阳

92. 补益脾、肝、肾的药物是

93. 补益肺、肾的药物是

 A. 九味羌活汤 B. 小青龙汤

 C. 参苏饮   D. 连朴饮

94. 具有解表散寒，温肺化饮功用的方剂是

95. 具有发汗祛湿，兼清里热功用的方剂是

 A. 生地、芍药

 B. 生地、当归

 C. 熟地、当归

 D. 生地、甘草

96. 犀角地黄汤中含有

97. 清胃散中含有

 A. 胸膈痞胀，嗳气则舒

 B. 胸膈刺痛，痛处固定不移

 C. 食道干涩，饮食难下

 D. 泛吐痰涎，胸膈满闷

98. 噎膈痰浊内阻者的症状特点是

99. 噎膈瘀血内结者的症状特点是

 A. 清瘴汤

 B. 加味不换金正气散

 C. 白虎加桂枝汤

 D. 柴胡截疟饮

100. 热瘅的主方是

101. 温疟的主方是

 A. 梁门与归来

 B. 间使与郗门

 C. 足三里与上巨虚

 D. 手三里与偏历

102. 选项中的两个腧穴距离 2 寸的是

103. 选项中的两个腧穴距离 3 寸的是

 A. 曲池   B. 尺泽

 C. 少海   D. 小海

104. 在肘前区，平肘横纹，肱骨内上髁前缘的腧穴是

105. 在肘后区，尺骨鹰嘴与肱骨内上髁之间凹陷中的腧穴是

三、**X 型题：106～165 小题，每小题 2 分，共 120 分。在每小题给出的 A、B、C、D 四个选项中，至少有两项是符合题目要求的。请选出所有符合题目要求的答案，多选或少选均不得分。**

106. 根据阴阳互制来调补阴阳的是

　　A. 阳病治阴　　　B. 阴病治阳

　　C. 阴阳互济　　　D. 回阳救阴

107. 适于"虚则补其母"治疗原则的病证是

　　A. 肝肾阴虚证　　B. 肺肾阴虚证

　　C. 脾肾阳虚证　　D. 肝旺脾虚证

108. 有"血海"之称的是

　　A. 脾　　　　　　B. 肝

　　C. 冲脉　　　　　D. 任脉

109. 症见热象的病人，其病机可能是

　　A. 阴虚　　　　　B. 阳虚

　　C. 阴阳两虚　　　D. 阳盛

110. 与宗气盛衰有关的生理现象是

　　A. 血的运行

　　B. 肢体的寒温和活动能力

　　C. 心搏的强弱及其节律

　　D. 声音的强弱及视听的感觉能力

111. 循行部位与舌相关的经络有

　　A. 手少阴心经　　B. 足少阴肾经

　　C. 足厥阴肝经　　D. 足太阴脾经

112. 七情的致病特点包括

　　A. 情志波动可影响病情变化

　　B. 与精神刺激有关

　　C. 直接伤及脏腑

　　D. 影响脏腑气机

113. 关于结石致病特点，叙述正确的是

　　A. 多发于肝、胆、肾、膀胱等脏腑

　　B. 病程较短，轻重不一

　　C. 阻滞气机，损伤脉络

D. 结石引起的疼痛部位通常游走不定，以阵发性为多

114. 从治法适用于治疗

　　A. 脾虚腹胀　　　B. 肾虚尿闭

　　C. 肺虚多汗　　　D. 瘀血所致的崩漏

115. 就病变过程中矛盾主次关系而言，其标本划分，正确的是

　　A. 正气为本，邪气为标

　　B. 症状为本，病因为标

　　C. 先病为本，后病为标

　　D. 病位在内为本，在外为标

116. 青紫舌的临床意义包括

　　A. 瘀血阻滞　　　B. 肺气闭塞

　　C. 肝郁血瘀　　　D. 脾气不足

117. 泄泻的病因病机是

　　A. 寒湿阻滞，气机不利

　　B. 湿热下注，腑气失和

　　C. 脾虚湿盛，食谷不化

　　D. 食积内停，肠腑积滞

118. 阴证的临床表现是

　　A. 面色暗淡　　　B. 形寒肢冷

　　C. 神疲乏力　　　D. 恶寒发热

119. 耳聋属实证的治疗原则是

　　A. 疏风清热　　　B. 化痰降火

　　C. 通窍活血　　　D. 清肝泻火

120. "至虚有盛候"的临床表现是

　　A. 腹痛喜按，却大便秘结

　　B. 气短懒言，却胸闷气喘

　　C. 心前刺痛，却脊背畏寒

D. 舌淡苔白，却腹痛如绞

121. 表里俱寒证的临床表现可见

    A. 吐泻　　　　　B. 恶寒重，发热轻

    C. 四肢厥冷　　　D. 喘而汗出

122. 胃气上逆的常见症状是

    A. 嗳气　　　　　B. 夺气

    C. 呕吐　　　　　D. 呃逆

123. 饮证的临床表现为

    A. 头晕目眩　　　B. 脘腹胀闷

    C. 肠鸣音亢进　　D. 下肢水肿

124. 食滞胃肠证的辨证要点是

    A. 厌食油腻　　　B. 胃脘胀痛

    C. 嗳腐吞酸　　　D. 大便秘结

125. 厥阴病证的临床表现是

    A. 饥不欲食　　　B. 消渴

    C. 心中疼热　　　D. 潮热盗汗

126. 下列药物中具有疏肝行气解郁功效的有

    A. 青皮　　　　　B. 柴胡

    C. 薄荷　　　　　D. 佛手

127. 吴茱萸的主治病症有

    A. 肝阳上亢证　　B. 虚寒泄泻

    C. 呕吐吞酸　　　D. 寒凝疼痛

128. 治疗砂石淋，宜选用的药物有

    A. 金钱草　　　　B. 海金沙

    C. 薏苡仁　　　　D. 地肤子

129. 豆蔻、肉豆蔻共有的功效有

    A. 安胎　　　　　B. 温中

    C. 行气　　　　　D. 涩肠

130. 商陆的主治是

    A. 寒积便秘　　　B. 水肿胀满

    C. 痈肿疮毒　　　D. 气逆咳喘

131. 刘寄奴的功效是

    A. 破血通经　　　B. 疗伤止血

    C. 消食化积　　　D. 散瘀止痛

132. 具有利湿或利尿功效的有

    A. 鱼腥草　　　　B. 淡竹叶

    C. 夏枯草　　　　D. 蒲公英

133. 牡丹皮的主治病症有

    A. 营血分证　　　B. 肠痈腹痛

    C. 痈肿疮毒　　　D. 血滞经闭

134. 苍耳子的功效有

    A. 发散风寒　　　B. 通鼻窍

    C. 祛风湿　　　　D. 止带

135. 附子、肉桂的共同归经是

    A. 肝经　　　　　B. 肾经

    C. 脾经　　　　　D. 心经

136. 橘红、茯苓同用的方剂是

    A. 贝母瓜蒌散　　B. 半夏白术天麻汤

    C. 金水六君煎　　D. 涤痰汤

137. 猪苓汤的功用是

    A. 利水渗湿　　　B. 温阳化气

    C. 养阴清热　　　D. 祛湿和胃

138. 含有龟甲的方剂是

    A. 虎潜丸　　　　B. 大定风珠

    C. 补天大造丸　　D. 桑螵蛸散

139. 二妙散主治的病症有

    A. 两足痿软　　　B. 脚气肿痛

C. 湿热带下　　D. 下部湿疮

140. 配伍炙甘草以缓和药物峻烈的方剂是
    A. 半夏泻心汤　　B. 四逆汤
    C. 白虎汤　　D. 凉膈散

141. 组成药物中同时含有防风、川芎、当归的方剂是
    A. 川芎茶调散　　B. 大秦艽汤
    C. 防风通圣散　　D. 消风散

142. 下列方剂中，配伍牛膝用意为引血下行的是
    A. 玉女煎　　B. 血府逐瘀汤
    C. 镇肝熄风汤　　D. 独活寄生汤

143. 牡蛎散中浮小麦的用意是
    A. 养心阴　　B. 益心气
    C. 清虚热　　D. 补心血

144. 实脾散和健脾丸均含有的药物有
    A. 陈皮　　B. 木香
    C. 白术　　D. 干姜

145. 半夏泻心汤的功用是
    A. 和胃消痞　　B. 降逆消痞
    C. 消痞散结　　D. 寒热平调

146. 以柴胡疏肝散为主方治疗的病证有
    A. 泄泻肝气乘脾证
    B. 吐血肝火犯胃证
    C. 郁证肝气郁结证
    D. 黄疸肝脾不调证

147. 属中消证型的有
    A. 肺热津伤证　　B. 胃热炽盛证
    C. 气阴亏虚证　　D. 肾阴亏虚证

148. 属于痹证病因的有
    A. 外邪入侵　　B. 饮食不节
    C. 跌仆瘀阻　　D. 劳逸不当

149. 精神抑郁，表情淡漠，秽洁不分，不思饮食，舌红，苔白腻，脉弦滑。治疗宜选
    A. 涤痰汤　　B. 控涎丹
    C. 逍遥散　　D. 四君子汤

150. 哮与喘的鉴别要点是
    A. 有无宿根
    B. 喉中有无水鸡声
    C. 呼吸急促
    D. 喘未必兼哮

151. 癫狂的治疗原则是
    A. 癫证初期以化痰理气解郁为主
    B. 癫证后期以益气健脾涤痰为主，兼以宣窍
    C. 狂证初期以泻火涤痰镇心为主
    D. 狂证后期以滋阴降火为主，兼化痰安神

152. 颤证的病机是
    A. 气血阴精亏虚，不能濡养筋脉
    B. 痰浊壅阻经脉，筋脉失养
    C. 热甚动风，扰动筋脉
    D. 瘀血壅阻经脉，筋脉失养

153. 《血证论》提出的治血法是
    A. 止血　　B. 消瘀
    C. 宁血　　D. 凉血

154. 治疗瘿病之肝火旺盛证，应选用
    A. 一贯煎　　B. 消瘰丸
    C. 四海舒郁丸　　D. 栀子清肝汤

155. 关于胸痹与痰饮的鉴别，正确的是
    A. 服药后是否缓解
    B. 持续时间长短
    C. 有无放射痛
    D. 有无肺系证候

156. 属于噎膈证候的有
    A. 痰气郁结证　　B. 津亏热结证
    C. 瘀血内结证　　D. 气虚阳微证

157. 肺胀的辨证要点有
    A. 要分清标本主次，虚实轻重
    B. 肺胀的本质是本虚标实
    C. 要辨别脏腑阴阳
    D. 早期以气虚或气虚及阳为主

158. 中脘穴的主治病症有
    A. 脾胃病　　　　B. 黄疸
    C. 癫狂　　　　　D. 脏躁

159. 下列灸法中，属艾炷灸的是
    A. 瘢痕灸　　　　B. 温和灸
    C. 隔姜灸　　　　D. 隔盐灸

160. 下列腧穴中，位于第6肋间隙的是
    A. 大包　　　　　B. 大横
    C. 期门　　　　　D. 日月

161. 下列关于皮肤针法的注意事项，正确的是
    A. 孕妇腰骶部、小腹痛禁止叩刺
    B. 叩刺时要用腕力弹刺
    C. 叩刺时针尖要垂直上下叩打
    D. 叩刺前针具及施术部位无须消毒

162. 关于通里穴的描述，正确的是
    A. 治疗舌强不语、暴喑
    B. 治疗骨蒸盗汗
    C. 不宜深刺
    D. 宜直刺0.3～0.5寸

163. 下列针灸辨证选穴中，正确的是
    A. 抽搐痰热化风证取内关、丰隆、风池
    B. 痛经气血虚弱证取气海、脾俞、胃俞
    C. 面瘫风热侵袭证取外关、关冲、曲池
    D. 腹痛脾阳不振证取神阙、关元、公孙

164. 下列关于腧穴归经的表述，正确的是
    A. 风市属足少阳胆经
    B. 阳陵泉属足太阳膀胱经
    C. 曲池属手阳明大肠经
    D. 小海属手太阳小肠经

165. 根据腧穴主治规律，足三阳经与督脉均治
    A. 神志病　　　　B. 脏腑病
    C. 妇科病　　　　D. 热病

考研中医综合
全真模拟10套卷
（全解析）

模拟试卷（九）

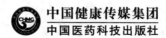

中国健康传媒集团
中国医药科技出版社

模拟试卷（九）

一、A 型题：1 ~ 36 小题，每小题 1.5 分；37 ~ 81 题，每小题 2 分，共 144 分。在每小题给出的 A、B、C、D 四个选项中，请选出一项最符合题目要求的。

1. 气滞的临床表现的特点是
   A. 闷胀痛　　　　B. 刺痛
   C. 冷痛　　　　　D. 乏力

2. 力倡攻邪论，主张"养生当论食补，治病当用药攻"的医家是
   A. 张仲景　　　　B. 张介宾
   C. 张从正　　　　D. 张元素

3. 心气不足病人面见黑色，属于
   A. 木克土　　　　B. 木乘土
   C. 水克火　　　　D. 水乘火

4. 脾统血的作用机制是
   A. 气的固摄作用　　B. 气的温煦作用
   C. 气的推动作用　　D. 气的卫外作用

5. "大实有赢状"所指的病机是
   A. 虚中夹实　　　　B. 真实假虚
   C. 真虚假实　　　　D. 实中夹虚

6. 关于经脉分布规律，描述错误的是
   A. 上入颠额的经脉为肝经
   B. 贯爪甲的经脉为胆经
   C. 斜走足心的经脉为肾经
   D. 入上齿中的经脉为大肠经

7. "益火之源，以消阴翳"的治法，最适于治疗的是
   A. 阴胜则寒之证
   B. 阳虚则寒之证
   C. 阴盛伤阳之证
   D. 阴损及阳之证

8. 不属于痰饮致病特点的是
   A. 阻滞气血运行
   B. 影响水液代谢
   C. 影响血液的生成
   D. 易于蒙蔽心神

9. 治疗瘀血所致崩漏应采取的方法是
   A. 攻补兼施　　　　B. 先补后攻
   C. 先攻后补　　　　D. 扶正

10. 不具有脉形宽特征的是
    A. 大脉　　　　　　B. 濡脉
    C. 洪脉　　　　　　D. 革脉

11. 睡眠露睛的病机是
    A. 肝胆风火上扰
    B. 脾虚清阳不升
    C. 脏腑精气已衰
    D. 血不上荣于目

12. 不属于痰蒙心神证临床表现的是
    A. 惊悸失眠　　　　B. 意识模糊
    C. 神情痴呆　　　　D. 喃喃自语

13. 肾阴将绝的舌象是

  A. 干荔舌   B. 赭黑舌

  C. 猪腰舌   D. 雪花舌

14. 患者，男，82 岁。近两日腹泻严重，每日 4～5 行，粪质稀薄，平素腹部隐隐作痛，喜温喜按，畏寒肢冷，舌质淡白，苔滑，脉弱。其证候是

  A. 脾气下陷证   B. 寒凝肠腑证

  C. 肠虚滑泻证   D. 脾肾阳虚证

15. 患者，男，52 岁。口渴多饮 2 年，目前自觉口舌干燥，尿频量多，烦热多汗，舌边尖红，苔薄黄，脉洪数。其证候诊断是

  A. 中消胃热炽盛证

  B. 下消肾阴亏虚证

  C. 下消阴阳两虚证

  D. 上消肺热津伤证

16. 患者，男，37 岁。咽喉干痒，甚则疼痛，偶有咳嗽，痰少难咳，色白。昨日吸烟后咽部突发撕裂样疼痛，痰中带血，声音沙哑，伴有形体消瘦，五心烦热，盗汗，寐不安，舌红，苔干，脉细数。其证候是

  A. 肺胃阴虚证   B. 肺阴亏虚证

  C. 阴虚火旺证   D. 肺肾阴虚证

17. 患者，男，45 岁。近 1 月内持续发作头晕目眩，耳聋耳鸣，本次发作同时出现咳嗽咯血。平素五心烦热，盗汗，腰膝酸软。其证候是

  A. 心肾阴虚证

  B. 肺肾阴虚证

  C. 肝肾阴虚证

  D. 肝阳上亢证

18. 患儿，女，5 岁。咳嗽气促，动时喉中痰鸣音明显，甚则咳吐黄稠痰涎，痰出咳嗽可暂缓，稍后再咳，如此反复，昼夜无休，就诊时已 3 日。患儿伴有胸闷，口渴，小便短赤，大便干结，舌红，苔黄腻，脉滑。其证候是

  A. 肺热壅盛证

  B. 肺阴不足证

  C. 风热犯肺证

  D. 痰热壅肺证

19. 性味苦咸寒，归肝肺经的是

  A. 青黛   B. 连翘

  C. 穿心莲   D. 大青叶

20. 瞿麦具有而萹蓄不具有的功效是

  A. 通淋   B. 活血

  C. 杀虫   D. 止痒

21. 既能息风止痉，又能祛风止痛的药组是

  A. 天麻、僵蚕   B. 牛黄、防风

  C. 地龙、全蝎   D. 钩藤、珍珠

22. 胆南星的功效是

  A. 燥湿化痰，祛风止痉

  B. 燥湿化痰，散结通络

  C. 清热化痰，息风定惊

  D. 清热化痰，解毒消肿

23. 吴茱萸内服的剂量是

  A. 0.5～1.5g   B. 2～5g

  C. 5～9g   D. 10～15g

24. 不属香附主治病症的是
   A. 寒凝胸痹　　　B. 乳房胀痛
   C. 月经不调　　　D. 肝郁胁痛

25. 治疗小儿疳积及结石，宜选用的是
   A. 神曲　　　　　B. 莱菔子
   C. 鸡内金　　　　D. 焦山楂

26. 止泻宜煨用的是
   A. 诃子　　　　　B. 芡实
   C. 禹余粮　　　　D. 赤石脂

27. 不属白及主治病证的是
   A. 痈肿疮疡　　　B. 手足皲裂
   C. 水火烫伤　　　D. 小便不利

28. 当归四逆汤的功用是
   A. 温经散寒，养血通脉
   B. 益气温经，和血通痹
   C. 温阳补血，散寒通滞
   D. 温中补虚，缓急止痛

29. 主治风邪初中经络证的代表方是
   A. 消风散　　　　B. 川芎茶调散
   C. 大秦艽汤　　　D. 牵正散

30. 清暑益气汤的君药是
   A. 西洋参　　　　B. 石斛
   C. 麦冬　　　　　D. 荷梗

31. 五更泻泄，不思饮食，或久泄不愈，腰痛腰酸肢冷，治疗宜选
   A. 归脾汤　　　　B. 温脾汤
   C. 四神丸　　　　D. 黄龙汤

32. 有"辛凉平剂"之称的方剂是
   A. 桑菊饮　　　　B. 银翘散

   C. 麻杏石甘汤　　D. 麻黄汤

33. 具有养血安神，清热除烦之功的方剂是
   A. 天王补心丹
   B. 酸枣仁汤
   C. 甘麦大枣汤
   D. 朱砂安神丸

34. 同时含有当归、地骨皮的方剂是
   A. 清胃散　　　　B. 玉女煎
   C. 芍药汤　　　　D. 秦艽鳖甲散

35. 平散风寒治法之代表方剂为
   A. 银翘散　　　　B. 桑菊饮
   C. 正柴胡饮　　　D. 再造散

36. 患者，女，68岁。就诊时心悸，气喘，呈端坐样呼吸，夜寐不得平卧，现已无法自行上楼，四肢不温，腰以下浮肿，口唇青紫，苔白滑，脉沉细。宜选用的方剂是
   A. 四逆汤
   B. 保元汤合桃红饮
   C. 真武汤
   D. 苓桂术甘汤合葶苈大枣泻肺汤

37. 李某，女，30岁。今日早上受凉后出现腹痛拘急，得温痛减，口淡不渴，形寒肢冷，小便清长，大便清稀，舌质淡，苔白腻，脉沉紧。其治法应是
   A. 消食导滞，理气止痛
   B. 疏肝解郁，理气止痛
   C. 温中补虚，缓急止痛
   D. 散寒温里，理气止痛

38. 治疗心悸心虚胆怯证，宜选用的方剂是

A. 归脾汤

B. 安神定志丸

C. 桂枝甘草龙骨牡蛎汤合参附汤

D. 天王补心丹合朱砂安神丸

B. 六君子汤合二陈汤

C. 益胃汤

D. 平胃散合二陈汤

39. 患者，男，35 岁。自述遗精频作，有灼热感，小便黄赤，热涩不畅，口苦而黏，舌红，苔黄腻，脉濡数。治宜选用

A. 黄连温胆汤

B. 萆薢分清饮

C. 黄连清心饮

D. 二妙散

43. 患者纳食日渐减少，食后腹胀，大便溏薄，遇寒症状加重，近日面目发黄，倦怠，心悸，舌淡，苔薄，脉濡。宜选用的方剂是

A. 黄芪建中汤

B. 茵陈四苓散

C. 附子理中汤

D. 茵陈术附汤

40. 患者呕吐日久，反复发作，胃中嘈杂，似饥而不欲食，口燥咽干，舌红苔少，脉细数。宜选用的处方是

A. 麦门冬汤

B. 保和丸

C. 小半夏汤合苓桂术甘汤加减

D. 理中汤

44. 患者，男，38 岁。午后周身肿胀，发作迅速，身热不扬，脘痞欲呕，心烦，汗出黏稠，大便不爽，舌红，苔黄腻，脉濡。宜选用的方剂是

A. 实脾饮
B. 五皮饮合胃苓汤

C. 防风通圣散
D. 疏凿饮子

41. 患者，女，29 岁。产后大便干结难下，头晕，面色及口唇淡白无华，恶露量少，少腹冷痛，腰痛酸软，舌淡白，苔薄，脉弱。宜选用的方剂是

A. 六磨汤
B. 麻子仁丸

C. 润肠丸
D. 增液汤

45. 患者，女，45 岁。有癥积病史 3 年。现症：脘腹坚满，青筋显露，胁下癥结痛如针刺，面色晦暗黧黑，口干不欲饮水，舌质紫暗有紫斑，脉细涩。其病机要点是

A. 肝脾瘀结，脉络滞涩，水气停留

B. 肝郁气滞，脾运不健，湿浊中阻

C. 脾肾阳虚，不能温运，水湿内聚

D. 湿热壅盛，蕴结中焦，浊水内停

42. 患者，女，42 岁。脘腹痞满，胀闷不舒，胸闷，咳吐痰涎，伴有头重如裹，纳呆食少，食后欲呕，食不知味，饮水量少但口不渴，舌淡白，苔白腻，脉滑。宜选用的方剂是

A. 越鞠丸合枳术丸

46. 患者，男，47 岁。晨起头晕欲呕，小便如细线，排出不畅，平素头重如裹，四肢沉重乏力，胸闷痰多，面色晦暗，肌肤甲错，皮肤干痒，舌有瘀斑，苔黄厚

腻，脉滑。其治法是

A. 清利湿热，通利小便

B. 清泄肺热，通利水道

C. 行瘀散结，通利水道

D. 升清降浊，化气行水

47. 柔痉的临床表现是

A. 手足抽搐，片刻即苏

B. 手足抽搐，身热汗出

C. 手足抽搐，恶寒无汗

D. 肢体摇动，不能自制

48. 患者便血紫黑，腹痛隐隐，喜热饮，面色不华，神倦懒言，便溏，舌质淡，脉细。宜选用的方剂是

A. 黄土汤

B. 当归养血汤

C. 地榆散合槐角丸

D. 归脾汤

49. 患者形体肥胖，气短懒言，神疲倦怠，动则尤甚，伴有身体困重，嗜卧，胸膈满闷，咳痰色白，舌淡，有齿痕，苔白滑，脉滑。其诊断是

A. 肥胖脾虚不运证

B. 肥胖湿热蕴结证

C. 肥胖脾肾阳虚证

D. 肥胖痰湿内盛证

50. 患者，男，19岁。近日时发梦遗，夜寐不安，入睡困难，睡时梦交，精自外泄，平素心烦，头晕，精神不振，反应迟钝，胁胀，口苦，目赤，舌红，苔黄，脉弦。宜选用的方剂是

A. 导赤散　　　　B. 黄连清心饮

C. 知柏地黄丸　　D. 竹叶石膏汤

51. 患者失足从高处跌落，腰部挫伤，疼痛如折，入夜尤甚，转侧不利，舌质紫暗，脉涩。宜选用的方剂是

A. 四妙丸　　　　B. 羌活胜湿汤

C. 通窍活血汤　　D. 抵当汤

52. 下列属于皮肤针强刺激的有

A. 力度大，接触时间略长

B. 力度大，接触时间略短

C. 力度轻，接触时间略长

D. 力度轻，接触时间略短

53. 患者胃痛剧烈，遇热加重，取足三里、犊鼻、中脘，毫针刺入后行泻法，所依据的针灸治疗原则是

A. 实则泻之

B. 菀陈则除之

C. 不盛不虚以经取之

D. 寒则留之

54. 对于虚寒证患者，针刺时应

A. 浅刺疾出

B. 深刺久留

C. 轻插重提

D. 吸气时进针，呼气时出针

55. 既治癫狂，也治妇科病的腧穴是

A. 厉兑　　　　　B. 隐白

C. 少冲　　　　　D. 涌泉

（56～58题共用题干）

患者，男，38岁。时发心痛，胸闷数月，心悸，睡时盗汗，伴有腰膝酸软，大便

不调，舌质红，苔花剥且干，脉细数。

56. 其证候是

A. 心肾阳虚证　　B. 气阴两伤证

C. 心肾阴虚证　　D. 肺肾阴虚证

57. 宜选用的方剂是

A. 枳实薤白桂枝汤合当归四逆汤

B. 六味地黄丸合炙甘草汤

C. 生脉散合人参养荣汤

D. 天王补心丹合炙甘草汤

58. 若患者出现纳呆食少，呕吐涎沫，气短咳逆，宜选配的方剂是

A. 附子理中丸

B. 参苓白术散

C. 苓桂术甘汤

D. 金匮肾气丸

(59～61 题共用题干)

患者，男，67 岁。肺结核病史，经治疗后不具传染性，且症状消失。半月前出现干咳，咳声短促，痰中带血，色鲜红，伴有胸部隐隐作痛，午后潮热，夜间盗汗，自觉手心热甚，口干，乏力，舌红，苔少，脉细数。

59. 其证候是

A. 肺肾阴虚证

B. 肺气不足证

C. 阴虚内热证

D. 肺阴亏虚证

60. 其治法是

A. 滋阴降火　　B. 滋阴润肺

C. 滋阴补阳　　D. 益气养阴

61. 宜选用的方剂是

A. 百合固金汤　　B. 六味地黄丸

C. 月华丸　　D. 保真汤

(62～64 题共用题干)

患者，男，32 岁。春时冒受风热毒邪，发作心悸，气短，心前区时发疼痛，发热恶寒，口干，舌红，苔薄黄，脉浮数。

62. 其证候是

A. 阴虚火旺证　　B. 邪毒犯心证

C. 痰火扰心证　　D. 瘀阻心脉证

63. 其治法是

A. 滋阴清火，养心安神

B. 活血化瘀，理气通络

C. 清热解毒，益气养阴

D. 清热化痰，宁心安神

64. 宜选用的方剂是

A. 黄连温胆汤

B. 安神定志丸

C. 桃仁红花煎

D. 银翘散合生脉散

(65～67 题共用题干)

患者，女，43 岁。头晕月余，昏蒙困重，神疲嗜睡，胸闷，呕吐痰涎，厌食油腻，饮水即腹胀，小便浑浊，舌白，苔白厚腻，脉滑。

65. 其证候是

A. 肝阳上亢证　　B. 风痰上扰证

C. 痰湿中阻证　　D. 气血亏虚证

66. 其治法是

A. 补益气血，健脾和胃

B. 平肝潜阳，清火息风

C. 潜镇肝阳，滋阴降逆

D. 化痰祛湿，健脾和胃

67. 宜选用的方剂是

A. 镇肝熄风汤

B. 半夏白术天麻汤

C. 天麻钩藤饮

D. 归脾汤

（68～70题共用题干）

患者，女，37岁。带下明显增多5天。色黄稠黏，如脓如涕，气秽臭，阴中瘙痒，小腹疼痛，小便短赤，身热，口苦咽干，舌红，苔黄，脉滑数。

68. 针灸治疗应主取

A. 足太阳经、任脉及足太阴经穴

B. 足少阴经、任脉及足太阴经穴

C. 足厥阴经、任脉及足太阴经穴

D. 足少阳经、任脉及足太阴经穴

69. 针灸治疗时应选取的主穴是

A. 气海、中极、秩边、水道、列缺

B. 合谷、气海、三阴交、复溜、昆仑

C. 关元、肾俞、太溪、次髎、三阴交

D. 带脉、中极、白环俞、三阴交、阴陵泉

70. 根据辨证选穴原则，宜配用

A. 关元、肾俞、太溪

B. 气海、足三里、脾俞

C. 水道、次髎、行间

D. 血海、曲池、太冲

（71～73题共用题干）

患者，男，62岁。咽喉疼痛7天。咽喉

稍肿，色暗红，疼痛较轻，入夜则症状加重，舌红，少苔，脉细数。

71. 针灸治疗应主取

A. 手阳明、手太阴经穴

B. 足阳明、手太阴经穴

C. 足少阴、手太阴经穴

D. 足太阴、手太阴经穴

72. 根据辨证选穴原则，入夜发热者，宜配用

A. 风池、外关

B. 三阴交、复溜

C. 商阳、鱼际

D. 廉泉、天突

73. 下列主穴中，咽喉肿痛实证用毫针泻法的是

A. 太溪　　　　B. 照海

C. 列缺　　　　D. 鱼际

74. 既是医德规范的本质，又是医德规范特点的是

A. 人类性与阶级性的统一

B. 现实性与理想性的统一

C. 稳定性与变动性的统一

D. 实践性与理论性的统一

75. 住院医生小李收治了一名肺部占位性质待查患者，经各项检查确诊为肺癌，经与患者家属协商后一致决定暂不告知患者真实病情。小李每天尽心治疗关注患者病情变化，细心告知患者他的治疗情况，耐心解答患者疑问。医生小李履行的义务为

A. 选择合理的医疗、预防、保健方案

B. 解除患者痛苦

C. 保密义务

D. 进行医学诊查、疾病调查、医学处置

76. 以师承方式学习传统医学，并通过县级以上人民政府卫生行政部门考核合格后才能参加执业医师资格考试。需要学习的时间是

A. 1 年 B. 3 年

C. 5 年 D. 7 年

77. 张医生在 2014 年因埃博拉疫情严重被派往非洲某受灾国家进行医疗援助，期间下落不明，经由法院宣判其失踪，2018 年张医生平安返回。张医生若想继续行医须在县级以上人民政府卫生行政部门委托的机构或组织考核后，并需要办理的手续是

A. 注销注册 B. 终止注册

C. 变更注册 D. 重新注册

78. 《医疗事故处理条例》规定属二级医疗事故的是

A. 造成患者明显人身损害的其他后果的

B. 造成患者死亡、重度残疾的

C. 造成患者轻度残疾、器官组织损伤导致一般功能障碍的

D. 造成患者中度残疾、器官组织损伤导致严重功能障碍的

79. 下列各项，不属《医师宣言》十项责任的是

A. 与患者保持适当关系

B. 社会公平

C. 对职责负有责任

D. 为患者保密

80. 发生医疗事故争议时，应当在医患双方在场的情况下封存和启封的病历内容中，不包括

A. 医嘱单

B. 死亡病例讨论记录

C. 会诊意见

D. 疑难病例讨论记录

81. 下列情形，属于医疗事故的是

A. 手术部位错误造成创伤较大

B. 病人及家属不配合诊治而造成的后果

C. 因患者体质特殊发生的难以预料的后果

D. 因患者生命垂危采取紧急医学措施而造成的后果

二、B 型题：82 ~ 105 小题，每小题 1.5 分，共 36 分。A、B、C、D 是其下两道小题的备选项，请从中选择一项最符合题目要求的，每个选项可以被选择一次或两次。

A. 阴阳的相互制约关系

B. 阴阳的互根互用关系

C. 阴阳的消长平衡关系

D. 阴阳的相互转化关系

82. "阴损及阳，阳损及阴"的理论依据是

83. "阴阳离决，精气乃绝"的理论依据是

A. 目 B. 口鼻

C. 咽喉 D. 心

84. 《灵枢·口问》"宗脉之所聚也"指的是

85.《灵枢·口问》"气之门户"指的是

　　A. 时溏时泻，迁延反复

　　B. 腹痛即泻，肠鸣攻窜

　　C. 泄泻腹痛，泻下急迫

　　D. 黎明腹泻，泻后则安

86. 脾胃虚弱所致泄泻多表现为

87. 肾阳虚衰所致泄泻多表现为

　　A. 降火豁痰，化瘀通窍

　　B. 平肝潜阳，清肝泻火

　　C. 补益心脾，育阴养血，调整阴阳

　　D. 补虚泻实，调整阴阳

88. 癫狂初期治疗原则是

89. 癫狂后期治疗原则是

　　A. 寒湿带下　　B. 寒饮咳喘

　　C. 破伤风　　　D. 少阳证

90. 白芷主治的病证是

91. 防风主治的病证是

　　A. 利尿　　　　B. 解毒

　　C. 利湿热　　　D. 除痹热

92. 紫草、水牛角的共同功效是

93. 竹叶、淡竹叶的共同功效是

　　A. 血府逐瘀汤　　B. 通窍活血汤

　　C. 膈下逐瘀汤　　D. 少腹逐瘀汤

94. 治疗瘀阻头面证的方剂是

95. 治疗瘀阻膈下证的方剂是

　　A. 半夏泻心汤　　B. 小半夏汤

　　C. 羚角钩藤汤　　D. 镇肝熄风汤

96. 体现辛开苦降法的方剂是

97. 体现凉肝息风法的方剂是

　　A. 化痰开窍，醒神益智

　　B. 温补脾肾，养元安神

　　C. 滋补肝肾，生精养髓

　　D. 益气健脾，养血安神

98. 应用七福饮治疗痴呆，其采用的治法是

99. 应用还少丹治疗痴呆，其采用的治法是

　　A. 七味白术散　　B. 玉女煎

　　C. 二冬汤　　　　D. 消渴方

100. 口渴多饮，口舌干燥，尿多，多汗，舌边尖红，舌苔薄黄，脉洪数。治疗宜用

101. 口渴引饮，饮食减少，乏力，便溏，舌质淡红，苔白而干，脉弱。治疗宜用

　　A. 点刺法　　　　B. 散刺法

　　C. 刺络法　　　　D. 挑刺法

102. 治疗中暑宜使用

103. 治疗肩周炎宜使用

　　A. 少冲　　　　　B. 少泽

　　C. 少商　　　　　D. 商阳

104. 在手指，小指末节尺侧，指甲根角侧上方0.1寸的腧穴是

105. 在手指，小指末节桡侧，指甲根角侧上方0.1寸的腧穴是

三、X型题：106～165小题，每小题2分，共120分。在每小题给出的A、B、C、D四个选项中，至少有两项是符合题目要求的。请选出所有符合题目要求的答案，多选或少选均不得分。

106. 阴阳偏盛的治疗原则是

　　A. 补其不足　　B. 实者泻之

C. 虚则补之　　D. 损其有余

　　　　　　　　　　　　C. 肝　　　　　　D. 三焦

107. 属于五行相侮情况的是

A. 其不及则己所不胜侮而乘之

B. 气有余则侮所不胜

C. 气有余则制己所胜

D. 其不及则己所胜轻而侮之

108. 形成阳偏盛的原因有

A. 感受阴邪，从阳化热

B. 瘀血郁而化热

C. 五志过极化火

D. 食积郁而化热

109. 肺主一身之气的体现有

A. 宗气的生成　　B. 宣发津液

C. 朝百脉　　　　D. 调节全身气机

110. 四时用药的注意事项有

A. 用寒远寒　　　B. 寒因寒用

C. 用热远热　　　D. 热因热用

111. 结石的致病特点有

A. 发生绞痛

B. 病程较长

C. 多发于腔性器官

D. 易阻滞气机，损伤脉络

112. 关于内风的描述，正确的是

A. 热极生风常见高热惊厥，神昏抽搐

B. 阴虚风动常见麻木不仁，筋肉眴动

C. 血虚生风常见筋挛肉瞤，手足蠕动

D. 肝阳化风常见肢麻震颤，眩晕欲仆

113. 与痰饮生成密切相关的脏腑是

A. 肺　　　　　　B. 脾

114. 心阴不足的基本病理变化是

A. 虚热内生　　　B. 心神不宁

C. 血行减速　　　D. 血脉失盈

115. 与内湿形成相关的主要脏是

A. 脾　　　　　　B. 肾

C. 肺　　　　　　D. 肝

116. 痿软舌的临床意义是

A. 热盛伤阴证　　B. 肝肾阴虚证

C. 气血俱虚证　　D. 阴虚火旺证

117. 耳鸣的病因病机是

A. 肝胆火盛，上扰清窍

B. 肝阳上亢，阳气冲逆

C. 痰火壅盛，上蒙清窍

D. 气血瘀阻，清阳闭阻

118. 痢疾的病因是

A. 情志失调　　　B. 外感疫毒

C. 饮食不节　　　D. 脏腑内伤

119. 口酸的原因是

A. 肝胃郁热　　　B. 湿浊困脾

C. 脾胃气虚　　　D. 食积胃脘

120. 虚实真假包括

A. 真虚假实证　　B. 因虚致实证

C. 真实假虚证　　D. 因实致虚证

121. 表虚里实证的症状是

A. 腹胀拒按　　　B. 自汗恶风

C. 食积腹痛　　　D. 大便秘结

122. 血瘀证常见的临床表现是

A. 面色黧黑　　　B. 肌肤甲错

C. 皮下紫斑　　D. 腹部青筋

C. 胞衣不下　　D. 痰蒙清窍神昏

123. 水停证临床可见

　　A. 肢体肿胀　　B. 呕吐痰涎

　　C. 小便短少　　D. 头面浮肿

124. 肝胃不和证临床可见

　　A. 情绪抑郁　　B. 胃脘、胁肋胀痛

　　C. 吞酸、嗳气　　D. 呕血、黑便

125. 气分证的临床表现是

　　A. 呕血　　B. 汗出、心烦

　　C. 口渴　　D. 发热，不恶寒

126. 牛膝的主治病症有

　　A. 足膝疼痛　　B. 头痛眩晕

　　C. 牙痛口疮　　D. 吐血衄血

127. 不属白附子和天南星主治病证的有

　　A. 湿痰　　B. 热痰

　　C. 燥痰　　D. 风痰

128. 马兜铃的使用注意有

　　A. 虚寒咳喘者慎用

　　B. 用量不宜过大

　　C. 脾虚便溏者慎用

　　D. 儿童及老年人慎用

129. 不属磁石主治病症的有

　　A. 耳鸣耳聋　　B. 肠燥便秘

　　C. 癥瘕积聚　　D. 视物昏花

130. 能治目赤肿痛的药物有

　　A. 牡蛎　　B. 珍珠母

　　C. 石决明　　D. 蒺藜

131. 不属石菖蒲主治病症的有

　　A. 疮疡肿毒　　B. 脱证神昏

132. 主归脾、肺经的药物有

　　A. 西洋参　　B. 党参

　　C. 白术　　D. 蜂蜜

133. 治疗筋伤骨折，宜选用的有

　　A. 巴戟天　　B. 骨碎补

　　C. 土鳖虫　　D. 续断

134. 五味子与乌梅均具有的功效有

　　A. 敛肺止咳　　B. 涩肠止泻

　　C. 收敛止汗　　D. 生津止渴

135. 治疗疮疡的药物是

　　A. 雄黄　　B. 蜂房

　　C. 白矾　　D. 蟾酥

136. 乳香、没药同用的方剂有

　　A. 小金丹　　B. 小活络丹

　　C. 犀黄丸　　D. 失笑散

137. 麦门冬汤的主治有

　　A. 肺肾阴亏，虚火上炎

　　B. 虚热肺痿

　　C. 肺肾阴亏之肺痨

　　D. 胃阴不足

138. 含有牡丹皮的方剂有

　　A. 清营汤　　B. 清胃散

　　C. 清骨散　　D. 青蒿鳖甲汤

139. 体现"表里同治"的方剂是

　　A. 五积散　　B. 九味羌活汤

　　C. 大青龙汤　　D. 防风通圣散

140. 易黄汤的功用是

　　A. 滋阴清热　　B. 补益脾肾

C. 清热祛湿　　　D. 收涩止带

141. 九仙散和乌梅丸的共同药物是
    A. 桔梗　　　　　B. 人参
    C. 乌梅　　　　　D. 桂枝

142. 一贯煎中配伍少量川楝子的用意是
    A. 疏肝泄热　　　B. 理气止痛
    C. 引药入肝　　　D. 驱虫止痛

143. 补中益气汤适用于气虚所致的
    A. 脱肛　　　　　B. 子宫脱垂
    C. 崩漏　　　　　D. 自汗

144. 具有重镇安神功用的方剂有
    A. 磁朱丸　　　　B. 朱砂安神丸
    C. 交泰丸　　　　D. 珍珠母丸

145. 小柴胡汤的主治病症有
    A. 伤寒少阳证
    B. 胆腑热结证
    C. 热入血室证
    D. 郁热之发黄

146. 以龙胆泻肝汤为主方治疗的病证有
    A. 鼻衄肝火上炎证
    B. 吐血肝火犯胃证
    C. 汗证邪热郁蒸证
    D. 胁痛肝郁气滞证

147. 阴黄的证型是
    A. 寒湿阻遏　　　B. 瘀血阻滞
    C. 肝脾不调　　　D. 胆腑郁热

148. 痿证的病因有
    A. 外邪壅络　　　B. 热盛津伤
    C. 久病房劳　　　D. 跌仆瘀阻

149. 突然昏仆，不省人事，口噤不开，面赤身热，躁扰不宁，苔黄腻，脉弦滑而数。治疗宜选
    A. 涤痰汤　　　　B. 羚羊角汤
    C. 苏合香丸　　　D. 安宫牛黄丸

150. 消渴的症状特点有
    A. 情绪激动　　　B. 形体消瘦
    C. 多食易饥　　　D. 口渴多饮

151. 关于肺痈的治疗原则，说法正确的是
    A. 脓未成应重清肺消痈
    B. 脓已成应重排脓解毒
    C. 溃脓期也应注意清肺
    D. 恢复期补肺重在清养

152. 郁证的病机是
    A. 气机郁滞，脏腑功能失调
    B. 脾失健运，聚湿成痰
    C. 心失所养，神失所藏
    D. 郁火伤阴，肾阴亏耗，心神失养

153. 胸痹痰浊闭阻证，治疗宜选用
    A. 瓜蒌薤白半夏汤
    B. 枳实薤白桂枝汤
    C. 黄连温胆汤
    D. 涤痰汤

154. 治疗疟疾之寒疟，应选用
    A. 截疟七宝饮
    B. 白虎加桂枝汤
    C. 柴胡桂枝干姜汤
    D. 柴胡截疟饮

155. 颤证的常见证候有
    A. 痰热风动证　　B. 肝经热盛证

C. 气血亏虚证　　D. 髓海不足证

156. 不寐失治误治后病机转化可有

    A. 肝郁化火，火热伤阴耗气

    B. 饮食不当，脾胃更伤，食积内停

    C. 心火独亢，肾水更虚

    D. 温燥太过，阴虚火旺

157. 关于痿证的治法中，正确的是

    A. 痿证属肝肾不足证，宜补益肝肾，滋阴清热

    B. 痿证属湿热浸淫证，宜清热利湿，通利经脉

    C. 痿证属脾胃虚弱证，宜益气健脾，升阳举陷

    D. 痿证属脉络瘀阻证，宜益气养营，活血化瘀

158. 下列腧穴，定位于前正中线旁开4寸的是

    A. 大横　　　　B. 天池

    C. 期门　　　　D. 日月

159. 宜应用隔盐灸法进行治疗的是

    A. 瘰疬　　　　B. 吐泻

    C. 中风脱证　　D. 小便不利

160. 委中的主治病症有

    A. 腰背痛　　　B. 急性吐泻

    C. 丹毒　　　　D. 遗尿

161. 下列关于腧穴归经的表述中，正确的是

    A. 阳白属于手少阳三焦经腧穴

    B. 小海属于手太阳小肠经腧穴

    C. 角孙属于足少阳胆经腧穴

    D. 地机属于足太阴脾经腧穴

162. 当遇到不宜大角度捻转的腧穴时，宜选用的行针辅助手法是

    A. 刮法　　　　B. 弹法

    C. 摇法　　　　D. 飞法

163. 下列腧穴中，可治疗失音的是

    A. 鱼际　　　　B. 太渊

    C. 尺泽　　　　D. 孔最

164. 肾虚牙痛选太溪，体现的选穴原则是

    A. 近部选穴　　B. 远部选穴

    C. 辨证选穴　　D. 对症选穴

165. 下列五输穴中，五行不属于水的是

    A. 后溪　　　　B. 涌泉

    C. 复溜　　　　D. 少海

考研中医综合全真模拟10套卷
（全解析）

模拟试卷（十）

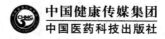

中国健康传媒集团

中国医药科技出版社

模拟试卷 (十)

一、**A 型题：1 ~ 36 小题，每小题 1.5 分；37 ~ 81 题，每小题 2 分，共 144 分。在每小题给出的 A、B、C、D 四个选项中，请选出一项最符合题目要求的。**

1. 下列各项中，属于人体神志活动的主要物质基础的是
   A. 精　　　　　　　B. 气
   C. 血　　　　　　　D. 津

2. 疾病发生的内在根据是
   A. 邪气亢盛　　　　B. 正气亏虚
   C. 阴阳失调　　　　D. 邪盛正衰

3. 肾藏精以滋养肝血，用五行学说解释正确的是
   A. 金生水　　　　　B. 木生火
   C. 土生金　　　　　D. 水生木

4. "利小便即所以实大便"治法的依据是
   A. 脾运化水液　　　B. 肺通调水道
   C. 大肠传化糟粕　　D. 小肠泌别清浊

5. "发汗多，若重发汗者，亡其阳"（《伤寒论》），其病机是
   A. 津亏气耗　　　　B. 津随气脱
   C. 气随津脱　　　　D. 津伤液脱

6. 循行于上肢外侧后缘的经脉为
   A. 手少阳经　　　　B. 手阳明经
   C. 手太阳经　　　　D. 手太阴经

7. 不属疠气致病特点的是
   A. 发病急骤，病情危笃
   B. 季节性强，易扰心神
   C. 一气一病，症状相似
   D. 传染性强，易于流行

8. 血虚病证多见于
   A. 肝脾　　　　　　B. 心肝
   C. 肺脾　　　　　　D. 肺肾

9. 内寒与内湿均多责之于
   A. 心、脾　　　　　B. 心、肾
   C. 脾、肾　　　　　D. 肺、脾

10. 腹中肿块，痛无定处，按之无形，聚散不定，属于
    A. 痰凝　　　　　　B. 气滞
    C. 虫积　　　　　　D. 瘀血

11. 不属于"真热假寒证"临床症状的是
    A. 咽干口苦　　　　B. 高热烦渴
    C. 恶寒身冷　　　　D. 肢冷反恶热

12. 不属于胃气虚证临床表现的是
    A. 食少口淡不渴　　B. 气短神疲乏力
    C. 胃脘冷痛喜温　　D. 舌淡苔白脉弱

13. 常见口流清涎的证候是
    A. 风寒袭表证　　　B. 肺胃气虚证
    C. 脾失健运证　　　D. 脾胃阳虚证

14. 患者泄泻反复发作 6 年余，每于黎明之

前，脐腹作痛，肠鸣即泻，泻后则安，腹部喜温，形寒肢冷，腰膝酸软，舌淡苔白，脉沉细。应辨证为

A. 食伤脾胃证

B. 肝郁脾虚证

C. 脾肾阳虚证

D. 湿热内蕴证

15. 患者，男，36 岁。发热而欲近衣，形寒怯冷，四肢不温，少气懒言，头晕嗜卧，腰膝酸软，纳少便溏，面色㿠白，舌质淡胖，边有齿痕，苔白润，脉沉细无力。此时的证候诊断是

A. 阴虚发热证

B. 阳虚发热证

C. 血虚发热证

D. 气虚发热证

16. 患者，女，19 岁。入秋后，咽喉干痒，干咳无痰，难咳，伴有口唇、鼻咽部干燥，发热恶风寒，舌淡红，苔薄白，脉浮数。其证候是

A. 肺阴不足证　　B. 燥邪犯肺证

C. 肺肾阴虚证　　D. 肺热壅盛证

17. 患者，男，67 岁。数年前，自觉听力持续下降，伴有严重耳鸣，经治疗效果不佳，迁延至今。就诊时自述，除外耳聋、耳鸣，逐渐出现腰膝酸软，心烦，失眠多梦，夜间汗出较多，醒后自止，情绪波动时面部潮红，头胀。舌红，苔少，脉细数。其证候是

A. 肺肾阴虚证　　B. 肝阳上亢证

C. 肝肾亏虚证　　D. 肾阴亏虚证

18. 患者，女，50 岁。两年内反复口疮，口

渴，常胸闷，失眠，咳痰黄稠，大便干结，前日神识昏蒙，喉间痰鸣，伴有情绪急躁，哭笑无常，舌红，苔黄腻，脉滑。其证候是

A. 心火亢盛证　　B. 心火扰神证

C. 痰火扰神证　　D. 痰蒙心窍证

19. 既能收敛止血，截疟，又能解毒，补虚的药物是

A. 白及　　　　B. 侧柏叶

C. 紫珠叶　　　D. 仙鹤草

20. 可用金银花而不用连翘治疗的是

A. 疮痈疔疖　　B. 热毒血痢

C. 风热表证　　D. 咽喉肿痛

21. 地骨皮具有而牡丹皮不具有的功效是

A. 清肺降火　　B. 清热凉血

C. 活血化瘀　　D. 清退虚热

22. 牵牛子、芦荟的共同功效是

A. 泻水、祛痰　　B. 泻水、逐瘀

C. 泻下、杀虫　　D. 泻下、消肿

23. 砂仁、豆蔻的共同功效是

A. 燥湿止呕　　B. 发表解暑

C. 理气安胎　　D. 化湿行气

24. 性味甘、苦，凉，归心、肝经的是

A. 地榆　　　　B. 白茅根

C. 大蓟　　　　D. 苎麻根

25. 沉香具有而乌药不具有的功效是

A. 散寒止痛　　B. 行气止痛

C. 纳气平喘　　D. 缩尿止遗

26. 榧子不具有的功效是

A. 驱虫　　　　B. 润肺

C. 润肠　　　　　D. 解毒

27. 既治泻痢腹痛，又治血瘀痛经的药物是
    A. 山楂　　　　　B. 木香
    C. 陈皮　　　　　D. 红花

28. 具有散寒祛湿，益气解表功效的方剂是
    A. 大青龙汤　　　B. 人参败毒散
    C. 再造散　　　　D. 加减葳蕤汤

29. 天花粉在仙方活命饮中的主要作用是
    A. 润燥化痰　　　B. 消肿生肌
    C. 清热散结　　　D. 生津止渴

30. 原方用法中，服药后"多饮暖水，汗出愈"的方剂是
    A. 止咳散　　　　B. 消风散
    C. 五苓散　　　　D. 牵正散

31. 清骨散的组成药物是
    A. 银柴胡、青蒿
    B. 黄连、秦艽
    C. 牡丹皮、知母
    D. 龟甲、秦艽

32. 患者舌强不能言，足废不能用，口干不欲饮，足冷面赤，脉沉细弱。治宜选用
    A. 龟鹿二仙胶　　B. 补天大造丸
    C. 地黄饮子　　　D. 右归丸

33. 属于青蒿鳖甲汤药物组成的是
    A. 知母、丹皮
    B. 秦艽、鳖甲
    C. 熟地、丹皮
    D. 银柴胡、胡黄连

34. 妇人产后恶露不尽而腹痛拒按，舌质紫暗或有瘀点，脉沉涩。治宜选用

A. 生化汤　　　　B. 桂枝茯苓丸
C. 胶艾汤　　　　D. 失笑散

35. 由陈皮、杏仁、枳实、黄芩、瓜蒌仁、茯苓、胆南星、制半夏组成的方剂是
    A. 杏苏散　　　　B. 清气化痰丸
    C. 温胆汤　　　　D. 定痫丸

36. 百合固金汤中配伍桔梗的用意不包括
    A. 载药上行　　　B. 宣利肺气
    C. 化痰利咽　　　D. 以利渗湿

37. 胁痛的治疗原则是
    A. 疏肝理气止痛　B. 活血化瘀止痛
    C. 疏肝和络止痛　D. 清热化湿利胆

38. 治疗胸痹之气阴两伤证，宜选用的方剂是
    A. 血府逐瘀汤
    B. 参附汤合右归饮
    C. 天王补心丹合炙甘草汤
    D. 生脉散合人参养荣汤

39. 患者，女，63岁。自述曾有胸痛症状，常于恼怒后发作，伴有胃脘胀闷，嗳气，胸胁窜痛，持续数日可自行缓解。但半月前因争吵诱发心胸部胀痛后，未见缓解，且有逐渐加重趋势，疼痛累及两侧胁肋，痛势明显，太息或矢气后稍缓，移时复作。舌暗，苔薄白，脉弦。宜选用的方剂是
    A. 柴胡疏肝散
    B. 血府逐瘀汤
    C. 瓜蒌薤白半夏汤
    D. 膈下逐瘀汤

40. 患者，女，42岁。心悸、气短2年，平

素乏力，头晕，夜寐不安，口唇色淡，舌淡白，苔薄白，脉细。宜选用的方剂是

A. 归脾汤   B. 天王补心丹

C. 当归四物汤   D. 安神定志丸

41. 患者，女，75 岁。久病体虚，气短懒言，腹胀，纳少，排便无力，粪质干硬难解，便后自汗，面白神疲，舌质淡白，苔薄，脉弱。宜选用的方剂是

A. 黄芪汤   B. 大黄附子汤

C. 六磨汤   D. 济川煎

42. 患者，女，75 岁。胃痛多年，多因饮食失节引动，痛势隐隐，初时服用温水或进食可稍缓，近一年来发作频繁，持续时间较长，伴有明显饮食减少，畏寒肢冷，大便稀薄，舌淡，苔白，脉缓。宜选用的方剂是

A. 附子理中丸   B. 益胃汤

C. 黄芪建中汤   D. 良附丸

43. 患者右胁下包块胀满，入夜刺痛，面目黄染，色晦暗，口唇紫暗，苔薄，脉涩。宜选用的方剂是

A. 归芍六君子汤   B. 逍遥散合鳖甲煎丸

C. 柴胡疏肝散   D. 大柴胡汤

44. 患者，女，43 岁。因恼怒争吵后发作小便刺痛，量少淋沥不畅，少腹挛急，胁肋胀痛，胸闷，舌淡红，苔薄，脉弦。宜选用的方剂是

A. 沉香散

B. 八正散

C. 程氏萆薢分清饮

D. 无比山药丸

45. 李某，女，55 岁。反复脘闷不舒 5 年，脘腹满闷，时轻时重，纳呆便溏，神疲乏力，少气懒言，舌质淡，苔薄白，脉细弱。此病证的病机要点是

A. 痰浊阻滞，脾失健运，气机不和

B. 饮食停滞，胃腑失和，气机壅塞

C. 胃阴亏虚，胃失濡养，和降失司

D. 脾胃虚弱，健运失职，升降失司

46. 患者，男，76 岁。小便排出无力 3 年，近半月来小便量逐渐减少，小腹胀满，便前急迫，平素腰膝酸软，面色㿠白，神疲乏力，畏寒肢冷，舌淡，苔白，脉沉。其治法是

A. 清泄肺热，通利水道

B. 温补肾阳，化气利水

C. 清利湿热，通利小便

D. 行瘀散结，通利水道

47. 治疗遗精之肾气不固证，宜选用的方剂是

A. 金匮肾气丸   B. 金锁固精丸

C. 右归丸   D. 无比山药丸

48. 患者咳嗽痰少，痰中带血，血色鲜红，口干咽燥，颧红，潮热盗汗，舌质红，脉细数。宜选用的方剂是

A. 百合固金汤   B. 桑杏汤

C. 清燥润肺汤   D. 泻白散合黛蛤散

49. 患者不思饮食，口舌干燥，甚则疼痛且干裂出血，入夜尤甚，伴有呃逆，干呕，大便干结，两颧潮红，舌红，少苔且干，脉细数。其诊断是

A. 虚劳属胃阴虚证

B. 虚劳属肺阴虚证

C. 虚劳属肾阴虚证

D. 虚劳属肝阴虚证

50. 患儿，男，6 岁。两周前患痄腮，经治疗后身热退，局部症状缓解。于昨日午后突发面部及全身肿胀，心胸散布皮疹，色红，微恶风，尿少色黄，舌红，苔黄，脉滑数。宜选用的方剂是

A. 麻黄连翘赤小豆汤合五味消毒饮

B. 疏凿饮子

C. 越婢加术汤

D. 五皮饮合胃苓汤

51. 患者十余年前因居处湿冷，腰部疼痛，期间常因寒冷阴雨天气症状转剧，甚则卧床数日不起，腰部酸胀重着，不能转侧，舌淡，苔厚腻，脉沉缓。宜选用的方剂是

A. 甘姜苓术汤　　　B. 大活络丹

C. 身痛逐瘀汤　　　D. 羌活胜湿汤

52. 既可治鹅掌风，又可治口疮、口臭的腧穴是

A. 内关　　　　　　B. 太渊

C. 鱼际　　　　　　D. 劳宫

53. 针灸治疗瘿证、湿疹，均主要选取的经络是

A. 手太阴经穴　　　B. 手阳明经穴

C. 足太阴经穴　　　D. 足阳明经穴

54. 根据骨度分寸定位法，相距为 3 寸的两穴是

A. 风府与大椎　　　B. 神庭与大椎

C. 大陵与间使　　　D. 太溪与复溜

55. 下列腧穴中，宜向舌根斜刺的是

A. 天突　　　　　　B. 廉泉

C. 承浆　　　　　　D. 风府

（56～58 题共用题干）

患者，女，82 岁。因心悸气急，不能平卧住院治疗。经诊查，心衰病史多年，X 线显示心影扩大，胸腔积液明显，现咳吐泡沫状血痰，胸闷，四肢肿胀，腹部胀满，口唇青紫，苔白，脉弦而无力。

56. 其证候是

A. 气阴两虚证　　　B. 痰饮阻肺证

C. 阳虚水泛证　　　D. 阴竭阳脱证

57. 宜选用的方剂是

A. 苓桂术甘汤合葶苈大枣泻肺汤

B. 真武汤合葶苈大枣泻肺汤

C. 金匮肾气丸合四逆散

D. 参附汤合四逆加人参汤

58. 若患者胸腔积液明显消退，宜选配的方剂是

A. 生脉散益气养阴

B. 参附汤益气回阳

C. 保元汤益气温阳

D. 真武汤温阳利水

（59～61 题共用题干）

患者，女，23 岁。入秋后持续干咳，咽痒，咳痰量少难出，且黏稠，伴有鼻塞干痒，头痛，身微寒，舌红，苔白少津，脉浮数。

59. 其证候是

A. 风寒袭肺证　　　B. 风燥伤肺证

C. 暑湿犯肺证　　　D. 风热犯肺证

60. 其治法是

 A. 疏风清肺，润燥止咳

 B. 滋阴润肺，化痰止咳

 C. 疏风散寒，宣肺止咳

 D. 清热化湿，宣肺止咳

61. 宜选用的方剂是

 A. 桑菊饮　　　　　B. 三拗汤

 C. 止嗽散　　　　　D. 桑杏汤

（62～64 题共用题干）

 患者，男，25 岁。因失业情绪低落，近一周暴饮暴食，今日晚餐过食油腻，腹胀甚，呕吐稍缓，吐后突然倒地不起，经针刺醒神开窍后，恢复意识，舌红，苔厚腻，脉滑。

62. 其诊断是

 A. 气厥　　　　　　B. 食厥

 C. 血厥　　　　　　D. 痰厥

63. 其治法是

 A. 行气豁痰　　　　B. 理气降逆

 C. 顺气降逆　　　　D. 和中消导

64. 宜选用的方剂是

 A. 导痰汤

 B. 温胆汤合礞石滚痰丸

 C. 神术散合保和丸

 D. 五磨饮子

（65～67 题共用题干）

 患者，男，32 岁。平素好饮酒，4 天前无明显原因出现身黄、尿黄，未引起重视，后色泽加深而就诊。症见目黄身黄，色泽鲜明，伴见发热口渴，腹胀满闷，恶心欲吐，小便短少而黄，大便秘结，舌苔黄腻，脉弦数。

65. 其病证是

 A. 湿热并重型黄疸

 B. 疫毒炽盛型黄疸

 C. 湿重于热型黄疸

 D. 热重于湿型黄疸

66. 其治法是

 A. 清热利湿，凉血泄热

 B. 化湿利小便，佐以清热

 C. 清热解毒，凉血开窍

 D. 疏肝泻热，利胆退黄

67. 宜选用的处方是

 A. 茵陈五苓散合甘露消毒丹加减

 B. 茵陈蒿汤

 C. 犀角地黄汤

 D. 大柴胡汤

（68～70 题共用题干）

 患者，女，32 岁。半小时前突发四肢抽搐，项背强直，角弓反张，无发热，伴手足抽搐，露睛，纳呆，脉细无力。有产后大出血史。

68. 针灸治疗应主取

 A. 督脉及手少阴、足厥阴经穴

 B. 督脉及手厥阴、足厥阴经穴

 C. 督脉及足少阴、足厥阴经穴

 D. 督脉及足太阴、足厥阴经穴

69. 根据辨证选穴原则，宜选配

 A. 曲池、大椎　　　B. 血海、足三里

 C. 风池、丰隆　　　D. 十宣、涌泉

70. 治疗所选取的主穴中可用雀啄法的是

 A. 内关　　　　　　B. 水沟

 C. 合谷　　　　　　D. 太冲

(71~73 题共用题干)

患者，男，15 岁。鼻流浊涕，色黄腥秽，鼻塞不闻香臭一年余，反复发作，头昏，眉额胀痛，思绪分散，记忆衰退，舌红，苔腻。

71. 除局部穴外，其治疗宜主选

    A. 手太阴、足少阳经穴

    B. 手太阴、足太阳经穴

    C. 手太阴、足阳明经穴

    D. 手太阴、手阳明经穴

72. 治疗主穴宜选取

    A. 合谷、颊车、下关、鱼际、太渊

    B. 印堂、迎香、合谷、列缺、通天

    C. 商阳、内庭、二间、冲阳、解溪

    D. 太阳、中渚、期门、经渠、阳溪

73. 根据辨证选穴原则，宜选配

    A. 外关、风池   B. 曲池、阴陵泉

    C. 尺泽、少商   D. 阳陵泉、侠溪

74. 不属医德规范作用的是

    A. 在医学伦理学准则体系中的主体作用

    B. 在医院管理中的衡量作用

    C. 在医学道德评价中的尺度作用

    D. 在医学道德修养中的内化作用

75. 医生小王被一家二级医院录用，小王每天为患者诊治，参加医院组织的各种专业培训，医学会组织的学术交流会也从不缺席。小王觉得他每天都过得很充实、很开心。作为一名医生，小王享受的权利是

    A. 人格尊严、人身安全不受侵犯

    B. 获取工资报酬

    C. 参加专业培训，接受继续教育

    D. 对所在医院的医疗工作提出意见

76. 具有中等专业学校医学专业学历，取得执业助理医师执业证书后，可以参加执业医师资格考试的条件是

    A. 在医疗机构中工作满十年

    B. 在保健机构中试用期满十年

    C. 在预防机构中工作满五年

    D. 在医疗机构中试用期满五年

77. 医师职业精神是医师临床能力中最重要的要素，其核心品质不包括

    A. 谦逊   B. 正直

    C. 责任心   D. 审慎

78. 患者死亡，患者家属对死亡原因有异议，可以提出进行尸检。《医疗事故处理条例》规定：具备尸体冻存条件的，可以将尸检时间延长至

    A. 72 小时   B. 5 日

    C. 7 日   D. 15 日

79. 小李于 2019 年参加执业医师资格考试成绩合格，取得了执业医师资格证，在所在地卫生行政部门申请注册，十日后收到不予注册的结果，并告知其理由。小李认为自己不符合不予注册的内容，且自己已经取得医师资格证，准备申请复议。小李应该自收到通知之日起申请复议，申请复议的时间为

    A. 15 日内   B. 25 日内

    C. 1 月内   D. 45 日内

80. 小贾、小赵、小张三人均为外科医生，为患者进行外科手术。今日三人周末休

息闲聊时提到有患者或者患者家属在手术前送红包以求安心。对此三人意见各不相同，小贾说道："我真是服气了，感觉我不收就不给他们好好做手术一样，拿我当什么人了，我立马拒绝了，并立即跟家属交代更换主刀医生。"小赵说："收了呗！反正他们不差钱，收了还能赚一笔，还能让他们安心，一举两得。"小张说："我发现拒绝没用时，我就先拿着，然后跟主任报备后，手术结束后还给家属。"对于三人的说法，你认为正确的是

A. 医生小张　　　B. 医生小赵

C. 医生小贾　　　D. 三人做法都不对

81.《医疗事故处理条例》规定，属于一级医疗事故的是

A. 造成患者明显人身损害的其他后果的

B. 造成患者中度残疾、器官组织损伤导致严重功能障碍的

C. 造成患者轻度残疾、器官组织损伤导致一般功能障碍的

D. 造成患者死亡、重度残疾的

二、B 型题：82～105 小题，每小题 1.5 分，共 36 分。A、B、C、D 是其下两道小题的备选项，请从中选择一项最符合题目要求的，每个选项可以被选择一次或两次。

A. 气与血　　　B. 寒与热

C. 两者均是　　D. 两者均非

82. 以阴阳互根互用关系为主的是

83. 以阴阳对立制约关系为主的是

A. 酸　　　　　B. 辛

C. 甘　　　　　D. 苦

84.《素问·生气通天论》所言："脾气不濡，胃气乃厚"，是由于"味过于"

85.《素问·生气通天论》所言："筋脉沮弛，精神乃央"，是由于"味过于"

A. 欲便不出，嗳气频作

B. 大便干结，潮热盗汗

C. 排便困难，气短乏力

D. 大便干结，心悸失眠

86. 气虚所致便秘多表现为

87. 阴虚所致便秘多表现为

A. 口气臭秽难闻，牙龈腐烂

B. 口气腐臭，或兼咳吐脓血

C. 口气酸臭，伴见纳呆腹胀

D. 口气臭秽

88. 内痈的口气异常是

89. 牙疳的口气异常是

A. 0.5～1g　　　B. 1～2g

C. 3～6g　　　　D. 6～9g

90. 鹿茸内服的常用量是

91. 蛤蚧内服的常用量是

A. 化痰止咳　　　B. 健脾化湿

C. 益气活血　　　D. 生津润肺

92. 红景天的功效是

93. 绞股蓝的功效是

A. 大黄　　　　　B. 厚朴

C. 枳实　　　　　D. 甘遂

94. 大陷胸汤的君药是

95. 黄龙汤的君药是

A. 龙胆泻肝汤　　B. 清胃散

C. 黄连解毒汤　　D. 凉膈散

96. 配方特点体现"火郁发之"的是

97. 配方特点体现"以泻代清"的是

A. 祛风通络，散寒除湿

B. 清热通络，祛风除湿

C. 散寒通络，祛风除湿

D. 温经散寒，祛风除湿

98. 肢体关节疼痛，屈伸不利，遇寒痛甚，恶寒，舌质淡，苔薄白，脉弦紧。治疗宜选

99. 肢体关节疼痛，活动不利，得冷则舒，恶风，舌质红，苔黄腻，脉滑数。治疗宜选

A. 为气、痰、瘀交结，阻隔于食道、贲门

B. 气郁痰阻，无形之邪阻结于咽部

C. 胃失和降，胃气上逆

D. 脾胃衰败，胃中无火，难于腐熟食入之谷物

100. 噎膈的病机是

101. 反胃的病机是

A. 耳聋取听宫

B. 牙痛取内庭

C. 小儿疳积取四缝

D. 中气不足取百会

102. 属于近部选穴的是

103. 属于对症选穴的是

A. 四缝　　　　B. 二白

C. 腰痛点　　　D. 外劳宫

104. 位于手指第 2～5 指掌面的近侧指间关节横纹中央的腧穴是

105. 位于手背第 2、3 掌骨间，掌指关节后 0.5 寸凹陷中的腧穴是

三、X 型题：106～165 小题，每小题 2 分，共 120 分。在每小题给出的 A、B、C、D 四个选项中，至少有两项是符合题目要求的。请选出所有符合题目要求的答案，多选或少选均不得分。

106. 内生五邪中，火热内生的病机有

A. 阳盛化火　　B. 食积化火

C. 邪郁化火　　D. 阴虚火旺

107. 在五行关系中，木气有余可以导致

A. 克土　　　　B. 乘土

C. 生火　　　　D. 侮金

108. 多发气滞的脏有

A. 肺　　　　　B. 肝

C. 肾　　　　　D. 胃

109. 不属情志异常病机的有

A. 怒则气上　　B. 寒则气收

C. 灵则气泄　　D. 劳则气耗

110. 血在脉管中正常运行依赖于

A. 气的推动作用

B. 气的防御作用

C. 气的固摄作用

D. 脉道的通畅完整

111. 循行于口唇的经络有

A. 督脉、冲脉、足厥阴肝经、足阳明胃经

B. 任脉、手阳明大肠经、足厥阴肝经、足阳明胃经

C. 任脉、督脉、足厥阴肝经、足少阳

胆经

D. 任脉、冲脉、足阳明胃经、足少阳
胆经

112. 六气转变为六淫的条件包括

A. 六气的太过与不及

B. 非其时而有其气

C. 气候变化过于急骤

D. 人体正气不足

113. 引起脉道不利而致气滞血瘀的原因包括

A. 津液枯涸　　B. 脉失濡养

C. 痰浊内阻　　D. 气机不畅

114. 肺气不足常见的病理变化有

A. 咳喘无力　　B. 卫气郁遏

C. 水液停聚　　D. 卫阳虚弱

115. 属于因人制宜范畴的是

A. 用温远温，用凉远凉

B. 西北之病多寒，治宜辛温

C. 阳盛之体慎用温热

D. 月经期、妊娠期用药时慎用或禁用
峻下破血之品

116. 燥苔主病

A. 热邪炽盛　　B. 阴液亏耗

C. 湿热内蕴　　D. 气不化津

117. 心悸的病因病机包括

A. 气血两虚，心神失养

B. 阳虚水泛，水气凌心

C. 心脉痹阻，血行不畅

D. 心阳亏虚，推动无力

118. 泄泻的病因包括

A. 感受外邪　　B. 饮食所伤

C. 久病年老　　D. 情志失调

119. 排便不爽的原因包括

A. 脾失健运，清气下陷

B. 肝郁乘脾，大肠气滞

C. 大肠湿热，肠道气滞

D. 食积肠腑，气机不利

120. "大实有羸状"的临床表现包括

A. 声高气粗，伴有倦怠乏力

B. 腹部硬满，伴有身体消瘦

C. 腹胀喜暖，伴有胸闷气逆

D. 脉搏有力，伴有声低气怯

121. 表里俱虚证的症状包括

A. 眩晕　　　　B. 自汗

C. 恶风　　　　D. 便溏

122. 血热证常见的临床表现包括

A. 衄血　　　　B. 尿血

C. 月经后期　　D. 咯血

123. 内湿证的临床表现包括

A. 浮肿　　　　B. 尿少

C. 腹泻　　　　D. 舌胖

124. 营分证的症状是

A. 心烦不寐　　B. 斑疹显露

C. 夜间低热　　D. 时有谵语

125. 下焦病证的临床表现包括

A. 口燥咽干　　B. 身热颧红

C. 寒热往来　　D. 手足心热

126. 功能清肝火的药物有

A. 青黛　　　　B. 熊胆

C. 野菊花　　　D. 夏枯草

127. 治疗水肿宜选用的有

A. 秦艽　　　　B. 防己

161. 针灸辨证选穴中，正确的是
    A. 胁痛气滞血瘀证取太冲、内关、行间
    B. 心悸心脉瘀阻证取膻中、膈俞、心俞
    C. 瘿闭脾气虚弱证取气海、足三里、脾俞
    D. 痛病肝肾阴虚证取肝俞、肾俞、三阴交

162. 可用刺络拔罐法治疗的是
    A. 痤疮   B. 扭伤
    C. 乳痈   D. 风湿痹病

163. 关于腧穴定位的叙述，正确的是
    A. 悬钟位于小腿外侧，外踝尖上5寸，腓骨前缘
    B. 光明位于小腿外侧，外踝尖上3寸，腓骨前缘
    C. 上巨虚位于小腿外侧，犊鼻下6寸，犊鼻与解溪连线上
    D. 下巨虚位于小腿外侧，犊鼻下9寸，犊鼻与解溪连线上

164. 关于腧穴归经的表述中，正确的是
    A. 偏历属于手阳明大肠经
    B. 支沟属于手少阴心经
    C. 中脘属于足阳明胃经
    D. 阴谷属于足少阴肾经

165. 下列各项中，属于远部选穴的是
    A. 目疾选光明
    B. 上牙痛选内庭
    C. 耳疾选中渚
    D. 胃痛选中脘

C. 柔肝息风　　D. 滋阴潜阳

147. 关格的证候包括

A. 脾气不升，浊瘀阻塞

B. 脾肾阳虚，湿浊内蕴

C. 肝肾阴虚，虚风内动

D. 肾气衰微，邪陷心包

148. 呕吐的病因包括

A. 外邪犯胃　　B. 情志失调

C. 饮食不节　　D. 体虚久病

149. 心痛如绞，心痛彻背，形寒，心悸，冷汗出，面色苍白，苔薄白，脉沉紧。治疗宜选用

A. 参附汤

B. 右归饮

C. 枳实薤白桂枝汤

D. 当归四逆汤

150. 癃闭的症状特点有

A. 小便量少　　B. 小便频数

C. 点滴不畅　　D. 小便闭塞不通

151. 痹证日久的病机是

A. 津血凝聚，痰瘀痹阻

B. 耗伤气血，伤及肝肾

C. 内舍脏腑，致五脏痹

D. 脾肾虚衰，病情危笃

152. 阳痿的基本病机包括

A. 肝郁不舒，湿热下注

B. 脏腑受损，精血不足

C. 邪气郁滞，宗筋失养

D. 心火失养，难行君主之令

153. 水肿阳水属湿毒浸淫证，治疗宜选用

A. 麻黄连翘赤小豆汤

B. 越婢加术汤

C. 五味消毒饮

D. 五皮饮

154. 治疗疟疾之正疟，可选用

A. 截疟七宝饮

B. 白虎加桂枝汤

C. 柴胡桂枝干姜汤

D. 柴胡截疟饮

155. 肺胀加重可见的症状有

A. 抽搐　　　　B. 嗜睡

C. 昏迷　　　　D. 出血

156. 呕吐属实证的常用治法是

A. 解表　　　　B. 消食

C. 化痰　　　　D. 活血

157. 关于眩晕的辨证要点，说法正确的是

A. 应辨别相关脏腑

B. 虚证多与气、血、精有关

C. 实证多与风、痰、瘀有关

D. 应辨别轻重缓急

158. 下列腧穴中，孕妇不宜针刺的是

A. 合谷　　　　B. 三阴交

C. 肩井　　　　D. 昆仑

159. 下列选项中，属上下配穴法的是

A. 咽痛取鱼际、太溪

B. 子宫脱垂取百会、气海

C. 心胸疾病取巨阙、心俞

D. 胃脘痛取内关、足三里

160. 下列五输穴中，五行属土，且为原穴的是

A. 冲阳　　　　B. 太冲

C. 小海　　　　D. 神门

C. 桑枝　　　　D. 香薷

A. 鳖甲煎丸　　　B. 枳实导滞丸

C. 消瘰丸　　　　D. 大黄䗪虫丸

128. 金钱草的主治病证有

    A. 黄疸　　　　B. 石淋

    C. 热淋　　　　D. 疔疮

138. 芍药汤中调气和血的药物是

    A. 当归　　　　B. 芍药

    C. 木香　　　　D. 槟榔

129. 干姜的主治病症有

    A. 亡阳证　　　B. 脾胃虚寒

    C. 阴虚燥咳　　D. 寒饮咳喘

139. 体现"培土生金"之法的方剂是

    A. 一贯煎　　　B. 参苓白术散

    C. 麦门冬汤　　D. 琼玉膏

130. 具有破血止痛，消食化积功效的有

    A. 山楂　　　　B. 莪术

    C. 三棱　　　　D. 刘寄奴

140. 新加黄龙汤的组成药物中含有

    A. 大黄、芒硝、甘草

    B. 厚朴、枳实、大枣

    C. 当归、人参、生姜汁

    D. 生地、麦冬、玄参

131. 具有化痰、软坚功效的有

    A. 海浮石　　　B. 黄药子

    C. 牡蛎　　　　D. 昆布

141. 天麻钩藤饮的功用是

    A. 滋阴潜阳　　B. 平肝息风

    C. 清热活血　　D. 补益肝肾

132. 治疗肺热咳喘，宜选用的有

    A. 桑白皮　　　B. 葶苈子

    C. 马兜铃　　　D. 枇杷叶

142. 牵正散的药物组成是

    A. 白附子　　　B. 蜈蚣

    C. 全蝎　　　　D. 白僵蚕

133. 羚羊角主治

    A. 惊痫抽搐　　B. 头痛眩晕

    C. 目赤翳障　　D. 温毒发斑

143. 当归、生地同用的方剂是

    A. 百合固金汤　B. 黄土汤

    C. 小蓟饮子　　D. 十灰散

134. 具有止汗功效的药物有

    A. 浮小麦　　　B. 五味子

    C. 五倍子　　　D. 莲子

144. 被称为凉开三宝的方剂有

    A. 安宫牛黄丸　B. 苏合香丸

    C. 紫雪　　　　D. 至宝丹

135. 治疗疮疡肿毒，可选用的药物有

    A. 蜂房　　　　B. 蟾酥

    C. 红粉　　　　D. 砒石

145. 海藻玉壶汤的功用是

    A. 化痰软坚　　B. 理气散结

    C. 止咳平喘　　D. 祛湿化痰

136. 桔梗、枳壳同用的方剂是

    A. 贝母瓜蒌散　B. 杏苏散

    C. 血府逐瘀汤　D. 普济消毒饮

146. 阿胶鸡子黄汤的功效是

    A. 滋阴养血　　B. 镇肝息风

137. 具有活血化瘀之功的方剂有

考研中医综合
全真模拟10套卷
（全解析）

答案与解析

主　编　金　华　王　蕾

副主编　张　涛　袁卫玲

编　委　（以姓氏笔画为序）

王蕴晓　石秀琰　刘晓雅　孙溶杉

杜晓航　李祖民　邱楚茨　张明春

胡莲怡　徐子涵　高紫璇　廖维文

中国健康传媒集团

中国医药科技出版社

内 容 提 要

　　本书是"全国硕士研究生入学考试应试指导"系列之一，由知名中医院校教授专家编写而成，编者对于中医各类别的考试辅导、培训都有多年的经验。全书共包含10套模拟试卷，试卷结构与真题试卷一致，紧贴真题、模拟真题设计题目，反映考试趋势和考试动向，帮助考生感受实战氛围，提升应试能力。全书深入浅出，有助于考生掌握历年重要考点内容，成功通过考试。本书是参加临床医学综合能力（中医）硕士研究生入学考试考生的参考用书。

图书在版编目（CIP）数据

　　考研中医综合全真模拟 10 套卷：全解析/金华，王蕾主编. —北京：中国医药科技出版社，2024.3
　　全国硕士研究生入学考试应试指导
　　ISBN 978－7－5214－4529－9

　　Ⅰ.①考… Ⅱ.①金… ②王… Ⅲ.①中医学－研究生－入学考试－题解 Ⅳ.①R2－44

　　中国国家版本馆 CIP 数据核字（2024）第 053732 号

美术编辑　陈君杞
责任编辑　董佳敏
版式设计　友全图文

出版　**中国健康传媒集团**｜中国医药科技出版社
地址　北京市海淀区文慧园北路甲 22 号
邮编　100082
电话　发行：010－62227427　邮购：010－62236938
网址　www.cmstp.com
规格　787×1092 mm $^1/_{16}$
印张　18 $^3/_4$
字数　415 千字
版次　2024 年 3 月第 1 版
印次　2024 年 3 月第 1 次印刷
印刷　北京金康利印刷有限公司
经销　全国各地新华书店
书号　ISBN 978－7－5214－4529－9
定价　**50.00 元**

获取新书信息、投稿、为图书纠错，请扫码联系我们。

编写说明

  "全国硕士研究生入学考试应试指导"之中医综合系列是邀请全国知名一线教授专家组成的中医基础理论、中医诊断学、中药学、方剂学、中医内科学和针灸学团队集体打造的精品丛书。本系列图书包括以下品种。

  《考研中医综合高分题库》根据新版考纲,按照学科要求和章节顺序对考研中医综合所有考点以题目形式展示。全书精心挑选各型测试题共 6000 余道,对常考点和难题做了重点解析,方便考生在复习中自测练习。

  《考研中医综合历年真题与解析》对历年真题试卷进行实录,并予以详细解析。通过练习历年真题,考生不但能把握命题规律和方向,对巩固复习效果也大有裨益,还可作为模拟卷,用于自测,提高实战能力。

  《考研中医综合冲刺试卷》是专为考生最后冲刺阶段准备的。本试卷在分析历年考试的基础上,总结命题重点,抽选高频考点,精编试题,并附参考答案和精选解析。通过冲刺练习,帮助考生检测复习成果,有效调适备战状态,查漏补缺。

  《考研中医综合全真模拟 10 套卷(全解析)》是编者在仔细研习历年真题后,根据多年考前辅导经验进行编写的,通过对重要命题点进行科学预测,合理组卷,题题解析,帮助考生短时间内快速提高应试能力。

  预祝广大考生在激烈的竞争中梦想成真!

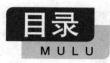

目录
MULU

模拟试卷（一）答案与解析

一、A 型题

1. 答案：C

解析：《素问·灵兰秘典论》云："大肠者，传导之官，变化出焉。小肠者，受盛之官，化物出焉……三焦者，决渎之官，水道出焉。膀胱者，州都之官，津液藏焉，气化则能出矣。"

2. 答案：B

解析：《素问·宣明五气》中的"五劳所伤"为"久视伤血，久卧伤气，久坐伤肉，久立伤骨，久行伤筋"。

3. 答案：B

解析：胃具有接受和容纳饮食水谷的功能。饮食入口，由胃接受并容纳于其中，故胃有"太仓""水谷之海"之称。脾为后天之本。小肠主液。肺为气海。

4. 答案：B

解析：心藏神，又称心主神明，即心具有统帅全身脏腑、经络、形体、官窍的生理活动和主司意识、思维、情志等精神活动的作用。心所藏之神既包括广义之神又包括狭义之神。广义的神是指整个人体生命活动的主宰和总体现。狭义的神是指人的意识、思维、情感、性格等精神活动。《素问·灵兰秘典论》说："心者，君主之官也，神明出焉。"《素问·六节藏象论》说："心者，生之本，神之变也。"心主血脉是指心气推动和调控血液在脉道中运行，流注全身，发挥营养和滋润的作用。心为阳脏而主阳气即心为阳脏、火脏，以阳气为用。心阳能推动心脏搏动，温通全身血脉，兴奋精神。

5. 答案：A

解析：影响血液运行的相关脏腑：①心主血脉，心气推动血液在脉中运行。②肺司呼吸，主一身之气，朝百脉，辅心行血。③肝主疏泄，调畅气机，促进血液的运行和输布。同时肝藏血，调节血液流量并防止出血。④脾主统血，控制血在脉中运行，防止血溢脉外。肾藏精，精生髓，化血，与血液生成关系紧密。

6. 答案：B

解析：十二经脉的流注次序是：从手太阴肺经开始，依次传至手阳明大肠经，足阳明胃经，足太阴脾经，手少阴心经，手太阳小肠经，足太阳膀胱经，足少阴肾经，手厥阴心包经，手少阳三焦经，足少阳胆经，足厥阴肝经，再回到手太阴肺经。这样就构成了一个"阴阳相贯，如环无端"的十二经脉整体循行系统。记忆歌诀为"肺大胃脾心小肠，膀肾包焦胆肝循"。

7. 答案：C

解析：风邪善行是指风邪致病具有病位游移，行无定处的特征。故风邪导致的痹证具有关节游走性疼痛，痛无定处的特性。风邪其性轻扬开泄，指风邪伤人，致人的腠理疏松开张，故汗出，恶风。风性主动是指风邪致病具有动摇不定的症状特点，临床上表现为眩晕、震颤、抽搐、强直等症状。数变，一是指风邪致病具有变幻无常和发病迅速的特征，如风疹皮肤瘙痒，此起彼伏；二是指以风邪为先导的外感疾病一般发病和传变快。

8. 答案：C

解析：阴阳互根，即阴阳的相互依存，互为根本的关系。说明阴和阳任何一方都不能脱离对方而独立存在，且每一方都以另一方作为自己存在的条件或前提。如果这种关系被破坏，就会出现"孤阴不生，独阳不长"，甚则"阴阳离决，精气乃绝"而死亡。阴阳交感，是指阴阳二气在运动中处于相互感应而交合，即相互发生作用。阴阳互藏，是指相互对立的阴阳双方中的任何一方都包含有另一方，即阴中有阳，阳中有阴。又称"阴阳互寓""阴阳互合"。阴阳平衡，是指阴阳双方在相互斗争、相互作用中处于大体均衡的状态，即阴阳协调和相对稳定状态。

9. 答案：C

解析：伏而后发即感邪后，并不立即发病，病邪在体内潜伏一段时间，或在诱因作用下，过时而发病。秋季感受湿邪，冬季发病，所以为伏而后发。感邪即发即感邪后立即发病。徐发指感邪后缓慢发病，是与猝发对比而言。继发即在原发疾病的基础上，继而发生新病。

10. 答案：C

解析：选项中四种脉象均脉位表浅，浮脉特征：轻取即得，重按稍减而不空，举之有余，按之不足；散脉特征：浮散无根，稍按则无，至数不齐；芤脉特征：浮大中空，如按葱管；虚脉特征：三部脉举之无力，按之空虚。

11. 答案：D

解析：本题考查寒证常见的临床表现。寒证是以恶寒喜暖、口淡不渴、面色苍白、肢冷蜷卧、小便清长、大便稀溏、舌淡苔白而润滑、脉迟或紧等为主要表现的证候。头重如裹，一般见于湿邪为病的证候。

12. 答案：D

解析：寒湿困脾症见脘腹痞闷不舒，纳呆口腻，泛恶欲吐，口淡不渴，便溏，头身困重，或肌肤面目发黄，色晦暗不泽，或肢体浮肿，小便短少，舌淡胖苔白腻，脉濡缓。湿热困脾症见脘腹痞闷，纳呆厌食，呕恶口苦，或口甜口黏，便溏不爽，尿黄，肢体困重，渴不多饮，或身热不扬，汗出热不解，或皮肤瘙痒，舌红，苔黄腻，脉濡数。两者区别在于，寒湿困脾证兼寒象，如腹痛喜暖、口淡、带下清稀量多、舌淡胖苔白腻、脉缓；而湿热蕴脾证兼热象，见身热、口苦、尿短黄、皮肤瘙痒、舌红苔黄腻、脉数。故二者鉴别要点中有口苦口黏一项，其余选项都为共同症状。

13. 答案：A

解析：癫病、狂病、痫病都属于神乱的疾病，其中痫病的临床表现为突然昏仆、不省人事、口吐涎沫、四肢抽搐、两目上视、口中如猪羊叫声、醒后如常人；癫病的临床表现为表情淡漠、寡言少语、闷闷不乐，继则发呆、哭笑无常；狂病的临床表现为烦躁不安、登高而歌、弃衣而走、呼号怒骂、打人毁物、不避亲疏。

14. 答案：B

解析：题干中两胁胀痛，口苦咽干为辨证要点，病位在肝。患者就诊时新增寒热往来，并且伴有身目发黄，表明肝胆为邪气所扰，结合舌脉症状"舌红，苔黄厚腻，脉滑"，可知邪气性质为湿热。患者食欲逐渐减少为肝气不舒导致的肝脾不和。

15. 答案：C

解析：患者"恶风、头胀痛、脉浮数"辨为表证；发热、咽喉红肿、口干皆为热证；流黄浊涕、咯吐黄黏痰当属痰热壅肺，湿热阻滞的征象，为常人感冒暑湿伤表证的主要症状表现。与感冒风寒束表证的症状"恶寒重、发热轻、无汗、头痛、肢节酸痛、鼻塞、流清稀痰涕"在寒热表现方面存在明显不同；气虚感冒证的症状为身体乏力、咳嗽无力、打喷嚏、流清涕，伴有反复感冒的情况，症状缠绵难愈，在病程、病势上均与题干中患者不同；阴虚感冒证的症状为身热、微恶风寒，伴有比较明显的阴虚证表现，如汗出较少、心烦、口干、干咳少痰、舌红少苔、脉细数，在症状表现上与题干中患者不同。

16. 答案：C

解析：题干中患者的辨证要点为：咳痰色白清稀、自汗乏力、胸闷心悸、唇舌紫暗。其中，咳痰色白清稀，遇劳加重，自汗乏力，辨证为肺气虚证；胸闷心悸，唇舌紫暗，面色无华，辨证为心脉瘀阻证。其病机核心为肺气虚日久，气虚推动血行不利，导致心脉瘀阻。

17. 答案： C

解析： 题干中患者的辨证要点为：日晡潮热、躁扰不宁、夜寐不安、口干多饮、口唇干裂、热甚伴有谵语，均为"里实热证"。其主诉为：腹痛，按诊脐腹满硬，且大便秘结。因此诊断为便秘属"热结"，病机为热结肠腑。

18. 答案： C

解析： 题干中患者主诉为：自然怀孕3次，均不足3个月流产，伴有腰部酸痛。因肾主封藏，对二便、男子精液、女子经带胎孕等均有固摄作用。肾开窍于耳，患者自诉伴有听力减退，此与肾气虚有关。因此，患者反复流产属肾气虚失于固摄，即"肾气不固证"。

19. 答案： D

解析： 五味子、山药、茯苓的道地产地分别是吉林、河南、云南。广东的砂仁、巴戟天、陈皮都是道地药材。

20. 答案： B

解析： 鸡内金味甘，性平，归脾、胃、小肠、膀胱经。莱菔子味辛、甘，性平，归脾、胃、肺经。南瓜子味甘，性平，归胃、大肠经。仙鹤草味苦、涩，性平，归心、肝经。

21. 答案： C

解析： 海桐皮的功效为祛风燥湿，杀虫止痒，外洗、内服可治疥癣及湿疹。其他选项均无杀虫止痒之功，无此主治。

22. 答案： B

解析： 虎杖的功效是利湿退黄，清热解毒，散瘀止痛，止咳化痰；珍珠草的功效是利湿退黄，清热解毒，明目，消积。故二者的共同功效是利湿退黄，清热解毒。

23. 答案： B

解析： 大腹皮为理气药，归脾、胃、大肠、小肠经，具有行气宽中，行水消肿的功效，主治胃肠气滞之脘腹胀闷，水肿胀满。

24. 答案： A

解析： 儿茶的用法是包煎或入丸散。血竭的用法是研末服或入丸剂。没药的用法是入丸散用。马钱子的用法是炮制后入丸散用。

25. 答案： D

解析： 龙骨与牡蛎的共同功效是镇惊安神，平肝潜阳，收敛固涩，同可用治心神不宁，肝阳眩晕，滑脱诸证。但牡蛎尚有软坚散结，制酸止痛的功效，又可用治瘰疬痰核，胃痛吞酸。

26. 答案： C

解析： 蕲蛇可煎服或研末吞服，研末吞服的用量是1次1~1.5g。

27. 答案： B

解析： 侧柏叶具有凉血止血，化痰止咳之功，止血多炒炭用，化痰止咳宜生用。苎麻根功能凉血止血，安胎，清热解毒，无化痰止咳之功。旋覆花功能降气消痰，行水止呕；马兜铃功能降气止咳平喘，清肠消痔，两者均无止血之功。

28. 答案： A

解析： 龙胆泻肝汤的组成有龙胆草、栀子、黄芩、生地、泽泻、当归、柴胡、木通、车前子、生甘草。大柴胡汤的组成有柴胡、黄芩、芍药、半夏、生姜、枳实、大枣、大黄。两方均含有柴胡、黄芩。

29. 答案： D

解析： 温经汤的组成有桂枝、吴茱萸、川芎、当归、白芍、丹皮、半夏、生姜、麦冬、人参、甘草、阿胶。再造散的组成有黄芪、人参、桂枝、甘草、熟附子、细辛、羌活、防风、川芎、煨生姜。方中不含有麦冬。桂枝汤的组成有桂枝、芍药、炙甘草、生姜、大枣。方中不含有麦冬，且甘草为炙甘草而非生甘草。炙甘草汤的组成有炙甘草、生姜、桂枝、人参、生地黄、阿胶、麦门冬、麻仁、大枣、清酒。甘草为炙甘草而非生甘草。

30. 答案：B

解析： 银翘散的功效是辛凉透表，清热解毒。普济消毒饮的功效是清热解毒、疏风散邪。防风通圣散的功效是疏风解表，泻热通便。

31. 答案：B

解析： 六一散的功效是清暑利湿；新加香薷饮的功效是祛暑解表，清热化湿；清暑益气汤的功效是清暑益气，养阴生津；清络饮的功效是祛暑清热。四方皆有祛暑之效，但只有新加香薷饮还兼解表。

32. 答案：D

解析： 麦门冬汤为治疗肺胃阴虚，气机上逆所致咳嗽或呕吐之常用方剂。《金匮要略·肺痿肺痈咳嗽上气病脉证并治》："大逆上气，咽喉不利，止逆下气者，麦门冬汤主之。"

33. 答案：C

解析： 小活络丹的功效是祛风除湿，化痰通络，活血止痛。主治为风寒湿痹。《太平惠民和剂局方》记载该方："治丈夫元脏虚气，妇人脾血久冷，诸般风邪湿毒之气，留滞经络，流注脚手……不思饮食，冲心闷乱，及一切痛风走注，浑身疼痛。"消风散主治风疹、湿疹。牵正散主治风痰阻于头面经络所致口眼㖞斜。大秦艽汤主治风邪初中经络证。

34. 答案：D

解析： 旋覆代赭汤中，生姜用量独重，寓意有三：一为和胃降逆以增止呕之效，二为宣散水气以助祛痰之功，三可制约代赭石的寒凉之性，使其镇降气逆而不伐胃。

35. 答案：A

解析： 麻黄附子细辛汤的功效是助阳解表。方中用麻黄为君药，发汗解表。阳和汤

的功效是温阳补血，散寒通滞。方中用少量麻黄，辛温达卫，宣通毛窍，开肌腠，散寒凝，为佐药。所以两者配伍麻黄用意均为发汗解表。

36. 答案：D

解析： 心悸瘀阻心脉证的病机核心为瘀血阻滞心脉，心神失于气血濡养。治疗以活血化瘀，理气通络为主。代表方为桃仁红花煎。桃仁红花煎活血化瘀，治疗妇人月水不通血瘀证，用于心悸瘀阻心脉证以祛除心脉中瘀滞为主。

37. 答案：C

解析： 哮病的病理因素以痰为主，丹溪云："哮病专主于痰。"哮病发作的基本病理变化为"伏痰"遇感引触，邪气触动停积之痰，痰随气升，气因痰阻，痰气壅塞于气道，气道狭窄挛急，通畅不利，肺气宣降失常而喘促，痰气相互搏击而致痰鸣有声。因此，哮病发作期为痰阻气闭，以邪实为主。而选项 A、B、D 影响津液布散、水液运化，以致津液凝聚成痰，伏藏于肺，成为发病的潜在诱因，并非发作期的病机。

38. 答案：A

解析： 吴茱萸汤温胃暖肝，温中补虚，降逆止呕。主治胃寒呕吐，肝寒上逆，肾寒上逆。此方肝、肾、胃三经同治。

39. 答案：A

解析： 题干中患者主诉为突然昏仆倒地，不省人事，诊断为中风。结合平素身体虚弱，刻下目合口张，手撒肢冷，汗多，小便自遗，肢体软瘫等应辨证为中风之脱证，治疗原则以救阴回阳固脱为主，选用方剂参附汤合生脉散，其中参附汤益气回阳，生脉散益气养阴，共同达到回阳救逆，益气固脱的作用。

40. 答案：D

解析： 题干中患者主诉为痫病，结合平素头晕头痛，痛有定处，颜面口唇青紫，舌质暗红有瘀斑，可以诊断为痫病属瘀阻脑络

证。病机要点为瘀血阻窍，脑络闭塞，神识失养。以活血化瘀，息风通络为主，代表方为通窍活血汤。该方活血化瘀，通窍活络，用于治疗血瘀诸证。

41. 答案：A

解析： 题干中患者反复胃脘痞闷，诊断为"痞满"。因胸胁胀痛，心烦易怒，善太息，且与情志有关，辨证为肝胃不和证。主要病机为肝气犯胃，胃气郁滞；治法为疏肝解郁，和胃消痞。选用处方是越鞠丸合枳术丸。该方具有行气解郁，健脾消食，行气化湿的功效。主治肝气郁滞，肝胃不和证。

42. 答案：A

解析： 题干中患者时发呕吐1月余，诊断为"呕吐"。因呕吐清水痰涎，胃脘胀满，辨证为痰饮内停。因痰饮内停导致中阳不振，出现纳少、头晕、心悸等症状，舌淡白、苔厚腻亦为中虚痰饮内停的征象。该患者为呕吐属痰饮内阻证。治法温中化饮，和胃降逆。选用处方是小半夏汤合苓桂术甘汤。小半夏汤具有化痰散饮，和胃降逆的功效，适用于痰饮呕吐。苓桂术甘汤具有温阳化饮，健脾利湿的功效，适用于中阳不足的痰饮证。

43. 答案：C

解析： 本病为胁痛，根据症状、舌、脉可知证属肝胆湿热证。因饮食不节、积湿蕴热、外感湿热以及邪郁少阳，均可导致肝胆湿热蕴结，气失疏泄，络脉失和，引起胁肋胀痛或灼热疼痛。湿热困脾以致纳呆泛呕，胆汁失于疏泄而泛溢则身目发黄、口苦、小便色赤。治法当清热利湿、疏利肝胆，方用龙胆泻肝汤加减。柴胡舒肝散疏肝理气，活血止痛，治疗肝气郁滞证；大柴胡汤具有和解少阳，内泻热结之功效，主治少阳阳明合病；丹栀逍遥丸舒肝解郁，清热调经，用于肝郁化火证。

44. 答案：B

解析： 题干中患者曾因血淋"小便刺痛，

夹有血块，疼痛急迫"进行治疗，今小便虽"短赤带血，尿色淡红"，但"尿痛涩滞不明显"，诊断为尿血。结合"腰膝酸软，盗汗，神疲乏力，舌质红，脉细数"等阴精不足，虚火内生的表现，辨证为肾（阴）虚火旺证。舌质红，脉细数，与肾阴虚火旺证相合。该患者为尿血属肾阴虚火旺证。治法滋阴降火，凉血止血。选用处方是知柏地黄丸。知柏地黄丸具有滋阴清热的功效，适用于阴虚火旺证。

45. 答案：A

解析： 患者发作头摇、肢颤，且病程日久，当属风证，辨证多为虚损。复因平素神疲、乏力、面色淡白、心悸、气短、舌质淡红、脉沉濡而无力，辨为气血亏虚。因肝藏血，主筋脉，肝血不足，筋脉失于润养，发作内虚暗风，以病程长、肢体麻木、震颤为辨证要点。故患者病机为气血不足，筋脉失养，虚风内动。选项B阳虚失于温煦，当有四肢厥冷；选项C髓海不足，肢体筋脉当痿废不用；选项D肝肾阴精不足，当有时发转筋，腰膝酸软。

46. 答案：B

解析： 题干中患者进行性吞咽困难，食入即吐，诊断为噎膈。因口干，胃脘灼热，大便干结，皮肤干涩，小便短赤量少，辨证为津亏热结证；舌质红，干裂少津，脉细数，与津亏热结证相合。治法为滋阴养血，润燥生津。取"增水行舟"之意，大便自行。

47. 答案：C

解析： 癃闭属肺热壅盛证病机为肺热壅盛，失于肃降，不能通调水道，无以下输膀胱。治法为清泄肺热，通利水道。选用处方是清肺饮。清肺饮具有清泄肺热，养阴增液的功效，适用于癃闭属肺热壅盛证。

48. 答案：D

解析： 题干中患者皮肤青紫，有瘀斑，诊断为紫斑。因内热导致血热妄行，见鼻衄；热壅脏腑可见口渴，便秘，舌质红，苔黄。该患者诊断为紫斑属血热妄行证，治宜清热解毒，凉血止血。选用处方是十灰散。十灰散具有凉血止血的功效，适用于血热妄行的出血证。

49. 答案：A

解析： 题干中患者小便量少与呕吐并见，诊断为"关格"。因患者伴有头晕，手足抽动，腰膝酸软等表现，辨证为肝肾阴虚，肝风内动证。因肾虚导致膀胱气化不利，小便量少，湿浊毒邪内蕴三焦，故苔黄腻。

50. 答案：B

解析： 题干中患者下肢水肿十余年，诊断为水肿。因病程日久，肿势时轻时重，根据腰部刺痛、血尿、舌质紫暗等血行瘀阻的征象，辨证为瘀水互结证。基本病机为水停湿阻，气滞血瘀，三焦气化不利。治法以活血化瘀，行气利水为主。选用处方为桃红四物汤合五苓散。桃红四物汤活血化瘀，治疗诸瘀血证；五苓散温阳利水，治疗阳虚气化不利的太阳蓄水证。

51. 答案：B

解析： 题干中患者心胸部刺痛，且闷塞不舒，诊断为"真心痛"。因气短乏力，心胸部刺痛，动后尤甚，辨证为心气不足；因痛如针刺，且舌质紫暗，辨证为瘀滞心脉。病机为心气不足，血行无力，心脉瘀滞。治法为益气活血，通脉止痛。选用处方为保元汤合血府逐瘀汤。保元汤具有益气温阳的功效，血府逐瘀汤具有活血化瘀的功效，适用于真心痛属气虚血瘀证。

52. 答案：C

解析： 阳陵泉和率谷均属足少阳胆经腧穴。阳陵泉主治肝胆犯胃病证，下肢、膝关节疾患，小儿惊风，肩痛。率谷主治偏头痛，眩晕，小儿急、慢惊风。悬钟主治痴呆、中风等髓海不足疾患及颈项强痛、胸胁满痛、下肢痿痹等；光明主治目疾、胸乳胀痛、乳少及下肢痿痹。二者均不治疗小儿惊

风。太冲主治中风、小儿惊风、眩晕等肝经风热证；曲泉主治妇科病、遗精、阳痿、疝气、小便不利、膝膑肿痛、下肢痿痹等。太冲可治疗小儿惊风，但是曲泉不能。章门主治脾胃病及肝胆病；期门主治肝胃病证、郁证、奔豚气、乳痈。二者均不治疗小儿惊风。

53. 答案：B

解析： 照海穴为足少阴肾经腧穴，在踝区，内踝尖下 1 寸，内踝下缘边际凹陷中。

54. 答案：A

解析： 菀陈类病证的治疗原则是通过清除瘀血的刺血疗法排出恶血，即菀陈则除之。此外针灸的治疗原则还有寒则留之，虚则补之，热则疾之等。

55. 答案：A

解析： 针下得气后，先浅后深，重插轻提，以下插用力为主者为补法；先深后浅，轻插重提，以上提用力为主者为泻法。

[56～58] 答案：D、B、C

解析： 题干中患者心悸气急，喘促，不能平卧，诊断为"心衰"。并伴有痰多色白如泡沫，胸闷脘痞，四肢浮肿，辨证为"痰饮阻肺"。病机为痰饮阻于心脉，气血不通。因此可见面部、口唇青紫，舌质紫暗。"心衰"属"痰饮阻肺型"治法宜用"化痰逐饮活血法"，主方苓桂术甘汤合葶苈大枣泻肺汤。苓桂术甘汤具有温阳化饮，健脾利湿的功效，可以用于中阳不足的痰饮证；葶苈大枣泻肺汤具有泻肺祛痰，利水平喘的功效，可以用于肺中痰涎壅滞，喘咳不得卧，甚则一身面目浮肿。患者在痰饮阻肺的病机基础上，随着病程的发展，逐渐出现胁下积块，且颈部静脉青筋暴露，表明瘀血证较之前尤甚，需在处方内增入活血化瘀的药味，如桃仁、红花等。

[59～61] 答案：D、C、B

解析： 根据题干中患者的主诉"咳嗽，气急"，可以诊断为咳嗽，病位在肺。痰多

色黄，咳吐不爽，面赤身热，口干而黏，口渴欲饮，舌质红，苔黄腻，脉滑数，表明肺气为痰热所壅滞。因此该患者最可能属于痰热壅肺，肺失肃降。咳嗽属痰热壅肺证，治法以清热肃肺，豁痰止咳为主，代表方剂为清金化痰汤，功效为清肺化痰，适用于痰热壅肺证，症见咳嗽咳痰，痰黄腥臭或带血丝，面赤，鼻出热气，咽喉干痛，舌红，苔黄腻等。

[62～64] 答案：B、A、C

解析： 题干中患者主诉为心悸而痛，据此诊断为"胸痹"。胸痹主要病机为心脉痹阻，病位在心，涉及肝、肺、脾三脏。患者腰膝冷痛，自汗明显，且四肢不温，舌体胖大有齿痕，故属肾阳虚证。综上所述，该患者为胸痹属肾阳虚证。因胸痹属心肾阳虚证的病机为阳气虚衰，胸阳不振，气机痹阻，血行瘀滞，因此治法以温补阳气，振奋心阳为主。代表方剂为参附汤，主治元气大亏，阳气暴脱的病证，症见四肢不温，呼吸微弱等，适用于心阳不振相关疾病。右归饮具有温补肾阳的功效，配合参附汤同用，可以促进患者阳气的恢复，达到温补阳气，振奋心阳的效果。

[65～67] 答案：A、B、D

解析： 患者主诉为心前区闷痛，故诊断为胸痹心痛。患者年过半百而阴虚，肾气渐衰。肾阳虚衰不能鼓动心阳，引起心气不足。血脉失于温煦，心气鼓动无力而痹阻不通，发为胸部阵阵隐痛，胸闷气短，心悸；心气不足，机能活动衰减，故见神疲懒言，倦怠乏力；卫外不固，则易汗出；舌质淡红，舌体胖且边有齿痕，脉虚细提示气虚，有气血不充之象。因此，本病证型属气阴两虚。治法当益气养阴，活血通脉。方用生脉散合人参养荣汤，前者益气敛阴，后者补气养血、宁心安神。

[68～70] 答案：D、C、C

解析： 该患者辨证为郁证肝气郁结证。

针灸治疗应选督脉、手少阴经及手足厥阴经经穴。治疗郁证的主穴有百会、印堂、神门、太冲、内关、膻中。郁证咽部异物哽塞感明显者配天突、照海；肝气郁结证配期门、肝俞；气郁化火证配行间、侠溪；痰气郁结证配丰隆、中脘。

[71～73] 答案：A、B、D

解析： 根据主诉，可辨病为消渴；消渴病治疗以相应背俞穴及足少阴、足太阴经穴为主。根据症状及舌象、脉象，可辨证为肾阴亏虚证，属下消，配穴为复溜、太冲。胃脘下俞为奇穴，是治疗本病的经验效穴。其他三项均为治疗本病的辨证选穴。

74. 答案：B

解析： 造成患者中度残疾、器官组织损伤导致严重功能障碍的属二级医疗事故。

75. 答案：D

解析： 医疗事故，是指医疗机构及其医务人员在医疗活动中，违反医疗卫生管理法律、行政法规、部门规章和诊疗护理规范、常规，过失造成患者人身损害的事故。

76. 答案：A

解析： 具有下列条件之一的，可以参加执业医师资格考试：一、具有高等学校医学专业本科以上学历，在执业医师指导下，在医疗、预防、保健机构中试用期满一年的。二、取得执业助理医师执业证书后，具有高等学校医学专科学历，在医疗、预防、保健机构中工作满二年的；具有中等专业学校医学专业学历，在医疗、预防、保健机构中工作满五年的。

77. 答案：C

解析： 人体试验的道德原则包括：①知情同意原则；②有利无伤原则；③医学目的原则；④实验对照原则。

78. 答案：C

解析： 未经批准擅自开办医疗机构行医或者非医师行医的，由县级以上人民政府卫生行政部门予以取缔，没收其违法所得及其药品、器械，并处十万元以下的罚款；对医师吊销其执业证书；给患者造成损害的，依法承担赔偿责任；构成犯罪的，依法追究刑事责任。

79. 答案：D

解析：有下列情形之一的，不属于医疗事故：①在紧急情况下为抢救垂危患者生命而采取紧急医学措施造成不良后果的；②在医疗活动中由于患者病情异常或者患者体质特殊而发生医疗意外的；③在现有医学科学技术条件下，发生无法预料或者不能防范的不良后果的；④无过错输血感染造成不良后果的；⑤因患方原因延误诊疗导致不良后果的；⑥因不可抗力造成不良后果的。医生王某的行为属于第一种情况，所以不构成医疗事故。

80. 答案：A

解析：发生医疗事故争议时，死亡病例讨论记录、疑难病例讨论记录、上级医师查房记录、会诊意见、病程记录应当在医患双方在场的情况下封存和启封。封存的病历资料可以是复印件，由医疗机构保管。患者死亡，医患双方当事人不能确定死因或者对死因有异议的，应当在患者死亡后48小时内进行尸检；具备尸体冻存条件的，可以延长至7日。尸检应当经死者近亲属同意并签字。

81. 答案：C

解析：因受刑事处罚，自刑罚执行完毕之日起至申请注册之日止不满二年的，不予注册。

二、B 型题

[82～83] 答案：B、C

解析：《素问·举痛论》曰："百病生于气也，怒则气上，喜则气缓，悲则气消，恐则气下……惊则气乱……思则气结。"喜则气缓指过度喜乐伤心，导致心气涣散不收，重者心气暴脱、神不守舍的病机变化。思则气结是指过度思虑伤脾，导致脾气结滞、运

化失职的病机变化。

[84～85] 答案：B、C

解析：阳中求阴，是指在补阴时适当配用补阳药，以促进阴液的化生，适用于治疗阴虚之虚热证。热因热用，是指用温热性质的方药治疗具有假热现象的病证，适用于治疗阴盛格阳的假热证。热者寒之适用于治疗实热证和里热证。

[86～87] 答案：D、B

解析：脘痞，伴见嗳腐吞酸者，多为食滞胃脘；伴见食少便溏者，多为脾胃气虚；伴见饥不欲食，干呕者，多为胃阴亏虚；伴见纳呆呕恶，苔腻者，多为湿邪困脾；伴见胃脘有振水声者，多为饮停胃腑。

[88～89] 答案：D、A

解析：肝阳化风证临床表现为：眩晕欲仆，头摇肢颤，言语謇涩或舌强不语，手足麻木，步履不正等；热极生风证临床表现为：手足抽搐，颈项强直，两目上视，牙关紧闭，角弓反张，高热神昏等；阴虚动风证临床表现为：手足蠕动，午后潮热，五心烦热，口咽干燥，形体消瘦等；血虚生风证临床表现为：手足震颤，肌肉𝘫动，关节拘急不利，肢体麻木，眩晕耳鸣，面白无华等。

[90～91] 答案：B、A

解析：竹沥与天竺黄均为清化热痰药，均能清热豁痰，定惊，竹沥尚能开窍。百部与紫菀均为止咳平喘药，均能润肺下气，止咳，百部尚能杀虫灭虱，紫菀尚兼化痰。

[92～93] 答案：C、D

解析：桃仁、红花均无行气作用，血瘀气滞痛证不应选用。郁金、川芎均能活血行气止痛，用于血瘀气滞痛证；郁金兼利胆退黄，还用于湿热黄疸，川芎兼祛风止痛，为头痛要药。

[94～95] 答案：D、A

解析：实脾散的组成有姜厚朴、白术、木瓜、木香、草果、大腹子、炮附子、茯苓、炮姜、炙甘草。四逆汤的组成有炙甘

草、干姜、生附子。

[96～97] 答案： D、B

解析： 补中益气汤重用黄芪，味甘微温，入脾、肺经，补中益气，升阳固表，为君药。炙甘草汤重用生地黄滋阴养血为君，《名医别录》谓地黄"补五脏内伤不足，通血脉，益气力"。

[98～99] 答案： B、C

解析： 肺痈分为初期、成痈期、溃脓期和恢复期4个阶段。初期的临床表现为：恶寒发热，咳嗽，咳白色黏痰，痰量日渐增多，胸痛，咳则痛甚，呼吸不利，口干鼻燥，舌苔薄黄，脉浮数而滑。成痈期的临床表现为：身热转甚，时时振寒，继则壮热，汗出烦躁，咳嗽气急，胸满作痛，转侧不利，咳吐浊痰，呈黄绿色，自觉喉间有腥臭味，口干咽燥，舌苔黄腻，脉滑数。溃脓期的临床表现为：咳吐大量脓痰，或如米粥，或痰血相兼，腥臭异常，有时咳血，胸中烦满而痛，甚则气喘不能卧，身热面赤，烦渴喜饮，舌苔黄腻，舌质红，脉滑数或数实。恢复期的临床表现为：身热减退，咳嗽减轻，咳吐脓痰渐少，臭味亦淡，痰液转为清稀，精神渐振，食纳好转；或有胸胁隐痛，难以平卧，气短，自汗盗汗，低热，午后潮热，心烦，口燥咽干，面色无华，形体消瘦，精神萎靡，舌质红或淡红，苔薄，脉细或细数无力。

[100～101] 答案： C、B

解析： 不换金正气散功效是温中燥湿，调气和血，是治疗痢疾之寒湿痢的代表方。连理汤的功效是温中清肠，调气化滞，是治疗痢疾之休息痢的代表方。

[102～103] 答案： B、A

解析： 间使穴属手厥阴心包经腧穴，在前臂区，腕掌侧远端横纹上3寸，掌长肌腱与桡侧腕屈肌腱之间；郄门穴属手厥阴心包经腧穴，在前臂区，腕掌侧远端横纹上5寸，掌长肌腱与桡侧腕屈肌腱之间；支沟穴属手少阳三焦经腧穴，在前臂后区，腕背侧远端横纹上3寸，尺骨与桡骨间隙中点；通里穴属手少阴心经腧穴，在前臂前区，腕掌侧远端横纹上1寸，尺侧腕屈肌腱的桡侧缘。

[104～105] 答案： C、B

解析： 梁门穴属足阳明胃经腧穴，在上腹部，脐中上4寸，前正中线旁开2寸；操作宜直刺0.8～1.2寸，过饱者禁针，肝大者右侧慎针或禁针，不宜做大幅度提插。昆仑穴属足太阳膀胱经腧穴，可治疗滞产，孕妇禁用，经期慎用。

三、X型题

106. 答案： ABC

解析： 瘀血致病的共同特点包括阻滞气机、瘀阻经脉、病位固定、病症繁多。易于蒙蔽心神为痰饮的致病特点。

107. 答案： BD

解析： 阴虚证所致虚热证，治宜滋阴以抑阳，即王冰所谓"壮水之主，以制阳光"，《内经》所谓"阳病治阴"。阳虚证所致虚寒证，治宜扶阳以抑阴，即王冰所谓"益火之源，以消阴翳"，《内经》所谓"阴病治阳"。

108. 答案： BCD

解析： 肺的生理特性包括肺为华盖、娇脏、喜润恶燥。六腑的生理特性是以通为用。

109. 答案： AB

解析： 心和脾的关系表现在血液的生成和运行两个方面。脾主运化而为气血生化之源，水谷精微经脾转输至心肺而化赤为血。心主血脉，心生血养脾以维持其运化功能。血液在脉中正常运行，既有赖于心气的推动，又依靠脾气的统摄，心主行血与脾主统血相反相成、协调平衡，维持着血液的正常运行。心与肝的关系表现在精神调节方面；肺和脾的关系表现在津液的代谢。

110. 答案：BC

解析：宗气的生成主要包括两个来源：一是脾胃运化的水谷之精所化生的水谷之气；二是肺从自然界中吸入的清气，二者相结合生成宗气。心主血脉依靠心气推动作用；肝主疏泄调畅全身气机。

111. 答案：BCD

解析：气与血的关系主要表现两个方面，一为气为血之帅，即气能生血、气能行血和气能摄血。二为血为气之母，即血能养气和血能载气。其中血能载气，使气依附血而不致散失，气有赖血之运载而运行全身。

112. 答案：ACD

解析：经别的生理功能包括：①加强十二经脉表里两经在体内的联系；②加强体表与体内、四肢与躯干的向心性联系；③加强十二经脉和头面部的联系；④扩大十二经脉的主治范围；⑤加强足三阴、足三阳经脉与心脏的联系。别络具有加强十二经脉表里两经在体表联系的作用。

113. 答案：BD

解析：寒性收引，"收引"即收缩牵引之意，寒邪侵袭人体，可使气机收敛，腠理、筋脉挛急收缩。寒邪侵袭肌表，毛窍腠理闭塞，卫阳被郁，不得宣泄，则见恶寒、发热、无汗；寒客于血脉，则气血凝滞，血脉挛缩，则见头身疼痛、脉紧。寒为阴邪，易伤阳气，如寒邪直中脾胃，脾阳受损，见脘腹冷痛、吐泻物清冷。寒性凝滞，"凝滞"，即凝结，阻滞不通。阴寒偏盛，阳气受损，则经脉气血为寒邪凝结阻滞，不通则痛，出现疼痛症状，如寒邪直中胃脘，则脘腹剧痛。

114. 答案：BCD

解析：气逆，指气升之太过，或降之不及，以脏腑之气上逆为特征的一种病理状态。肺为脏腑之华盖，其气主降；胃气以降为顺；肝主疏泄，为刚脏，主升主动。所以气逆病变以肺、胃、肝等脏腑多见。肺气上逆，发为咳逆上气；胃气上逆，发为恶心、呕吐、嗳气、呃逆；肝气上逆，发为头痛头胀、面红目赤、易怒等症。脾气机失调多见气滞和气陷。

115. 答案：CD

解析：用寒远寒、用凉远凉、用温远温、用热远热，是根据四季更迭、四时气候变化而确定的治疗原则。"月生无泻，月满无补，月廓空无治，是谓得时而调之"，是按月节律调理气血的治疗原则。"凡年高之人，最忌剥削"，是根据病人的年龄、性别、体质等不同特点，来制订适宜的治疗原则，即因人制宜。"西北之气，散而寒之"是根据不同地域环境特点，考虑治疗用药的一个原则。

116. 答案：ABC

解析：痿软舌指舌体软弱，无力屈伸，痿废不用的表现。临床意义包括：伤阴、气血俱虚。总的病机是因为气血亏虚，阴液亏耗，舌体的筋脉失于濡养，导致舌体痿废不用。

117. 答案：ABCD

解析：不寐的病因主要包括饮食不节，情志失常，劳倦思虑过度，病后及年迈体虚等。不寐的病理变化为阴阳失和，阳不入于阴。病位主要在心，与肝、脾、肾密切相关。病机分为虚实，实证由肝郁化火，痰热内扰，阳盛不得入阴而致，或因于食滞胃腑，扰动心神而致；虚证多由心脾两虚，心虚胆怯，心肾不交，水火不济，心神失养，阴虚不能纳阳而发。

118. 答案：ABD

解析：噎膈病位在食道，属胃所主，病变脏腑与肝、脾、肾三脏有关。基本病机是脾、胃、肝、肾功能失调，导致津枯血燥，气郁、痰阻、血瘀互结，而致食管干涩，食管、贲门狭窄。病理因素主要为气、痰、瘀。病理性质总属本虚标实。

119. 答案：ABC

解析：排尿次数增多分为两种情况：①小

便短赤，频数急迫者，为淋证，是湿热蕴结下焦，膀胱气化不利所致。②小便澄清，频数量多，夜间明显，是肾阳虚或肾气不固，膀胱失约所致。

120. 答案：ABCD

解析：洪脉属于浮脉类，脉象特征：脉体阔大，充实有力，来盛去衰。主热盛。数脉属于数脉类，脉象特征：一息五至以上，不足七至。主热证，亦主里虚证。促脉属于数脉类，脉象特征：数而时一指，止无定数。主阳热亢盛，瘀滞，痰食停积，脏气衰败。滑脉属于实脉类，脉象特征：往来流利，应指圆滑。主痰湿，食积，实热，也见于青壮年和孕妇。

121. 答案：ABC

解析：亡阳证与亡阴证均属于疾病的危重阶段，临床均表现为突然大汗淋漓，必须及时准确地辨识。亡阳之汗，汗冷清稀，身冷畏寒，四肢厥冷，面色苍白，气息微弱，不渴或渴喜热饮，苔白而润，脉微欲绝。亡阴之汗，汗热黏稠，身热恶热，四肢温暖，面赤颧红，气息较粗，渴喜冷饮，舌红而干，脉细数疾而无力。

122. 答案：ABD

解析：气闭证指邪气阻闭神机或脏器、官窍，以突发昏厥或绞痛为主要表现。常见于急症、重症。临床表现为突然发生昏厥，或内脏绞痛，或二便闭塞，呼吸气粗，声高，脉沉弦有力等。形成气闭证的主要原因有：强烈精神刺激，使神机闭塞；砂石、虫、痰等阻塞脉络、管腔等，导致气机闭塞；溺水、电击等意外事故，致使心肺气闭。

123. 答案：ABCD

解析：气为血之帅，气虚则无力推动血行，导致血液瘀滞难行，形成气虚血瘀证。本证以气虚证和血瘀证的共同表现为主，患者可见面色淡白，身倦乏力，气短懒言，食少纳呆等气虚证的表现；气虚运血无力，血行缓慢，导致血瘀，亦可见面色晦滞，局部

青紫、肿胀等血瘀证的表现。

124. 答案：BCD

解析：脾气虚证、脾阳虚证、脾虚气陷证和脾不统血证，四个证候类型相同的症状包括：纳呆腹胀、食后尤甚、便溏肢倦、食少懒言、神疲乏力、面色萎黄等。脾气虚证另有浮肿、消瘦等表现；脾阳虚证另有腹痛喜温喜按、肢冷尿少等表现；脾虚气陷证另有脘腹坠胀，或便意频数，肛门坠重，甚则脱肛，或子宫下垂等脏器脱垂等表现；脾不统血证另有便血、尿血、鼻衄，或妇女月经过多、崩漏等各种出血症。

125. 答案：ABCD

解析：少阴病证，是外感病过程中的后期阶段，属于全身性阴阳衰败所表现的证候概括。《伤寒论》少阴病提纲证载：少阴之为病，脉微细，但欲寐也。其中包括四逆汤证、真武汤证、附子汤证。①四逆汤证指心肾阳气虚衰，阴寒独盛，病性从阴化寒，以畏寒肢冷、下利清谷等为主要表现的虚寒证候。临床表现：无热恶寒，但欲寐，四肢厥冷，下利清谷，呕不能食，或食入即吐，或身热反不恶寒，甚至面赤，脉微细。②真武汤证是指少阴阳虚，水饮不化，水气泛溢而出现的临床证候。临床表现：腹痛，下利清谷，小便不利，四肢沉重疼痛，或肢体水肿，心悸。③附子汤证是指阳虚寒湿不化，留着肢体关节，阳虚偏盛的临床证候。临床表现：身体、骨节疼痛，手足寒，背恶寒，脉沉。

126. 答案：ABC

解析：莲子为收涩药，能固精缩尿止带，补益脾、肾、心，具有补脾止泻，固涩止带，益肾涩精，养心安神的功效。

127. 答案：ACD

解析：龟甲归肝、肾、心经。功效滋阴潜阳，益肾强骨，养血补心，固经止崩。

128. 答案：AD

解析：温里药具有温里祛寒功效，辛能

散、行，温能通，故能散寒，治里寒实证，个别药兼甘味，能补火助阳，治里寒虚证，故以辛、甘味为主。

129. 答案：ABC

　　解析： 知母有清热泻火，滋阴润燥作用，既可用治气分实热证，又可用治肾阴虚骨蒸潮热；白薇为清虚热药，有退虚热、凉血清热作用；生地为清热凉血药，兼有养阴生津作用，可用治热入营血及阴虚发热证。栀子为清热泻火药，性味苦寒，用治实热、湿热、热毒证，不能用治阴虚发热。

130. 答案：AB

　　解析： 选项均为驱虫药。雷丸多研粉服，不入煎剂；鹤草芽有效成分不溶于水，不入煎剂。苦楝皮、榧子均可入煎剂。

131. 答案：AD

　　解析： 选项均为平肝息风药，天麻、羚羊角均既能平肝阳，又能息肝风，可治肝阳上亢及肝风内动证。牛黄只有息风止痉作用，石决明只有平肝阳作用。

132. 答案：AC

　　解析： 白术为补气药，具有健脾益气，燥湿利水，止汗，安胎功效；苍术为化湿药，具有燥湿健脾，祛风散寒，明目功效。二者的共同功效是健脾，燥湿。

133. 答案：ABC

　　解析： 丹参为活血化瘀药，具有活血通经止痛，清心除烦安神，凉血消痈功效。琥珀、合欢皮、首乌藤为安神药，琥珀有安神，活血，利尿功效；合欢皮有解郁安神，活血消肿功效；首乌藤有养血安神，祛风通络功效。

134. 答案：ABC

　　解析： 麦芽为消食药，具有行气消食，健脾开胃，回乳消胀功效。主治食积不化，脘腹胀满；妇女断乳；肝郁胁痛，肝胃气痛。

135. 答案：BCD

　　解析： 选项均为补阴药。枸杞子、墨旱莲、女贞子均能滋补肝肾，三者分别尚能益精明目、凉血止血、明目乌发。黄精功能补气养阴，健脾，润肺，益肾。

136. 答案：AD

　　解析： 逍遥散的组成有炙甘草、当归、茯苓、白芍、白术、柴胡。独活寄生汤的组成有独活、桑寄生、杜仲、牛膝、细辛、秦艽、茯苓、肉桂心、防风、川芎、人参、甘草、当归、芍药、干地黄。痛泻要方的组成有炒白术、炒白芍、陈皮、防风。方中不含当归。归脾汤的组成有白术、当归、茯苓、炒黄芪、远志、龙眼肉、炒酸枣仁、人参、木香、炙甘草。方中无芍药。

137. 答案：AC

　　解析： 猪苓汤功效利水渗湿，养阴清热。主治水热互结伤阴证。本证由伤寒之邪传里化热，与水相博所致。水热互结，气化不利，热灼阴津，津不上承，则小便不利、发热、口渴欲饮；阴虚生热，内扰心神，则心烦不寐；水气上逆犯肺则为咳嗽，流于胃脘则为呕恶，注于大肠则为下利；水热结于下焦，膀胱气化不利则致小便热涩疼痛，热灼膀胱血络则为血淋；舌红苔白或微黄，脉细数，为里热阴虚之征。法当利水清热为主，兼以养阴。

138. 答案：ABC

　　解析： 加减葳蕤汤的功效是滋阴解表。参苏饮的功效是益气解表，理气化痰。麻黄附子细辛汤的功效是助阳解表。达原饮的功效是开达膜原，辟秽化浊。达原饮为和解剂，不具有扶正之功。

139. 答案：AB

　　解析： 生脉散补气养阴属补气剂，当归补血汤属补血剂。

140. 答案：BC

　　解析： 柴胡疏肝散的功效是疏肝解郁，行气止痛。金铃子散的功效是疏肝泄热，活血止痛。小金丹的功效是化痰祛湿，祛瘀通络。失笑散的功效是活血祛瘀，散结止痛。后两者均无疏肝的作用。

141. 答案：BC

解析：当归四逆汤的组成是当归、桂枝、白芍、细辛、炙甘草、通草、大枣。乌梅丸的组成是乌梅、细辛、干姜、黄连、当归、炮附子、蜀椒、桂枝、人参、黄柏。苓甘五味姜辛汤的组成是茯苓、甘草、干姜、细辛、五味子。九味羌活汤的组成是羌活、防风、苍术、细辛、川芎、白芷、生地、黄芩、甘草。后两者均不含有桂枝。

142. 答案：ABCD

解析：凉膈散功效泻火通便，清上泄下。主治包括：①上中二焦邪郁生热证。②烦躁口渴，面赤唇焦，胸膈烦热，口舌生疮，睡卧不宁，谵语狂妄，或咽痛吐衄，便秘溲赤，或大便不畅，舌红苔黄，脉滑数。

143. 答案：ABCD

解析：理中丸为温里剂之一，功效温中祛寒，补气健脾。主治：①脾胃虚寒证：症见脘腹绵绵作痛，喜温喜按，呕吐，大便稀溏，脘痞食少，畏寒肢冷，口不渴，舌淡苔白润，脉沉细或沉迟无力。②阳虚失血证：症见便血、吐血、衄血或崩漏等，血色暗淡，质清稀。③脾胃虚寒所致的胸痹；或病后多涎唾；或小儿慢惊等。

144. 答案：AC

解析：甘温除热法是指用性味甘温、具有补益作用的方剂治疗虚性发热的方法，补中益气汤治疗气虚发热，当归补血汤治疗血虚发热，都运用了甘温除热法。而普济消毒饮和凉膈散都是运用"火郁发之"治疗方法的方剂。

145. 答案：CD

解析：大补阴丸功效滋阴降火，治疗阴虚火旺证，为补阴剂；虎潜丸功效滋阴降火、强壮筋骨，治疗肝肾不足、阴虚内热之痿证，为补阴剂；地黄饮子功效滋肾阴、补肾阳、开窍化痰，治疗下元虚衰、痰浊上逆

之喑痱证，为阴阳并补剂；龟鹿二仙胶功效滋阴填精、益气壮阳，治疗真元虚损、精血不足证，为阴阳并补剂。

146. 答案：AB

解析：患者主诉心悸不安，诊断为心悸；面色苍白，形寒肢冷，脉沉细无力为阳虚的表现。心悸之心阳不振证，治法：温补心阳，安神定悸。代表方：桂枝甘草龙骨牡蛎汤合参附汤。

147. 答案：ACD

解析：肺胀的病因包括肺病迁延，六淫乘袭，年老体虚。

148. 答案：BCD

解析：水肿之阴水的证候有三种，分别为脾阳虚衰、肾阳衰微、瘀水互结。

149. 答案：ABCD

解析：胸痹气滞心胸、胃痛肝气犯胃、胁痛肝郁气滞、阳痿肝气郁结，代表方均为柴胡疏肝散。

150. 答案：ABD

解析：火热极盛谓之毒，若湿热蕴积化毒，疫毒炽盛，充斥三焦，深入营血，内陷心肝，可见猝然发黄，神昏谵妄，痉厥出血等危重症，为急黄。临床表现：发病急骤，黄疸迅速加深，其色如金，皮肤瘙痒，高热口渴，胁痛腹满，神昏谵语，烦躁抽搐，或见衄血、便血，或肌肤瘀斑；舌质红绛，苔黄而燥，脉弦滑或数。

151. 答案：ABC

解析：火热熏灼，损伤脉络是血证最常见的病因病机。气为血之帅，气能统血，气血休戚相关，治疗血证不能不治气。血证病位不离血，《血证论·吐血》说："存得一分血，便保得一分命。"血证必须治血。因此治火、治气、治血是血证治疗三大原则。

152. 答案：CD

解析：胸痹病机有虚实两方面：实为寒凝、血瘀、气滞、痰浊，痹阻胸阳，阻滞心脉；虚为气虚、阴伤、阳衰，肺、脾、肝、

肾亏虚，心脉失养。瘀阻心脉，扰乱心神、心之气血阴阳虚衰，脏腑功能失调为心悸的病机。

153. 答案：BD

解析：对于痰饮的疾病转化，从形质言，饮为稀涎，痰多厚浊，水属清液，湿性黏滞。

154. 答案：AC

解析：治疗癌病之湿热郁毒证，代表方为龙胆泻肝汤合五味消毒饮。前方泻肝胆实火，清下焦湿热；后方清热解毒，消散疔毒。

155. 答案：BC

解析：肝火上炎之鼻衄、肝火犯胃之吐血的代表方均为龙胆泻肝汤加减；肝火犯肺之咯血的代表方为泻白散合黛蛤散。齿衄的证候为胃火炽盛证和阴虚火旺证。

156. 答案：ABCD

解析：热淋、血淋有时可发生热毒入血，出现高热神昏等重度证候；若久淋不愈，脾肾两虚，则发为劳淋；甚者脾肾衰败，可导致水肿、癃闭、关格。

157. 答案：AD

解析：气郁、血郁、火郁主要关系于肝；食郁、湿郁、痰郁主要关系于脾；而虚证则与心的关系最为密切。郁证基本病机为气机郁滞，初起多以气滞为主，进而引起化火、血瘀、痰结、食滞、湿停等病机变化。

158. 答案：AD

解析：散刺法是在病变局部及其周围进行连续点刺的方法。多用于治疗局部瘀血、血肿或水肿、顽癣等疾病。

159. 答案：BCD

解析：足三阳经均可治疗眼病、神志病、热病。

160. 答案：ABC

解析：承泣在面部，眼球与眶下缘之间，目正视，瞳孔直下；四白在面部，眶下孔处；巨髎在面部，横平鼻翼下缘，目正视，瞳孔直下；下关在面部，颧弓下缘中央与下颌切迹之间凹陷中。

161. 答案：ABCD

解析：膈俞穴属足太阳膀胱经腧穴，为八会穴之血会，主治：①血瘀诸症；②呕吐、气喘、吐血等上逆之证；③瘾疹、皮肤瘙痒；④贫血；⑤潮热、盗汗。

162. 答案：AD

解析：温和灸、回旋灸、雀啄灸均属艾条灸中的悬起灸，其中温和灸多用于灸治慢性病，雀啄灸、回旋灸多用于灸治急性病。瘢痕灸属艾炷灸中的直接灸，临床上常用于治疗哮喘、风湿顽痹、瘰疬等慢性顽疾。

163. 答案：BC

解析：列缺与照海都为八脉交会穴。列缺与任脉相通，照海与阴跷脉相通，二者相配可以治疗两脉相合部位的疾病，即肺系、咽喉、胸膈疾病，为上下配穴法。

164. 答案：ABD

解析：辨证选穴是根据疾病的证候特点，分析病因病机而辨证选取穴位。汗证选合谷、复溜属对症选穴。

165. 答案：AD

解析：子母补泻取穴法可分为本经子母补泻法和他经子母补泻法。肺经的实证应"泻其子"，根据本经子母补泻法，肺属金，水为金之子，故选本经五输穴中属水的穴位，即合穴尺泽穴；根据他经子母补泻法，肺属金，肾属水，肾经为肺经的子经，故选肾经五输穴中属水的穴位，即肾经合穴阴谷穴。

模拟试卷（二）答案与解析

一、A型题

1. 答案：D

解析：肾为气之根是指肾具有摄纳肺吸入的清气而维持正常呼吸的功能，即肾主纳气。肾气摄纳肺所吸入的自然界清气，保持吸气的深度，防止呼吸表浅。肾为脏腑之本是指肾中精气阴阳对先天脏腑的生成和后天脏腑的功能具有重要的生理作用。肾主水是指肾具有主持和调节人体水液代谢的功能，包括调节并参与津液代谢相关脏腑功能及调节尿液的生成和排泄。

2. 答案：B

解析：血和津液皆为液态物质，均由水谷精微所化生，同具营养和滋润的功能，两者之间可以相互滋生、相互转化。津液是血液的重要组成部分，脉外之津液进入脉中则化而为血。对于大汗、剧烈吐泻等津液耗伤者，应慎用破血逐瘀之峻剂，或放血疗法，以防进一步耗伤血液。故《灵枢·营卫生会》有"夺汗者无血"之说。

3. 答案：D

解析：对"阴虚则热"所出现的虚热证，治宜滋阴以抑阳，即所谓"壮水之主，以制阳光"，《素问·阴阳应象大论》称之为"阳病治阴"。对阳虚所出现的虚寒证，治宜温阳以抑阴，即所谓"益火之源，以消阴翳"，《素问·阴阳应象大论》称之为"阴病治阳"。寒者热之适用于阴偏盛证；热者寒之适用于阳偏盛证。

4. 答案：C

解析：《素问·上古天真论》有关男子生长变化的描述为："丈夫八岁，肾气实，发长齿更。二八，肾气盛，天癸至，精气溢泻，阴阳和，故能有子。三八，肾气平均，筋骨劲强，故真牙生而长极。四八，筋骨隆

盛，肌肉满壮。五八，肾气衰，发堕齿槁。六八，阳气衰竭于上，面焦，发鬓颁白。七八，肝气衰，筋不能动，天癸竭，精少，肾藏衰，形体皆极。八八，则齿发去。"

5. 答案：A

解析：元气能推动人体的生长发育，温煦和激发脏腑、经络等组织器官的生理活动。机体生、长、壮、老、已的自然规律，都与元气的盛衰密切相关。营气具有营养和化生血液的作用。卫气具有防御的作用。

6. 答案：C

解析：交于目内眦的经脉有手太阳小肠经、足阳明胃经、足太阳膀胱经；交于目外眦的经脉有手太阳小肠经、足少阳胆经、手少阳三焦经。只有手太阳小肠经同时交于目内、外眦。

7. 答案：C

解析：寒邪与湿邪均为阴邪，易伤阳气，但不一定损伤阳气。风邪为阳邪，轻扬开泄，易袭阳位；火为阳邪，其性炎上，故风邪和火邪皆易侵袭人体上部。暑邪致病根据轻重分为两种，一为伤暑，二为中暑，伤暑病情较轻，中暑病情为重。燥为秋令主气，与肺相应，故燥邪最易伤肺，肺为娇脏。

8. 答案：B

解析：心神浮越，脉微欲绝为心气虚脱的临床表现。谵语癫狂，神昏痉厥为心气内闭的临床表现。恶心呕吐，嗳气呃逆为胃气上逆的临床表现。腰腹重坠，便意频频为气陷的临床表现。

9. 答案：B

解析：通因通用即以通治通，是指用通利方药或具有通利功效的措施来治疗具有通泄假象的治法。适用于因实邪内阻出现通泄症状的真实假虚证。先扶正后祛邪即先补后攻。适用于正虚邪实，邪虽盛尚不甚急，而

机体过于虚弱，正气虚衰不耐攻伐的情况。正治，指采用与证候性质相反的方药进行治疗的治则。由于采用方药或措施的性质与证候的性质相逆，故又称"逆治"。包括寒者热之、热者寒之、虚者补之、实者泻之同。标本关系常用来概括说明事物的本质与现象、因果关系以及病变过程中矛盾的主次先后关系等。从病因与症状关系来说，病因为本，症状为标；从疾病先后来说，旧病、原发病为本，新病、继发病为标。

10. 答案： B

解析： 有根之脉主要表现为尺脉有力，沉取不绝两个方面。因尺脉候肾，肾主藏精，故尺脉沉取应指有力，即为精充不绝的表现，为有根的脉象。

11. 答案： B

解析： 寒证指感受外邪，或阳虚阴盛，导致机体功能活动衰减，表现出以寒冷为特点的证候。临床症状包括：恶寒、畏寒、肢冷、冷痛、喜暖、口淡不渴、肢冷蜷卧、痰涎涕清稀、小便清长、大便稀溏、面色白、舌淡苔白而润、脉紧或迟。

12. 答案： A

解析： 因"腰为肾之府"，故病位在肾的病证多有腰膝酸软的症状，成为肾虚实证候的共同表现。其中，肾阴虚证多见腰膝酸软、头晕耳鸣、失眠多梦、潮热盗汗、五心烦热、咽干颧红等症状；肾精不足多见小儿生长发育迟缓、成人生殖功能减退、早衰、耳鸣、脱发、牙齿松动、健忘等症状；肾虚水泛证多见小便量少、浮肿以下肢较甚、腰膝酸软、畏寒肢冷，甚则腹胀、心悸等症状。

13. 答案： B

解析： 眼窝凹陷若见于久病重病的患者，常因脏腑精气衰竭，病属难治。

14. 答案： D

解析： 心阴虚证指阴液亏损，心失滋养，虚热内扰，以心悸、心烦、失眠及阴虚症状

为主要表现的证候。临床表现为心悸、失眠、多梦、口燥咽干、形体消瘦、两颧潮红，或手足心热、潮热盗汗，舌红少苔乏津，脉细数。

15. 答案： B

解析： 患者主症为心中悸动不安日久，病位在心；伴有渴不欲饮、恶心、流涎、舌淡胖，苔白滑，辨为水饮不化，病机为脾肾阳虚，失于温化。饮邪停聚不散，若心阳不振，水饮趁势逆于上，发作心悸、眩晕、胸闷、痞满，中上二焦气机为之困阻。中医称为"水饮凌心"，病机要点为脾肾阳虚，水饮停聚。

16. 答案： B

解析： 肾阳虚证指肾阳亏虚，机体失其温煦，以腰膝酸冷，性欲减退，夜尿多及阳虚症状为主要表现的证候。临床表现为腰膝酸软冷痛，畏寒肢冷，下肢尤甚，面色㿠白或黧黑，神疲乏力；或见性欲冷淡，男子阳痿、滑精、早泄，女子宫寒不孕，白带清稀量多；或尿频清长，夜尿多，舌淡，苔白，脉沉细无力，尺部尤甚。

17. 答案： B

解析： 肺热炽盛证指热邪壅肺，肺失清肃，以咳嗽、气喘及里实热症状为主要表现的证候。临床表现为咳嗽，气喘，胸痛，气息灼热，咽喉红肿，疼痛发热，口渴，大便秘结，小便短赤，舌红苔黄，脉数。

18. 答案： D

解析： 肝阳化风证指阴虚阳亢，肝阳升发无制，引动肝风，以眩晕头痛，肢麻震颤，口目㖞斜，肢体不遂为主要表现的证候。临床表现为眩晕欲仆，头摇而痛，言语謇涩，手足震颤，肢体麻木，步履不正，或猝然昏倒，不省人事，口眼㖞斜，半身不遂，喉中痰鸣，舌红，苔腻，脉弦。

19. 答案： B

解析： 血竭的功效是活血定痛，化瘀止血，生肌敛疮；三七的功效是散瘀止血，消

肿定痛；蒲黄的功效是止血，化瘀，利尿通淋；血余炭的功效是收敛止血，化瘀，利尿。

20. 答案：B

　　解析： 槐花性味苦、微寒，归肝、大肠经；地榆苦、酸、涩、微寒，归肝、大肠经；大蓟、小蓟性味甘、苦、凉，归心、肝经。

21. 答案：B

　　解析： 选项均能退热。柴胡尚能疏肝解郁，升举阳气；石膏清热泻火，除烦止渴；栀子泻火除烦，清热利湿，凉血解毒。葛根能解肌退热，生津止渴，透疹，升阳止泻，通经活络，解酒毒。

22. 答案：C

　　解析： 二者皆属清虚热药。白薇的功效是清热凉血，利尿通淋，解毒疗疮；地骨皮的功效是凉血除蒸，清肺降火。故二者功效的共同点是清虚热，凉血。

23. 答案：D

　　解析： 草果为化湿药，辛温香燥，具有燥湿温中，截疟除痰功效，主治寒湿中阻，疟疾寒热。

24. 答案：A

　　解析： 此题考查药物功效及用法。蒲黄功效止血，化瘀，利尿通淋，止血多炒炭用，化瘀、利尿通淋多生用。茜草及地榆有止血作用，但无利尿功效；芦根可利尿但无止血功效。

25. 答案：C

　　解析： 桃仁与苦杏仁的共同功效是润肠通便，止咳平喘，同可用治肠燥便秘，咳嗽气喘。但桃仁尚有活血祛瘀功效，又可用治瘀血证；苦杏仁尚可用治湿温初起。

26. 答案：A

　　解析： 巴豆霜入丸散服的剂量是 0.1～0.3g。

27. 答案：B

　　解析： 选项均为清热解毒药。只有射干

善治热毒痰火郁结咽喉肿痛，痰涎壅盛咳嗽气喘。败酱草善治肠痈肺痈，瘀阻腹痛；大青叶善治温病高热发斑，痄腮喉痹口疮丹毒；重楼善治疔疮痈肿蛇虫咬伤，跌扑伤痛，惊风抽搐。

28. 答案：B

　　解析： 大黄牡丹汤的组成是大黄、丹皮、桃仁、冬瓜仁、芒硝。桂枝茯苓丸的组成是桂枝、茯苓、丹皮、桃仁、芍药。两方均含有丹皮、桃仁。

29. 答案：A

　　解析： 柴葛解肌汤的组成是柴胡、葛根、羌活、白芷、石膏、黄芩、芍药、桔梗、大枣、生姜、甘草。杏苏散的组成是杏仁、苏叶、橘皮、半夏、茯苓、枳壳、前胡、桔梗、甘草、生姜、大枣。败毒散的组成是柴胡、甘草、桔梗、人参、川芎、茯苓、枳壳、前胡、羌活、独活。参苏饮的组成是人参、紫苏叶、葛根、半夏、陈皮、茯苓、枳壳、桔梗、前胡、木香、甘草。

30. 答案：A

　　解析： 射干麻黄汤为解表剂，功效是宣肺祛痰，降气止咳，治疗痰饮/寒饮郁结，气逆喘咳证。B 为九味羌活汤之功效；C 为小青龙汤之功效；D 为麻黄汤之功效。

31. 答案：D

　　解析： 归脾汤的功效是益气补血，健脾养心。酸枣仁汤的功效是养血安神，清热除烦。珍珠母丸的功效是镇心安神，平肝潜阳，滋阴养血。

32. 答案：D

　　解析： 大黄附子汤的功效是温里散寒，通便止痛。阴寒凝滞，冷积内结，腑气不通，故腹痛便秘、胁下偏痛；积滞阻结，气机被郁，故见发热；阳气不运，则畏寒肢冷；舌苔白腻、脉弦紧，是寒实内结之象。治宜温里散寒，通便止痛。

33. 答案：B

　　解析： 犀角地黄汤的功效是清热解毒，

凉血散瘀。热毒炽盛于血分，扰乱心神，则身热谵语；热毒迫血妄行，破损脉络，上出于口鼻而见吐血或衄血，舌质红绛、脉细数，为血分热盛之征。治宜清热解毒，凉血散瘀。

34. 答案：A

解析： 半夏白术天麻汤的功效是化痰息风，健脾祛湿。清气化痰丸的功效是清热化痰，理气止咳。三子养亲汤的功效是温肺化痰，降气消食。

35. 答案：D

解析： 桂枝茯苓丸的功效是活血化瘀，缓消癥块。方中桂枝辛甘而温，温通血脉，以行瘀滞，为君药。温经汤的功效是温经散寒，养血祛瘀。桂枝辛甘温入血分，温通血脉，与吴茱萸二者温经散寒，行血通脉，共为君药。两方中桂枝均体现温通经脉的配伍意义。

36. 答案：A

解析： 六味地黄丸加枸杞、菊花组成杞菊地黄丸。主治肝肾阴虚证。症见两目昏花，视物模糊，或眼睛干涩，迎风流泪等。六味地黄丸加知母、黄柏组成知柏地黄丸。主治肝肾阴虚，虚火上炎证。症见头目昏眩，耳鸣耳聋，虚火牙痛，五心烦热，腰膝酸痛，血淋尿痛，遗精梦泄，骨蒸潮热，盗汗颧红，咽干口燥，舌质红，脉细数。六味地黄丸加麦冬、五味子组成麦味地黄丸。主治肺肾阴虚证。症见虚烦劳热，咳嗽吐血，潮热盗汗。

37. 答案：D

解析： 患者主症为喘促气涌、胸部胀痛，当以平喘为要；因痰多质黏色黄，且身热、面赤、咽干、小便赤涩、大便干、口渴喜冷饮，辨为痰热阻肺。患者病程虽有 5 年之久，但肺实证尤为明显，须先祛除肺中痰热为要，刻下以清热化痰、宣肺平喘进行治疗，待痰热清解后，再调补肺肾治其虚。

38. 答案：B

解析： 胸痹属寒凝心脉证，病机核心为寒凝气血，血脉不通，心阳不振。临床表现为猝然心痛如绞，心痛彻背，喘不得卧，多因气候骤冷或骤感风寒而发病或加重，伴形寒，甚则手足不温，冷汗自出，胸闷气短，心悸，面色苍白，苔薄白，脉沉紧或沉细。治宜辛温散寒，宣通心阳，代表方枳实薤白桂枝汤合当归四逆汤。枳实薤白桂枝汤通阳散结，祛痰下气；当归四逆汤温经散寒，养血通脉。

39. 答案：B

解析： 心悸指心之气血阴阳亏虚，或痰饮瘀血阻滞，致心神失养或心神受扰，出现心中悸动不安甚则不能自主的一种病证。临床一般多呈发作性，每因情志波动或劳累过度而诱发，且常伴胸闷、气短、失眠、健忘、眩晕等症状。按病情轻重分为惊悸和怔忡。心悸属心阳不振证的临床表现为心悸不安，胸闷气短，动则尤甚，面色苍白，形寒肢冷，舌淡苔白，脉虚弱或沉细无力。治宜温阳补心，安神定悸，代表方桂枝甘草龙骨牡蛎汤合参附汤。

40. 答案：C

解析： 痫病之阳痫发作期的临床表现为突然昏仆，不省人事，面色潮红、紫红，继之转为青紫或苍白，口唇青紫，牙关紧闭，两目上视，项背强直，四肢抽搐，口吐涎沫，或喉中痰鸣，或发怪叫，甚则二便自遗，移时苏醒如常人。病发前多有眩晕，头痛而胀，胸闷乏力，喜欠伸等先兆症状。平素多有情绪急躁，心烦失眠，口苦咽干，便秘尿黄等症。舌质红，苔白腻或黄腻，脉弦数或弦滑。治疗急以开窍醒神，继以泻热涤痰息风，代表方黄连解毒汤合定痫丸。

41. 答案：A

解析： 胃痛是以上腹胃脘部近心窝处发生疼痛为主症的病证。胃痛之寒邪客胃证的临床表现为胃痛暴作，拘急冷痛，恶寒喜暖，得温痛减，遇寒加重，口不渴，喜热饮，有感寒或食冷病史，舌淡苔薄白，脉弦紧。治宜温胃散寒，行气止痛，代表方良附丸。

42. 答案：C

解析： 便秘实证热秘临床表现为大便干结，腹胀腹痛，口干口臭，面红心烦，或有身热，小便短赤，舌红，苔黄燥，脉滑数。治宜泻热导滞，润肠通便，代表方麻子仁丸。

43. 答案：C

解析： 疟疾是感受疟邪，邪伏半表半里，出入营卫之间，邪正交争，引起的以寒战、壮热、头痛、汗出、休作有时为临床特征的一类疾病。本病常发生于夏秋季节，但其他季节亦可，发病以南方地区多见。劳疟的临床表现为疟疾迁延日久，每遇劳累辄易发作，发时寒热较轻，面色苍白或萎黄，倦怠乏力，短气懒言，纳少自汗，舌质淡，脉细弱。治宜益气养血，扶正祛邪，代表方何人饮。

44. 答案：A

解析： 耳鸣耳聋是因外邪侵袭，饮食失调，情志抑郁，病后体虚等引起听觉功能异常的一种病证。属风热上壅证的临床表现为突然发作，头晕目眩，耳内作痒，发热恶风，头胀痛，或伴牙龈肿痛，咽干口渴，耳中疼痛，甚至流脓流血，苔薄黄，脉浮数。治宜疏风清热通窍，代表方清神散。

45. 答案：D。

解析： 患者腰痛因外伤导致患处气血瘀滞，经脉痹阻，不通则痛，故痛如针刺、痛有定处且拒按、腰部不能转侧。舌紫暗、脉涩亦为瘀血的常见征象。

46. 答案：C

解析： 水肿属阳水水湿浸渍证的临床表现为起病缓慢，病程较长，全身水肿，下肢为甚，按之没指，小便短少，身体困重，胸闷，纳呆，泛恶，苔白腻，脉沉缓。治宜运脾化湿，通阳利水，代表方五皮饮合胃苓汤。

47. 答案：D

解析： 水肿属肾阳衰微证的临床表现为水肿反复消长不已，面浮身肿，腰以下甚，按之凹陷不起，尿量减少或反多，腰酸冷痛，四肢厥冷，怯寒神疲，面色㿠白，甚者心悸胸闷，喘促难卧，腹大胀满，舌质淡胖，苔白，脉沉细或沉迟无力。治宜温肾助阳，化气行水，代表方济生肾气丸合真武汤。

48. 答案：B

解析： 内伤发热属阴虚发热的临床表现为午后潮热，或夜间发热，不欲近衣，手足心热，烦躁，少寐多梦，盗汗，口干咽燥，舌质红，或有裂纹，苔少甚至无苔，脉细数。治宜滋阴清热。代表方清骨散。

49. 答案：D

解析： 眩晕以头晕目眩，视物旋转，轻者闭目即止，重者如坐车船，甚则仆倒为主要临床表现。眩晕痰湿中阻证的临床表现为：眩晕，头重如蒙，或伴视物旋转，胸闷恶心，呕吐痰涎，食少多寐，舌苔白腻，脉濡滑。

50. 答案：A

解析： 耳鸣耳聋属瘀阻宗脉证的临床表现为耳鸣，耳聋，聋则如塞，或耳内流血，或见耵聍与陈血胶结，面色黧黑，舌质紫暗，有瘀点或瘀斑，脉涩。治宜活血通窍，代表方通窍活血汤。

51. 答案：D

解析： 痹证是由于感受风寒湿热邪气，闭阻经络，气血运行不畅，导致肢体关节疼痛，肿胀，酸楚，麻木，重着以及活动不利为主要症状的病证。风寒湿痹的临床表现为关节肌肉疼痛，酸楚游走不定，或关节重着，肿胀散漫，肌肤麻木，关节屈伸不利，舌质淡，舌苔薄白或白腻，脉弦紧或濡缓。治宜祛风散寒，除湿通络，代表方薏苡仁汤。

52. 答案：C

解析： 内关对心率具有双向良性调节作用。心动过速时针刺内关能减慢心率，心动过缓时针刺可加快心率。

53. 答案：B

解析： 选项中四个腧穴均属于手太阴肺经，列缺主治：①肺系病证：咳嗽、气喘、咽喉肿痛；②头面部疾患：外感偏正头痛、齿痛、项强痛、口眼歪斜；③手腕痛。太渊主治：①肺系疾患：咳嗽、气喘、咳血、喉痹；②无脉症；③腕臂痛。鱼际主治：①肺系热病：咳嗽、咯血、咽干、咽喉肿痛、失音；②掌中热；③小儿疳积；④外感发热。孔最主治：①肺系病证：咯血、咳嗽、气喘、鼻衄、咽喉肿痛、失音、热病无汗；②肘臂痛；③痔血。

54. 答案：B

解析： 根据"阴井木，阳井金"的规律可知六阴经的合穴五行属水，六阳经的荥穴五行属水，故本题答案限定为六阳经的荥穴，即二间、液门、前谷、内庭、侠溪、足通谷。行间为足厥阴肝经的荥穴，五行属火；曲泽为手厥阴心包经的合穴，五行属水；鱼际为手太阴肺经的荥穴，五行属火；劳宫为手厥阴心包经的荥穴，五行属火；均不符合题目要求。

55. 答案：D

解析： 足三阳经及手厥阴心包经、手少阴心经均可治疗神志病，手太阴肺经无治疗神志病的功效。

[56～58] 答案：B、C、B

解析： 心悸属痰火扰心证的临床表现为心悸时发时止，受惊易作，胸闷烦躁，失眠多梦，口干苦，大便秘结，小便短赤，舌红，苔黄腻，脉弦滑。治法宜清热化痰，宁心安神。代表方为黄连温胆汤。若患者出现心烦躁扰，为火扰心神，选用朱砂安神丸，镇心安神，清热养血，清泻心中火热邪气，方中生地、当归、炙甘草益气养血，宁心安神。

[59～61] 答案：B、C、D

解析： 咳嗽是肺失宣降，肺气上逆而作声，咳吐痰液而言，为肺系疾病的主要证候之一。因脏腑内伤导致的称为内伤咳嗽，其中属肝火犯肺证的临床表现为上气咳逆阵作，咳时面赤，咽干口苦，常感痰滞咽喉而咳之难出，量少质黏，或如絮条，胸胁胀痛，咳时引痛，症状可随情绪波动而增减，舌红或舌边红，舌苔薄黄少津，脉弦数。治疗以清肺泻肝，顺气降火为主。代表方为黛蛤散合泻白散。

[62～64] 答案：A、C、B

解析： 心悸属水饮凌心证的临床表现为心悸，眩晕，胸闷痞满，渴不欲饮，小便短少，或下肢浮肿，形寒肢冷，伴恶心，欲吐，流涎，舌淡胖，苔白滑，脉弦滑或沉细而滑。治宜振奋心阳，化气行水，宁心安神。代表方为苓桂术甘汤。

[65～67] 答案：B、C、D

解析： 外感头痛属风寒的临床表现为头痛连及项背，常有拘急收紧感，或伴恶风畏寒，遇风尤剧，常喜裹头，口不渴，苔薄白，脉浮或浮紧。治宜疏风散寒止痛。代表方为川芎茶调散。该方主治风邪头痛，症见偏正头痛，颠顶头痛，恶寒发热，鼻塞等。

[68～70] 答案：B、D、B

解析： 该患者辨证为瘾疹风寒束表证，故配穴应选风门、肺俞；大椎、风池穴为风热袭表证的配穴；足三里、天枢穴为胃肠积热证的配穴；足三里、三阴交穴是血虚风燥证的配穴。治疗时，应使用毫针浅刺，委中、膈俞可点刺出血。委中穴又名血郄，亦为阳之合，与血海同用，可理血和营。

[71～73] 答案：A、C、B

解析： 该患者辨证为崩漏血热证，针灸治疗应以任脉及足太阴经穴为主。关元属任脉，又与足三阴经交会，有通调冲任，固摄经血的作用；三阴交为足三阴经交会穴，可疏调足三阴之经气，以健脾益胃，调肝固肾，理气调血；隐白为足太阴经井穴，可健脾统血。故治疗崩漏的主穴为关元、三阴交、隐白。崩漏血热证治疗宜配血海、行间、曲池；血瘀证配血海、太冲；脾虚证配脾俞、足三里；肾阳虚证配肾俞、命门；肾阴虚证配肾俞、太溪。

74. 答案：C

解析： 医德规范是医务人员在医学活动中道德行为和道德关系普遍规律的反映，是社会对医务人员的基本要求，是医德原则的具体体现和补充。

75. 答案：A

解析： 患者死亡，医患双方当事人不能确定死因或者对死因有异议的，应当在患者死亡后48小时内进行尸检；具备尸体冻存条件的，可以延长至7日。尸检应当经死者近亲属同意并签字。

76. 答案：C

解析： 病人的权利包括：①有个人隐私和个人尊严被保护的权利；②有获得全部实情的知情权；③有平等享受医疗的权利；④有参与决定有关个人健康的权利；⑤有权获得住院时及出院后完整的医疗；⑥有服务的选择权、监督权；⑦有免除一定社会责任和义务的权利；⑧有获得赔偿的权利；⑨请求回避权。

77. 答案：D

解析： 医患沟通的技巧有三个掌握：掌握患者的病情、治疗情况和检查结果；掌握患者医疗费用的使用情况；掌握患者社会心理状况。

78. 答案：A

解析： 医疗事故分为四级：①一级医疗事故：造成患者死亡、重度残疾的；②二级医疗事故：造成患者中度残疾、器官组织损伤导致严重功能障碍的；③三级医疗事故：造成患者轻度残疾、器官组织损伤导致一般功能障碍的；④四级医疗事故：造成患者明

显人身损害的其他后果的。

79. 答案：B

解析： 第十九条：申请个体行医的执业医师，须经注册后在医疗、预防、保健机构中执业满5年，并按照国家有关规定办理审批手续；未经批准，不得行医。

80. 答案：D

解析：《医疗事故处理条例》所称医疗事故，是指医疗机构及其医务人员在医疗活动中，违反医疗卫生管理法律、行政法规、部门规章和诊疗护理规范、常规，过失造成患者人身损害的事故。

81. 答案：B

解析： 受县级以上人民政府卫生行政部门委托的机构或者组织应当按照医师执业标准，对医师的业务水平、工作成绩和职业道德状况进行定期考核。对考核不合格的医师，县级以上人民政府卫生行政部门可以责令其暂停执业活动三个月至六个月，并接受培训和继续医学教育。

二、B 型题

[82～83] 答案：B、A

解析： 益火补土法，此处火指命门之火。即温肾阳以补脾阳的治法，适用于肾阳衰微而致脾阳不振之证。滋水涵木法，是滋肾阴以养肝阴的治法，适用于肾阴亏损而肝阴不足，甚或肝阳上亢之证。抑木扶土法，是疏肝健脾或平肝和胃以治疗肝脾不和或肝气犯胃病证的治法，适用于木旺乘土或土虚木乘之证。培土生金法，是健脾生气以补益肺气的治法，主要用于脾气虚衰，生气无源，以致肺气虚弱之证。

[84～85] 答案：D、C

解析：《素问·举痛论》言："喜则气和志达，荣卫通利，故气缓矣。悲则心系急，肺布叶举，而上焦不通，荣卫不散，热气在中，故气消矣。恐则精却，却则上焦闭，闭则气还，还则下焦胀，故气不行矣。……惊则心无所依，神无所归，虑无所定，故气乱

矣。……思则心有所存，神有所归，正气留而不行，故气结矣。"

[86～87] 答案：D、A

解析： 寒邪客胃所致的胃痛多表现为胃痛暴作，拘急冷痛，得温痛减，遇寒加重，有感寒或食冷病史。脾胃虚寒所致的胃痛多表现为胃痛隐隐，绵绵不休，喜温喜按，空腹痛甚，劳累或受凉后发作或加重。

[88～89] 答案：A、C

解析： 表证常见的临床表现以新起恶寒发热，头身疼痛，苔薄白，脉浮为辨证要点；寒证常见的临床表现以恶寒喜暖，口淡不渴，排出物清稀，舌淡苔白润，脉迟或紧为辨证要点。本题中但热不寒为多属阳盛或阴虚所致的里热证；恶热喜冷属于热证常见临床表现。

[90～91] 答案：A、C

解析： 昆明山海棠、雷公藤均为有大毒的祛风湿药。昆明山海棠性微温，功效祛风除湿，活血止痛，续筋接骨；雷公藤性寒，功效祛风除湿，活血通络，消肿止痛，杀虫解毒。故二者的共同功效是祛风湿，活血。络石藤、雷公藤均为性寒的祛风湿药。络石藤功效祛风通络，凉血消肿；雷公藤功效祛风除湿，活血通络，消肿止痛，杀虫解毒。故二者的共同功效是祛风湿，消肿。

[92～93] 答案：C、A

解析： 选项均为温里药，胡椒药性辛热，功效温中散寒，下气消痰；荜澄茄辛温，功效温中散寒，行气止痛；高良姜辛热，功效温胃止呕，散寒止痛；花椒辛温，功效温中止痛，杀虫止痒。

[94～95] 答案：D、B

解析： 四逆汤的组成为炙甘草、干姜、生附子。真武汤的组成为茯苓、芍药、白术、生姜、制附子。

[96～97] 答案：B、A

解析： 痛泻要方的组成为炒白术、芍药、陈皮、防风。方中白术苦甘而温，补脾燥湿以培土，为君药。枳实消痞丸的组成为干生姜、炙甘草、麦蘖面、白茯苓、白术、半夏曲、人参、厚朴、枳实、黄连。由枳术汤、半夏泻心汤、四君子汤三方加减而成。方中枳实苦辛微寒，行气消痞为君。

[98～99] 答案：C、A

解析： 郁证的病位主要在肝，可涉及心、脾、肾等脏。中风的病变部位在脑，涉及心、肝、脾、肾等多个脏腑。

[100～101] 答案：B、D

解析： 呕吐的病机主要在于邪气犯胃，胃失和降，胃气上逆；呃逆的基本病机在于胃失和降，气逆于上，膈间气机不利，气逆动膈。

[102～103] 答案：C、B

解析： 远部选穴是在病变部位所属或相关的经络上，距病位较远的部位选取穴位，通常以肘膝关节以下的穴位为主，除在本经取穴外，还可在表里经、同名经以及其他相关的经脉上取穴，如胃痛选取足太阴脾经的公孙。对症选穴是根据疾病的特殊或主要症状而选取穴位，是腧穴特殊治疗作用及临床经验在针灸处方中的具体应用，又称"经验选穴"，如落枕选外劳宫，发热选大椎等。胃痛取中脘属近部选穴；胃火牙痛取内庭属辨证选穴。

[104～105] 答案：A、D

解析： 三阴交属足太阴脾经腧穴，在小腿内侧，内踝尖上3寸，胫骨内侧缘后际。悬钟为足少阳胆经腧穴，在小腿外侧，外踝尖上3寸，腓骨前缘。阴陵泉属足太阴脾经腧穴，在小腿内侧，胫骨内侧髁下缘与胫骨内侧缘之间的凹陷中。飞扬属足太阳膀胱经腧穴，在小腿后区，昆仑直上7寸，腓肠肌外下缘与跟腱移行处。

三、X型题

106. 答案：ACD

解析：《灵枢·本神》有"肝藏血，血舍魂""脾藏营，营舍意""心藏脉，脉舍神" "肺藏气，气舍魄" "肾藏精，精舍志"的叙述。

107. 答案： ABCD

解析： 津液的输布主要依靠脾、肺、肾、肝和三焦等脏腑生理功能的综合作用而完成。脾主运化水谷精微，通过其转输作用，一方面将津液上输于肺，由肺的宣发和肃降，使津液输布全身而灌溉脏腑、形体和诸窍。另一方面，又可直接将津液向四周布散至全身。肺主行水，通调水道，为水之上源。肾主水，调节并参与津液代谢相关脏腑功能，同时调节尿液的生成和排泄。肝主疏泄，调畅气机，促进津液运行和输布。三焦为水液运行的通道。

108. 答案： ABCD

解析： 阴阳失调是机体在疾病过程中，由于致病因素的作用，导致机体的阴阳消长失去相对的平衡，所出现的阴不制阳，阳不制阴的病理变化。包括阴阳偏盛、阴阳偏衰、阴阳互损、阴阳格拒以及阴阳亡失等变化。

109. 答案： ABCD

解析： 脏腑气机升降在生理状态下是有一定规律的，体现出升已而降，降已而升，升中有降，降中有升的特点。

110. 答案： ABC

解析： 水谷精微和肾精是血液化生的基础物质。水谷之精化生的营气和津液是血液的主要组成成分。肾所藏的精是生成血液的原始物质。肾藏精，精生髓，髓充于骨，可化为血。卫气运行于脉外。

111. 答案： ABD

解析： 冲脉能调节十二经气血，故被称为 "十二经脉之海"；《灵枢·逆顺肥瘦》云："夫冲脉者，五脏六腑之海也。" 冲脉与生殖功能关系密切，冲、任脉盛，月经才能正常排泄，故又称血海。膻中又被称为气海。

112. 答案： AB

解析： 外感性、季节性、地域性、相兼性为六淫的致病特点；而传染性属于疠气的

致病特点。

113. 答案： ABCD

解析： 同病异治，指同一种病，由于发病的时间、地域不同，或所处疾病的阶段或类型不同，或患者的体质有异，故反映出的证不同，因而治疗也有异。

114. 答案： ABC

解析：《素问·至真要大论》有 "诸热瞀瘛，皆属于火" "诸躁狂越，皆属于火" "诸禁鼓栗，如丧神守，皆属于火" "诸胀腹大，皆属于热" 的叙述。

115. 答案： AB

解析： "见肝之病，知肝传脾，当先实脾" 属于既病防变方法中的 "先安未受邪之地"。正确有效治疗太阳病以截断病势发展属于既病防变方法中的防止传变；对六淫、疫疠等应避其邪气和人工免疫接种疫苗则属于未病先防的方法。

116. 答案： BCD

解析： 淡红舌指舌色淡红润泽，主要反映心血充足，胃气旺盛的生理状态。在外感病轻浅阶段，尚未伤及气血和内脏时，舌色仍可保持正常而呈现淡红；内伤杂病中，若舌色淡红明润，提示阴阳平和，气血充盈，病情尚轻，或为疾病转愈之佳兆。

117. 答案： ABD

解析： 潮热分为 "日晡潮热" "骨蒸潮热" 和 "身热不扬" 三类。"日晡潮热" 指下午 3 ~ 5 时，热势较高，为阳明潮热，属阳明腑实证。"骨蒸潮热" 指午后和夜间有低热，兼见颧红、盗汗、五心烦热，严重者感觉有热自骨内向外透发，为阴虚潮热，属阴虚火旺。"身热不扬" 指肌肤初扪不觉很热，但扪之稍久即感灼手，午后热甚，兼见头身困重等，为湿温潮热，属湿温病。

118. 答案： ABCD

解析： 胸痹是以胸部闷痛，甚则胸痛彻背，喘息不得卧为主症的一种疾病。其主要

病因为：寒邪内侵、饮食失调、情志失节、年迈体虚四个方面。病机为心脉痹阻。

119. 答案：ABD

解析： 手足心汗出，兼见五心烦热、咽干口燥，为阴虚内热，迫津外泄；手足心汗出，兼见腹胀便秘、日晡潮热，为阳明燥热内结；手足心汗出，兼见口干欲饮、牙龈肿痛、肢体困重、便溏呕恶，为脾胃湿热内盛。

120. 答案：ABC

解析： 阳气、阴液、精、血、津液、营、卫等亏虚及脏腑虚损可形成各种表现不一的虚证，一般见于病程长，体质弱者。常见的症状包括神疲乏力、面色少华、畏寒肢冷、声低息微、懒言、自汗或盗汗、消瘦、颧红、舌质娇嫩、脉虚无力等。

121. 答案：ABCD

解析： 阴虚证形成的原因包括：各种内伤杂证，日久耗伤阴液；实热证中热邪伤阴或气郁化火，日久耗伤阴血；房劳过度或过服温燥之品，日久耗伤阴液；年老体衰而阴血亏虚。

122. 答案：ABC

解析： 气虚证指机体元气不足，脏腑组织功能减退，以神疲乏力、少气懒言、脉虚等为主要表现得证候。临床表现为：神疲乏力、少气懒言、气短、头晕目眩、自汗，诸症动则加重，舌质淡嫩，脉虚。

123. 答案：ABC

解析： 气滞血瘀证指由于气滞导致血行瘀阻，或血瘀导致气行阻滞，出现以气滞和血瘀症状为主要表现的证候。临床表现为局部（胸胁、脘腹）胀闷走窜疼痛，甚或刺痛，疼痛固定、拒按；或有肿块坚硬，局部青紫肿胀；或有情志抑郁，急躁易怒；或有面色紫暗，皮肤青筋暴露；妇女可见经行不畅，经色紫暗或夹血块，经闭或痛经；舌质紫暗或有瘀斑、瘀点，脉弦或涩。

124. 答案：ABC

解析： 脾气虚弱，运化无能，故纳少；

水谷内停则腹胀，食后则脾气益困，故腹胀尤甚；水谷不化，则便溏；脾气不足，久延不愈，可致营血亏虚，而成气血两虚之证，形体逐渐消瘦、面色萎黄；舌淡苔白，脉缓或弱，是脾气虚弱之征。

125. 答案：BCD

解析： 寒热往来是指恶寒与发热交替发作的症状，又称往来寒热。此为邪正相争，互为进退的病理表现，是半表半里证的特征，可见于伤寒少阳病和疟疾。临床常见以下类型：寒热往来、发无定时，多为伤寒病邪入少阳，邪正相争于半表半里。寒热往来、发有定时，见于疟疾。而太阳病中多为发热恶寒等表证。

126. 答案：ABCD

解析： 选项均为理气药，均能行气止痛。四者分别尚能健脾消食；温中止呕，纳气平喘；温中开胃；疏肝泄热，杀虫。

127. 答案：BC

解析： 四个选项均为清热解毒药，蒲公英、漏芦均能清热解毒，消肿散结，兼能通乳，为治乳痈常用药。鱼腥草为治肺痈要药，马齿苋凉血止痢为治痢疾常用药。

128. 答案：BD

解析： 海金沙、地肤子、萹蓄为利尿通淋药，海金沙善通淋止痛，地肤子善祛风止痒，萹蓄善杀虫止痒；蛇床子为攻毒杀虫止痒药，不兼利尿通淋作用。

129. ABC

解析： 浙贝母苦寒，善清热化痰止咳，解毒散结消痈，可主治风热咳嗽，痰火咳嗽，瘰疬瘿瘤，疮毒，肺痈，乳痈。

130. ACD

解析： 白茅根与芦根均能清肺胃热而利尿，治疗肺热咳嗽、胃热呕吐和热淋涩痛，常相须为用。白茅根偏入血分，能凉血止血；芦根偏入气分，善清热生津。

131. ABC

解析： 四选项均为活血祛瘀药，川芎、郁金、莪术皆有活血行气止痛之功。牛膝功能逐瘀通经，补肝肾强筋骨，利尿通淋，引血下行，无行气之功。

132. 答案：ABCD

解析： 刺蒺藜为平抑肝阳药，功能平肝解郁，活血祛风，明目，止痒，主治肝阳上亢之头痛眩晕，肝郁气滞之胸胁胀痛乳闭胀痛，风热上攻之目赤翳障，风疹瘙痒，白癜风等症。

133. 答案：ABCD

解析： 川楝子、蛇床子有小毒；牵牛子、白附子有毒。

134. 答案：ABC

解析： 菟丝子为补阳药，归肝、肾、脾经，功能补益肝肾，固精缩尿，安胎，明目，止泻，外用消风祛斑。

135. 答案：AB

解析： 砒石为拔毒化腐生肌药，有大毒。外用攻毒杀虫，蚀疮去腐；内服劫痰平喘，攻毒抑癌。外治恶疮顽癣，瘰疬，痔疮，内服用治寒痰哮喘，癌症。

136. 答案：ABC

解析： 小青龙汤组成为麻黄、桂枝、干姜、细辛、半夏、五味子、芍药、炙甘草；半夏泻心汤组成为半夏、干姜、黄芩、人参、黄连、大枣、炙甘草；理中丸组成为人参、干姜、白术、炙甘草，三方都含有干姜。小建中汤组成为桂枝、炙甘草、大枣、芍药、生姜、饴糖，方中含有生姜而非干姜。

137. 答案：BC

解析： 败毒散的组成为羌活、独活、柴胡、川芎、桔梗、前胡、茯苓、人参、甘草、生姜、薄荷。羌活胜湿汤的组成为羌活、独活、藁本、防风、甘草、蔓荆子、川芎。九味羌活汤中只含有羌活，不含独活。小青龙汤不含有羌活、独活。

138. 答案：ABD

解析： 九味羌活汤的组成是羌活、防风、苍术、细辛、川芎、白芷、生地、黄芩、甘草。大秦艽汤的组成是秦艽、羌活、独活、防风、白芷、细辛、川芎、当归、白芍、生地、熟地、白术、白茯苓、甘草、黄芩、石膏。川芎茶调散的组成是薄荷、川芎、荆芥、细辛、防风、白芷、羌活、炙甘草。羌活胜湿汤的组成是羌活、独活、藁本、防风、蔓荆子、川芎、炙甘草。不含有白芷、细辛。

139. 答案：AC

解析： 五积散的组成是麻黄、白芷、干姜、肉桂、苍术、厚朴、桔梗、枳壳、川芎、当归、芍药、半夏、陈皮、茯苓、炙甘草。小青龙汤的组成是麻黄、芍药、细辛、干姜、炙甘草、桂枝、五味子、半夏。阳和汤的组成是熟地、麻黄、鹿角胶、炒白芥子、肉桂、生甘草、炮姜炭。防风通圣散的组成是防风、荆芥、麻黄、薄荷、大黄（酒蒸）、芒硝（后下）、山栀、滑石、石膏、黄芩、连翘、川芎、当归、白芍（炒）、白术、桔梗、甘草、生姜。后两者均只含有麻黄不含有干姜。

140. 答案：ABCD

解析： 安宫牛黄丸的功效为清热解毒，开窍醒神。白头翁汤的功效为清热解毒，凉血止痢。四妙勇安汤的功效为清热解毒，活血止痛。至宝丹的功效为化浊开窍，清热解毒。四个选项均具有清热解毒之功。

141. 答案：ABC

解析： 小建中汤的功效是温中补虚，和里缓急。吴茱萸汤的功效是温中补虚，降逆止呕。理中丸的功效是温中祛寒，补气健脾。黄芪桂枝五物汤的功效是益气温经，和血通痹。

142. 答案：ABCD

解析： 猪苓汤的功效为利水，养阴，清热。主治水热互结引起的阴虚水肿。五皮散主治脾虚湿盛，气滞水泛之皮水证。防己黄芪汤主治表虚不固之风水或风湿证。真武汤主治阳虚水泛之水肿。故四个选项均可以治疗虚性水肿。

143. 答案：ABC

解析：当归拈痛汤的功效是利湿清热，疏风止痛。主治为湿热相搏，外受风邪证。临床可见遍身肢节烦痛，或肩背沉重，或脚气肿痛，脚膝生疮，舌苔白腻微黄，脉弦数。

144. 答案：ABC

解析：眩晕之肝阳上亢证的代表方为天麻钩藤饮。

145. 答案：CD

解析：桑螵蛸散调补心肾，涩精止遗，用于治疗心肾两虚之遗尿、遗精、心神恍惚等。金锁固精丸补肾涩精，用于治疗肾虚不固之遗精。

146. 答案：ACD

解析：炙甘草汤滋阴养血，益气通阳，复脉定悸。主治：阴血不足，阳气虚弱证；心脉失养之虚劳心悸；虚劳肺痿。

147. 答案：BCD

解析：虚喘的证候包括肺虚证、肾虚证、喘脱证。脾虚证为哮病的缓解期证候。

148. 答案：ABCD

解析：虚劳的病因包括：①先天不足，体质薄弱；②重病久病，耗伤正气；③误治失治，损耗精气；④烦劳过度，损伤五脏；⑤饮食不节，气血匮乏。

149. 答案：AD

解析：患者喘咳痰鸣，诊断为喘证，痰多黏腻，口黏不渴，舌苔白腻，脉滑，提示为痰湿内生。诊断为喘证之痰浊阻肺证。治宜祛痰降逆，宣肺平喘。代表方二陈汤合三子养亲汤。两方同治痰湿，前方重点在胃，痰多脘痞者较宜；后方重点在肺，痰涌气急者较宜。

150. 答案：ACD

解析：厥证是以突然昏倒、不省人事、四肢逆冷为主要临床表现的一种病证。病情轻者，一般在短时间内会逐渐苏醒，清醒后无偏瘫、失语、口眼㖞斜等后遗症。病情重者，则昏厥时间较长，严重者甚至一厥不复而导致死亡。两目上视是痫证的证候表现。

151. 答案：ABC

解析：因于湿热所伤，或过食肥甘酒热，或素体胃热偏盛，湿从热化，湿热交蒸，瘀热在里，发为阳黄。阳黄又有湿重于热和热重于湿的区别，因此，阳黄多从清热化湿、通腑下利或通利小便治疗。

152. 答案：ABD

解析：淋证的基本病机为湿热蕴结下焦，膀胱气化不利，病理性质有虚实之分。气淋实证的病机为肝失疏泄，气火郁于膀胱；血淋实证的病机为膀胱湿热，灼伤血络，迫血妄行，血随尿出；热淋实证的病机是湿热客于下焦，膀胱气化不利，小便灼热刺痛；石淋实证的病机为湿热久蕴，熬尿成石。

153. 答案：BD

解析：血证的辨证要点：①辨病证的不同：由于引起出血的原因以及出血部位的不同，应注意辨清不同的病证。②辨脏腑病变之异：同一血证，可以由不同的脏腑病变而引起。③辨证候之虚实：一般初病多实，久病多虚。

154. 答案：BC

解析：颤证之风阳内动证，临床表现为肢体颤动粗大，程度较重，不能自制，头晕耳鸣，面赤烦躁，易激动，心情紧张时颤动加重，伴有肢体麻木，口苦而干，语言迟缓不清，流涎，尿赤，大便干；舌质红，苔黄，脉弦滑数。治法为镇肝息风，舒筋止颤。代表方天麻钩藤饮合镇肝熄风汤。

155. 答案：AC

解析：肝火循经犯肺，木火刑金，肺络损伤，则咯血、鼻衄。鼻衄之肝火上炎证，咯血之肝火犯肺证。

156. 答案：ABCD

　　解析：少数中老年消渴患者，"三多一少"的本症不明显，常因痈疽、眼疾、心脑病证等为线索，最后确诊为消渴。瘀血为患是消渴并发症的重要病因之一，如燥热内结，脉络瘀阻蕴毒成脓，发为痈疽；肾阴亏损，肝失濡养，无以上承，发为雀目；阴虚炽盛，炼液为痰，痰阻经络，发为中风；脾肾衰败，水湿停聚，泛滥肌肤，发为水肿。

157. 答案：AC

　　解析：鼓胀早期：①辨病性；②辨病位：鼓胀主要涉及肝、脾、肾三脏。鼓胀晚期：①辨阴阳；②辨危候：鼓胀后期，常并发危重证候，预后不佳。

158. 答案：AD

　　解析：十二正经在四肢肘、膝关节以下各有井、荥、输、经、合5个腧穴，称五输穴。八脉交会穴是与奇经八脉相通的十二经脉在四肢部的八个腧穴，分布于四肢肘、膝关节以下。络穴是络脉从本经别出的部位，十二正经的络穴分布在肘、膝关节以下，任脉、督脉的络穴和脾之大络分布在躯干。八会穴是脏、腑、筋、脉、气、血、骨、髓，八者经气会聚的腧穴，阳陵泉、太渊等位于肘、膝关节以下，但章门、中脘、膻中等腧穴位于躯干。

159. 答案：ABCD

　　解析：血海为脾经穴，可以治疗血热性皮肤病如瘾疹、湿疹、皮肤瘙痒、丹毒等；肺俞为膀胱经穴，肺之背俞穴，可治疗瘙痒、瘾疹等皮肤病；曲池为大肠经穴，可以治疗皮肤科疾病如瘾疹、湿疹、瘰疬等；委中为膀胱经穴，可以治疗瘾疹、丹毒、皮肤瘙痒、疔疮等皮肤病。

160. 答案：AD

　　解析：一般情况下，应先灸上部，再灸下部，但脱肛的灸治，应先灸长强以收肛，后灸百会以举陷。

161. 答案：ABC

　　解析：孔最与太渊均属于手太阴肺经腧穴，孔最在前臂前区，腕掌侧远端横纹上7寸，尺泽与太渊连线上；太渊在腕前区，桡骨茎突与舟状骨之间，拇长展肌腱尺侧凹陷中，腕横纹上。故孔最与太渊相距7寸。地机与三阴交均属足太阴脾经腧穴，地机在小腿内侧，阴陵泉下3寸，胫骨内侧缘后际；三阴交在小腿内侧，内踝尖上3寸，胫骨内侧缘后际。因阴陵泉与内踝尖相距13寸，故地机与三阴交相距7寸。臂臑和曲池均属手阳明大肠经腧穴，曲池在肘区，尺泽与肱骨外上髁连线中点；臂臑在臂部，曲池上7寸，三角肌前缘处。故臂臑与曲池相距7寸。犊鼻与条口均属于足阳明胃经腧穴，条口在小腿外侧，犊鼻下8寸，犊鼻与解溪连线上；故犊鼻与条口相距8寸。

162. 答案：BCD

　　解析：任脉常用于治疗中风脱证、虚寒、下焦病。督脉常用于治疗中风昏迷、热病、头面病。二者均可治疗神志病、脏腑病及妇科病。

163. 答案：ABD

　　解析：公孙属足太阴脾经腧穴，为八脉交会穴，通冲脉；主治：①胃痛、呕吐、腹痛、腹泻、痢疾等脾胃肠腑病证；②心烦、失眠、狂证等神志病证；③逆气里急、气上冲心（奔豚气）等冲脉病证。期门属足厥阴肝经腧穴；主治：①胸胁胀痛、呕吐、吞酸、呃逆、腹胀、腹泻等肝胃病证；②郁病、奔豚气；③乳痈。涌泉属足少阴肾经腧穴；主治：①昏厥、中暑、小儿惊风、癫狂痫等急症及神志病证；②头痛，头晕，目眩，失眠；③咯血、咽喉肿痛、喉痹、失音等肺系病证；④大便难，小便不利；⑤奔豚气；⑥足心热。曲泉属足厥阴肝经腧穴；主治：①月经不调、痛经、带下、阴挺、阴痒、产后腹痛、腹中包块等妇科病；②遗精，阳痿，疝气；③小便不利；④膝膑肿痛，下肢痿痹。故可治疗奔豚气的腧穴为公孙、期门及涌泉。

164. 答案：AD

解析： 哑门穴和风府穴针刺时均应正坐位，头微前倾，项部放松，向下颌骨方向缓慢刺入 0.5~1 寸；廉泉针刺时应向舌根斜刺 0.5~0.8 寸；风池针刺时应针尖微下，向鼻尖斜刺 0.8~1.2 寸，或平刺透风府穴。

165. 答案：ABCD

解析： 刺络拔罐法是指在局部消毒，并用三棱针、粗毫针等点刺或皮肤扣刺出血后，再在出血部位拔罐、留罐，以加强刺血治疗效果的方法。多用于治疗各种急慢性软组织损伤、神经性皮炎、痤疮、皮肤瘙痒、丹毒、坐骨神经痛等。

模拟试卷（三）答案与解析

一、A 型题

1. 答案：B

　　解析：明代医家吴又可写成《温疫论》一书，提出了"戾气"学说，认为"温疫"的病原是"非风非寒非暑非湿，乃天地间别有一种异气所成。"清代叶天士著《外感温热论》，首创卫气营血辨证；吴鞠通著《温病条辨》，创立三焦辨证；薛生白著《湿热病篇》，认为"湿热之病，不独与伤寒不同，且与温病大异"。

2. 答案：B

　　解析：五声与脏腑的对应关系为：肝在声为呼；心在声为笑；脾在声为歌；肺在声为哭；肾在声为呻。

3. 答案：C

　　解析：依据五行相生的顺序，五体依次为筋、脉、肉、皮、骨；五味依次为酸、苦、甘、辛、咸；方位依次为东、南、中、西、北；五音依次为角、徵、宫、商、羽。

4. 答案：C

　　解析：津液是气的载体之一。在血脉之外，气的运行依附于津液。津液丢失，必定导致气的损耗。大汗、剧烈吐泻等津液大量丢失时，气亦随之大量外脱，可见精神萎靡、肌肤湿冷、四肢厥逆、脉微欲绝等"气随液脱"症状。故清·尤在泾《金匮要略心典·痰饮》说："吐下之余，定无完气。"气能生津，指通过气化作用促进和激发津液的生成。气能行津，指气具有推动津液输布和排泄的作用。气能摄津，指气具有固摄津液，防止津液无故流失的作用。

5. 答案：B

　　解析：宗气积聚于胸中，贯注于心肺之脉。其向上出于肺，循喉咙而走息道，经肺的作用而布散于胸中上气海。元气由肾中先天之精化生，根于命门，通过三焦流行于全身；营气运行于脉内；卫气运行于脉外。

6. 答案：A。

　　解析：足三阴经在内踝上 8 寸以上的排列顺序为太阴在前，厥阴在中，少阴在后；8 寸以下的排列顺序为厥阴在前，太阴在中，少阴在后。

7. 答案：A

　　解析：肾在液为"唾"；肺在液为"涕"；脾在液为"涎"；肝在液为"泪"。

8. 答案：D

　　解析：痰饮易于蒙蔽心神，临床可见心悸、眩晕、癫狂；阻滞经络可见肌肤麻木、关节肿胀；停留皮下可见皮下肿块，溃破流脓，久而不愈。间歇性疼痛，发时剧痛难忍，缓时一如常人为结石的常见临床表现。

9. 答案：C

　　解析：风气内动，多由于阳盛而亢逆，或阴虚不能制阳，阳升无制所致。《临证指南医案·中风》指出："内风乃身中阳气之变动。"明确提出了体内阳气亢逆变动为内风的主要病机。

10. 答案：A

　　解析：本题考查脉象特点。浮脉"举之有余，按之不足"，轻取即得，重取稍弱；沉脉轻取不应，重按始得；迟脉脉来迟慢，一息不足四至；数脉一息脉来五至以上。

11. 答案：B

　　解析：虚寒证是由于体内阳气虚衰所致，即阳虚而寒，阳气虚衰，阳气的推动、气化功能不足，故恶风恶寒；阳气温煦不足，则畏寒肢冷，喜暖喜按。全身寒战、口淡多涎属实寒证，形体消瘦属虚热证。

12. 答案：A

　　解析：本题考查脏腑辨证，因心开窍于舌，舌与心借由经脉相连，在生理与病理上关系紧密，若心火旺盛，循经上炎，发为"口舌糜烂"；若下犯小肠，则表现为"小便灼热涩痛"。膀胱湿热证虽可见"小便灼热涩痛"，但口舌糜烂较少出现；胃热炽盛证以多食易饥、口干、口渴，或大便秘结为常见症状；肠道湿热证以大便黏腻不爽、里急后重，或暴泻如水等大便形质的改变为主要表现。

13. 答案：D

解析：口眼㖞斜，指单见口眼㖞斜，患侧面肌弛缓，肌肤不仁，额纹消失，鼻唇沟变浅，目不能合，口不能闭，不能皱眉鼓腮，口角下垂，向健侧偏斜。常因风邪中络，气血不通所致。

14. 答案：A

解析：大肠湿热证的临床表现，常见腹痛下利，里急后重，或便脓血，肛门灼热，小便短赤，舌苔黄腻，脉多弦滑而数。

15. 答案：C

解析：胃气虚证的临床表现：胃脘隐痛或痞胀、按之觉舒，食欲不振，或得食痛缓，食后胀甚，嗳气，口淡不渴，面色萎黄，气短懒言，神疲倦怠，舌质淡，苔薄白，脉弱。本证以胃脘痞满、隐痛喜按，食少与气虚症状共见为辨证的主要依据。根据"神疲倦怠"，可诊断为患者伴有气虚证；根据"脘腹胀满，脉沉细弱"，可诊断为胃气虚证。

16. 答案：D

解析：肾虚水泛证指肾中阳气亏虚，气化无权，水液泛滥，浮肿以下肢为甚，尿少及肾阳虚症状为主要表现的证候。临床表现为全身浮肿，腰以下为甚，按之没指，小便短少，腰膝酸软冷痛，畏寒肢冷，腹部胀满，或心悸气短，咳喘痰鸣，舌淡胖，苔白滑，脉沉迟无力。

17. 答案：A

解析：肠燥津亏证指津液亏损，肠失濡润，传导失职，以大便燥结难下及津亏症状为主要表现的证候。临床表现为大便干燥，状如羊屎，数日一行，腹胀作痛，或见左少腹包块，口干，或口臭，或头晕，舌红少津，苔黄燥，脉细涩。

18. 答案：C

解析：阴虚动风证指肝阴亏虚，筋脉失养，虚风内动，以手足震颤或蠕动及虚热症状为主要表现的证候。临床表现为手足震颤或蠕动，眩晕耳鸣，两目干涩，视物模糊，五心烦热，潮热盗汗，舌红少苔，脉弦细数。

19. 答案：B

解析：玫瑰花的功效是行气解郁，和血止痛。王不留行的功效是活血通经，下乳消肿，利尿通淋。佛手的功效是疏肝理气，和中止痛，燥湿化痰。郁金的功效是活血止痛，行气解郁，清心凉血，利胆退黄。

20. 答案：C

解析：辛夷性味辛温，归肺、胃经。藁本辛温，归膀胱经。羌活辛苦温，归膀胱、肾经。浮萍辛寒，归肺、膀胱经。

21. 答案：C

解析：二者均为清热凉血药，均能凉血活血。紫草尚能清热解毒，透疹消斑。

22. 答案：A

解析：二者均苦寒，药名相似但科属完全不同。黄连功能清热燥湿，泻火解毒；胡黄连善退虚热，除疳热，清湿热。故二者共同功效是清湿热，尤善除胃肠湿热，为治湿热泻痢良药。

23. 答案：D

解析：草豆蔻为化湿药，辛温香燥，具有燥湿行气，温中止呕功效，主治寒湿中阻，嗳气呕逆。

24. 答案：D

解析：四药均为驱虫药，使君子若与热茶同服会引起呃逆腹泻，故忌同饮。苦楝皮有肝毒性，故肝肾功能不正常者慎用。槟榔有缓泻作用，便溏者及孕妇忌用。

25. 答案：C

解析： 僵蚕与天麻均为息风止痉药，且均能祛风通络，同用治惊风抽搐、肢体麻木。僵蚕尚能化痰散结，治瘰疬痰核；天麻尚能平抑肝阳，治肝阳上亢、头痛眩晕。

26. 答案：D

解析： 全蝎煎服的剂量是 3～6g。

27. 答案：B

解析： 百合归肺心经，能养阴润肺，清心安神，用治肺阴虚燥咳、心阴虚虚烦惊悸失眠多梦。石斛、北沙参亦为补阴药，但石斛归胃肾经，北沙参归肺胃经，心阴虚证不适宜；川贝为清热化痰药，能润肺止咳，但不治心阴虚证。

28. 答案：A

解析： 朱砂安神丸功效镇心安神，泻火养阴，治疗心火偏亢，阴血不足证。B 为酸枣仁汤之主治；C 为天王补心丹之主治；D 为磁朱丸之主治。

29. 答案：B

解析： 香薷散祛暑解表，化湿和中。主治阴暑证。临床常见恶寒发热，无汗头痛，身重困倦，胸闷泛恶，或腹痛吐泻，舌苔白腻，脉浮。新加香薷饮治疗暑温夹湿，复感于寒。六一散治疗暑湿轻证。桂苓甘露饮治疗中暑并水湿内停证。

30. 答案：D

解析： 桑菊饮组成为桑叶、菊花、杏仁、连翘、薄荷、桔梗、生甘草、芦根；功效疏风清热，宣肺止咳；主治风温初起，邪客肺络证，被称为"辛凉轻剂"。而银翘散为"辛凉平剂"代表方。

31. 答案：C

解析： 补中益气汤的药物组成是黄芪、人参、白术、甘草、当归、陈皮、升麻、柴胡。参苓白术散的药物组成是人参、白术、茯苓、薏苡仁、白扁豆、山药、莲子、砂仁、桔梗、甘草。归脾汤的药物组成是人参、黄芪、白术、当归、龙眼、茯神、酸枣仁、远志、木香、生姜、大枣、甘草。酸枣仁汤的药物组成是酸枣仁、川芎、茯苓、知母、甘草。

32. 答案：C

解析： 麻疹由肺胃蕴热，又感麻毒时疫之邪所致。若麻疹初起，又遇外邪袭表，抑遏疹毒外达之机，以致疹发不出，或疹出不畅。麻毒、外邪侵犯肺卫，邪正相争，清肃失调，则发热头痛。治当解肌，透疹解毒，方用具有解肌透疹功效之升麻葛根汤。

33. 答案：C

解析： 本题病机为气虚而风寒湿邪束表，痰湿内生，肺气失宣。风寒湿邪束于肌表，卫阳被遏，邪正交争，故见憎寒壮热、无汗；寒主收引，湿性重着，肢体关节经络气血运行不畅，故头项强痛、肢体酸痛；脾虚气弱，湿痰内生，加之风寒犯肺，肺失宣降，故鼻塞声重、咳嗽有痰、胸膈痞满、舌苔白腻；脉浮、重按无力，为气虚外感之征。治宜散寒祛湿，益气解表，方用败毒散。

34. 答案：A

解析： 参苏饮功效益气解表，理气化痰。方中苏叶辛温，归肺脾经，功擅发散表邪，又能宣肺止咳，行气宽中，故为君药。

35. 答案：A

解析： 川芎茶调散主治外感风邪头痛。方中细辛散寒止痛，并长于治少阴经头痛协助君、臣药以增强疏风止痛之效，为佐药。九味羌活汤主治外感风寒湿邪，内有蕴热证。其中细辛祛风散寒主入少阴经，尤能止痛。两方中均利用细辛的散寒止痛之意。

36. 答案：C

解析： 济川煎功效温肾益精、润肠通便，治疗肾阳虚弱、阴津不足之便秘。济川煎中配伍少量升麻，意在升举清阳，使清升浊降以助通便，寓欲降先升之理。

37. 答案：B

解析：泄泻的治疗应以运脾祛湿为原则。急性泄泻以湿盛为主，重用祛湿，辅以健脾，再依寒湿、湿热的不同，分别采用温化寒湿与清化湿热之法。兼夹表邪、暑邪、食滞者，又应分别佐以疏表、清暑、消导之剂。慢性泄泻以脾虚为主，当予运脾补虚，辅以祛湿，并根据不同证候施以温肾健脾，抑肝扶脾等法。特别注意的是，久泻不止者，尚宜固涩，同时还应注意急性泄泻不可骤用补涩，以免闭留邪气；慢性泄泻不可分利太过，以防耗其津气；清热不可过用苦寒，以免损伤脾阳；补虚不可纯用甘温，以免助湿。

38. 答案：D

解析：心衰气虚血瘀证，病机核心为心气亏虚，血行不畅，心脉不通。临床表现为心悸气短，神疲乏力，自汗，动则尤甚，甚则喘咳，面白或暗红，唇甲青紫，甚者颈脉青筋暴露，胁下积块。舌质紫暗或有瘀斑，脉沉细涩或结代。治法：益气活血化瘀。代表方：保元汤合桃红饮。保元汤益气温阳；桃红饮活血化瘀。

39. 答案：D

解析：胸痹指以胸部闷痛，甚则胸痛彻背，喘息不得卧为主症的一种疾病，轻者仅感胸闷隐痛，呼吸不畅，重者则有胸痛，严重者心痛彻背，背痛彻心。胸痹属心血瘀阻证的临床表现为心胸疼痛，如刺如绞，痛有定处，入夜尤甚，甚则心痛彻背，背痛彻心，或痛引肩背，伴胸闷，日久不愈，可因暴怒，劳累而加重，舌质紫暗，有瘀斑，苔薄，脉弦涩。治宜活血化瘀，通脉止痛。代表方血府逐瘀汤。

40. 答案：C

解析：痫病休止期属肝肾阴虚证的临床表现为痫病频发，神思恍惚，面色晦暗，头晕目眩，伴两目干涩，耳轮焦枯不泽，健忘失眠，腰膝酸软，大便干燥，舌红，苔薄白或薄黄少津，脉沉细数。治法滋养肝肾，填精益髓。代表方大补元煎。

41. 答案：B

解析：呕吐指胃失和降，气逆于上，迫使胃中之物从口中吐出的一种病证。呕吐外邪犯胃证的临床表现为突然呕吐，频频犯恶，胸脘满闷，或心中懊憹，伴有发热恶寒，头身疼痛，舌苔白腻，脉濡。治法疏邪解表，化浊和中。代表方藿香正气散。

42. 答案：B

解析：泄泻脾胃虚弱证的临床表现为大便时溏时泻，迁延反复，稍有饮食不慎，则大便次数增加，夹见水谷不化，饮食减少，食后脘闷不舒，面色少华，肢倦乏力，舌质淡，苔白，脉细弱。治宜健脾益气，化湿止泻。代表方参苓白术散。

43. 答案：A

解析：瘿病是由于情志内伤，饮食及水土失宜，以致气滞、痰凝、血瘀壅结颈前所引起的以颈前喉结两旁结块肿大为主要临床特征的一类疾病。瘿病痰结血瘀证的临床表现为颈前喉结两旁结块肿大，按之较硬或有结节，肿块经久未消，胸闷，纳差，舌质暗或紫，苔薄白或白腻，脉弦或涩。治宜理气活血，化痰消瘿。代表方海藻玉壶汤。

44. 答案：D

解析：遗精指不经性生活而精液遗泄的病证。遗精湿热下注证的临床表现为遗精时作，小溲黄赤，热涩不畅，口苦而黏，舌质红，苔黄腻，脉濡数。治宜清热利湿。代表方程氏萆薢分清饮。

45. 答案：B

解析：本题考查常见病证的病机。患者因情绪紧张，发作阳气暴脱的症状，病机要点为情绪扰动体内气机运动，使阴阳不相维系，出现阳气欲脱的征象。眩晕昏仆、面色苍白、呼吸微弱、汗出肢冷等症状与常见情绪紧张的表现有明显不同，究其病机，则有素体元气不足，清阳生化无力，清窍失于充养的因素，与其舌淡、脉沉细微相合。选项A、C、D均包含了痰浊阻滞的病机，与患者症状不吻合。

46. 答案：D

解析：水肿瘀水互结证的临床表现为水肿延久不退，肿势轻重不一，四肢或全身浮肿，以下肢为主，皮肤瘀斑，腰部刺痛，或伴血尿，舌紫暗，苔白，脉沉细涩。治法：活血祛瘀，化气行水。代表方：桃红四物汤合五苓散。

47. 答案：A

解析：肾水亏虚，不能上济于心，心火炽盛，不能下交于肾，故心烦不寐，入睡困难。若心阴不足为主，则用天王补心丹；阴血不足，心火亢盛，则用朱砂安神丸。黄连温胆汤用于治疗痰热扰心所致不寐，龙胆泻肝汤用于治疗肝火扰心所致不寐，安神定志丸合酸枣仁汤用于治疗心胆气虚所致不寐。

48. 答案：D

解析：内伤发热之血瘀发热的临床表现为午后或夜晚发热，或自觉身体某些部位发热，口燥咽干，但不多饮，肢体或躯干有固定痛处或肿块，面色萎黄或晦暗，舌质青紫或有瘀点，瘀斑，脉弦或涩。治法活血化瘀。代表方血府逐瘀汤。

49. 答案：B

解析：吐血是血随呕吐而出，常伴有食物残渣等胃内容物，血色多为咖啡色或紫暗色，也可为鲜红色，大便色黑如漆，或呈暗红色，吐血前多伴有恶心，胃脘不适，头晕等。吐血肝火犯胃证的临床表现为吐血色红或紫暗，口苦胁痛，心烦易怒，寐少梦多，部分患者面、颈、胸、臂可见血痣赤缕，舌

质红绛，脉弦数。

50. 答案：B

解析：耳鸣、耳聋属脾虚气陷证的临床表现为耳鸣，耳聋，时轻时重，每因劳累而加重，头晕目眩，面色萎黄，神疲乏力，肢体倦怠，食少便溏，舌淡，苔薄，脉细无力。治法调补脾胃，益气聪耳。代表方益气聪明汤。

51. 答案：A

解析：痹证属痰瘀闭阻证的临床表现为痹证日久，肌肉关节刺痛，固定不移，或关节肌肤紫暗，肿胀，按之较硬，肢体顽麻或重着，或关节僵硬变形，屈伸不利，有硬结，瘀斑，面色暗黧，眼睑浮肿，或胸闷痰多。舌质紫暗或有瘀斑，舌苔白腻，脉弦涩。治宜化痰行瘀，蠲痹通络。代表方双合汤。

52. 答案：D

解析：对症选穴又称"经验选穴"，是指根据疾病的特殊或主要症状选取穴位，体现腧穴的特殊治疗作用。A选项属于近部选穴；B选项属于远部选穴中的本经取穴；C选项属于辨证选穴；D选项定喘穴为治疗哮喘的经验穴，属于对症选穴。

53. 答案：C

解析：章门属足厥阴肝经腧穴，侠溪、风池、丘墟均属于足少阳胆经腧穴。

54. 答案：C

解析：刮法是指毫针刺入一定深度后，以拇指或食指的指腹抵住针尾，用食指或中指或拇指指甲，由下而上或由上而下频频刮动针柄的方法，在针刺不得气时使用可激发经气，已得气者使用可加强针感的传导和扩散。循法能推动气血运行，激发经气，促使针后得气。弹法有催气、行气、加强针感的作用。摇法直立针身而摇，可加强得气的感应，卧倒针身而摇，可使经气向一定方向

传导。

55. 答案：A

解析：针灸治疗消渴时，取相应的背俞穴及足太阴、足少阴经穴为主；针灸治疗崩漏时，取任脉、足太阴经穴为主；故针灸治疗崩漏、消渴，均可主取足太阴脾经。

[56～58] 答案：D、B、B

解析：胸痹属心肾阳虚证的临床表现为心悸而痛，胸闷气短，动则更甚，自汗，面色㿠白，神疲畏寒，四肢欠温或肿胀，舌质淡胖，边有齿痕，苔白或腻，脉沉细迟。治法为温补阳气，振奋心阳。代表方为参附汤合右归饮。若病程发展至危重阶段，患者出现下肢肿胀明显的症状，表明肾阳受损，元阳亏虚，应服用参附汤、右归饮温阳益气，调补肾阳同时通利小便，恢复膀胱气化功能，使水不上泛，侵扰心气。药用猪苓、通草等利小便，开水道，利水消肿。

[59～61] 答案：B、C、A

解析：哮证是一种发作性的痰鸣气喘疾患。发时喉中有哮鸣声，呼吸气促困难，甚则喘息不能平卧。发作期属风痰哮的临床表现为喉中痰涎壅盛，声如拽锯，或鸣声如吹哨笛，喘急胸满，但坐不得卧，咳痰黏腻难出，或为白色泡沫样痰液，无明显寒热倾向，面色青暗，起病多急，常倏忽来去，发前自觉鼻咽眼耳发痒，喷嚏，鼻塞，流涕，胸部憋塞，随之迅速发作，舌苔厚浊，脉滑实。治法以祛风涤痰，降气平喘为主。代表方为三子养亲汤，该方由紫苏子、白芥子、莱菔子三味药物组成，具有降气化痰的作用，适用于痰阻气道，肺失宣降证。

[62～64] 答案：A、C、D

解析：患者因崩漏数月，血虚日久属血厥虚证，临床表现为常因失血过多，突然昏厥，面色苍白，口唇无华，四肢震颤，自汗肢冷，目陷口张，呼吸微弱，舌质淡，脉芤

或细数无力。治法为补养气血。代表方为急用独参汤灌服，继服人参养荣汤。独参汤功专峻补元气，补气固脱，取气可摄血之意。

[65～67] 答案：A、C、B

解析：本病根据苔白、脉沉细可知有气虚，气虚不能推动血行，因虚致瘀，加之情绪所伤，痹塞脑络以致脑神失养、神机失守，瘀阻脉络而致身体麻木不仁，以及口眼㖞斜，嘴角流涎等症。因此，本病属中风，证属气虚血瘀，治法当益气活血、化瘀通络，方选补阳还五汤，有补气养血，化瘀通络之功，为治气虚血瘀之中风的专方。

[68～70] 答案：C、C、C

解析：根据患者的主症"入睡困难"，诊断为不寐，治疗应调和阴阳，安神利眠，以督脉、手少阴经及足太阴经穴、八脉交会穴为主。安神穴安神利眠，为治疗失眠的经验效穴；神门为手少阴心经原穴，可宁心安神；照海通于阴跷，申脉通于阳跷，针刺可以调和阴阳；故治疗不寐的主穴为安眠、神门、照海、申脉。根据患者的症状、体征等可辨证为心胆气虚证，治疗宜配心俞、胆俞。太冲、行间可用于治疗肝火扰心证。心俞、脾俞可用于治疗心脾两虚证。心俞、肾俞可用于治疗心肾不交证。

[71～73] 答案：B、B、A

解析：根据患者症状可辨证为神经性皮炎风热侵袭证，治疗宜疏风止痒，清热润燥，以病变局部阿是穴及手阳明、足太阴经穴为主。本患者辨证为神经性皮炎风热侵袭证，宜配外关、风池；肝郁化火证配肝俞、行间；血虚风燥证配肝俞、三阴交、足三里。围刺法、散刺法、密刺法及点刺法均属火针法的操作方法，围刺法是围绕体表病灶周围施以多针刺激，针刺点在病灶与正常组织的交界处。散刺法是在体表病灶上施以多针疏散刺激，每针间隔2cm左右。密刺法是

在体表病灶上施以多针密集刺激，每针间隔不超过 1cm。点刺法是在腧穴上施以单针点刺；该患者神经性皮炎患部应采用阿是穴围刺法。

74. 答案：B

解析： 该内容出自孙思邈《备急千金要方》的"大医精诚"篇，重点讲述医生的职业道德，品德修养。

75. 答案：C

解析：《医师宣言》提出了三大原则，明确"将患者利益放在首位的原则"。医界十分重视患者利益，将其置于各种利益之上，并将其写入《医师宣言》更凸显其核心地位。

76. 答案：C

解析： 被卫生行政部门注销注册，收回医师执业证书的当事人有异议的，可以自收到注销注册通知之日起十五日内，依法申请复议或者向人民法院提起诉讼。

77. 答案：A

解析： 医师在执业活动中应履行下列义务：①遵守法律、法规，遵守技术操作规范；②树立敬业精神，遵守职业道德，履行医师职责，尽职尽责为患者服务；③关心、爱护、尊重患者，保护患者的隐私；④努力钻研业务，更新知识，提高专业技术水平；⑤宣传卫生保健知识，对患者进行健康教育。

78. 答案：D

解析： 患者死亡，医患双方当事人不能确定死因或者对死因有异议的，应当在患者死亡后 48 小时内进行尸检；具备尸体冻存条件的，可以延长至 7 日。尸检应当经死者近亲属同意并签字。医疗事故争议双方当事人可以请法医病理学人员参加尸检，也可以委派代表观察尸检过程。拒绝或者拖延尸检，超过规定时间，影响对死因判定的，由拒绝或者拖延的一方承担责任。

79. 答案：A

解析： 医师发生医疗事故或者发现传染病疫情时，应当依照有关规定及时向所在机构或者卫生行政部门报告。

80. 答案：A

解析： 患者有要求个人隐私和个人尊严被保护的权利；病人有权要求有关其病情资料、治疗内容和记录应如同个人隐私，须保守秘密。但是医师发生医疗事故或者发现传染病疫情时，应当依照有关规定及时向所在机构或者卫生行政部门报告。

81. 答案：D

解析： 发生重大医疗过失行为的，医疗机构应当在 12 小时内向所在地卫生行政部门报告。

二、B 型题

[82～83] 答案：D、B

解析： 心主血脉，心气推动血液运行于脉中，流注全身，循环不休，发挥营养和濡润作用。同时心具有主宰五脏六腑、形体官窍等生命活动和意识、思维等精神活动的功能。肝主疏泄，畅达气机，和调气血，气行则血行，因而调畅血液的运行，同时对情志活动发挥调节作用。肝主藏血具有贮藏血液、调节血量和防止出血的作用；脾主统血指脾气具有统摄血液在脉中，防止出血的作用。

[84～85] 答案：C、A

解析：《素问·阴阳应象大论》："其有邪者，渍形以为汗；其在皮者，汗而发之；其慓悍者，按而收之；其实者，散而泻之。"

[86～87] 答案：C、A

解析： 饮食内停所致脘腹痞满多表现为脘腹痞闷而胀，进食尤甚，拒按；胃阴不足所致的脘腹痞满多表现为脘腹痞闷，嘈杂，饥不欲食，口燥咽干，大便秘结。

[88～89] 答案：B、C

解析： 消渴是以多饮、多食、多尿、乏力、消瘦或尿有甜味为主要症状的疾病。消渴病常病及多个脏腑，病变影响广泛，未及时医治以及病情严重的患者常可并发多种病证，如肾阴亏损，肝失濡养，肝肾精血不能上承于耳目，则可并发白内障、雀目、耳聋，宜滋补肝肾，益精补血；如燥热内结，营阴被灼，脉络瘀阻，蕴毒成脓，则发为疮疖痈疽，宜清热解毒，消散痈肿。

[90～91] 答案：D、A

解析： 四者均为活血化瘀药。姜黄和川芎均能活血行气止痛，川芎尚能祛风。丹参和郁金均能活血凉血，丹参尚能清心除烦；郁金尚能行气解郁，利胆退黄。

[92～93] 答案：A、C

解析： 四选项均为温里药，高良姜辛热，功效温胃止呕，散寒止痛；花椒辛温，功效温中止痛，杀虫止痒。荜澄茄辛温，功效温中散寒，行气止痛；胡椒药性辛热，功效温中散寒，下气消痰。

[94～95] 答案：B、D

解析： 地黄饮子的组成为熟地、巴戟天、山茱萸、石斛、肉苁蓉、炮附子、五味子、官桂、茯苓、麦门冬、菖蒲、远志、生姜、大枣。回阳救急汤的组成为炮附子、干姜、人参、炙甘草、炒白术、肉桂、陈皮、五味子、茯苓、半夏。

[96～97] 答案：C、A

解析： 二妙散的组成为黄柏、苍术。功效清热燥湿。方中黄柏为君，取其苦以燥湿，寒以清热，其性沉降，长于清下焦湿热。平胃散的组成为苍术、厚朴、陈皮、炙甘草。功效燥湿运脾，行气和胃。方中以苍术为君药，以其辛香苦温，入中焦能燥湿健脾，使湿去则脾运有权，脾健则湿邪得化。

[98～99] 答案：D、B

解析： 咳嗽的基本病机是邪犯于肺，肺气上逆。不论外邪还是内生邪气均可引起肺失宣降，肺气上逆作咳。肺胀的基本病机是肺气胀满，不能敛降。

[100～101] 答案：C、A

解析： 呕吐清水，胸脘痞闷，头眩，呕

而肠鸣，舌苔白滑而腻，脉弦滑，可诊断为水饮阻隔在胸部，即呕吐之痰饮内阻证，治宜温化痰饮，和胃降逆。食入即吐，胸脘痞闷，乏力，四肢不温，舌质淡苔薄白，是脾胃虚寒的表现，可诊断为呕吐之脾胃虚寒证，治宜温中健脾，和胃降逆。

[102～103] 答案：D、A

解析： 足窍阴属足少阳胆经腧穴，在足趾，第4趾末节外侧，趾甲根角侧后方0.1寸（指寸）。至阴属足太阳膀胱经腧穴，在足趾，足小趾末节外侧，趾甲根角侧后方0.1寸（指寸）。厉兑属足阳明胃经腧穴，在足趾，第2趾末节外侧，趾甲根角侧后方0.1寸（指寸）。隐白属足太阴脾经腧穴，在足趾，大趾末节内侧，趾甲根角侧后方0.1寸（指寸）。

[104～105] 答案：A、B

解析： 委中穴为足太阳膀胱经腧穴，位于腘静脉上，可用三棱针点刺出血治疗急症，如腹痛、急性吐泻等。至阴穴为足太阳膀胱经腧穴，可治疗胎位不正、滞产、胞衣不下等，治疗胎位不正时可用灸法。

三、X 型题

106. 答案：BCD

解析： 人体的气主要由先天之精气、水谷之精气和自然界的清气三者相结合而成，与肺、脾胃和肾等脏腑的关系尤为密切。肺为气之主，脾胃为气血生化之源，肾为气之根，心为五脏六腑之大主。

107. 答案：BC

解析： 肝气疏泄，畅达气机，促进和调脾胃之气的升降运动，使脾气升、胃气降的运动稳定有序，为脾胃正常纳运创造条件，促进饮食物的消化、水谷精微的吸收和糟粕的排泄。胆储存胆汁，是肝之精气所化生，胆汁注入小肠，以助饮食物消化，是脾胃运化能够正常进行的重要条件。脾主升清，运化水谷精微。胃主通降，受纳腐熟水

谷。心主血脉，肺主宣发，两者与饮食物消化吸收关系不紧密。

108. 答案：BCD

解析：六腑，是胆、胃、小肠、大肠、膀胱、三焦的总称，大多为中空脏器。胆储存胆汁，胆汁注入小肠，以助饮食物消化，胆囊不与饮食物直接接触。六腑的生理特点是"泻而不藏""实而不能满"，生理特性是受盛和传化水谷，具有通降下行的特性。

109. 答案：BCD

解析：脾与胃同居中焦，通过经脉的相互属络构成表里关系，同为气血生化之源，后天之本。脾与胃在生理上的关系，主要包括水谷纳运协调、气机升降相因、阴阳燥湿相济等。肺与肝的关系为调节气机。

110. 答案：AB

解析：阴阳互根互用的关系遭到破坏，如阴或阳的某一方虚损，日久可以导致对方的不足，形成"阴损及阳"或"阳损及阴"的"阴阳互损"病变。基于阴阳互根互用的原理，可采用阴中求阳或阳中求阴的治法。寒者热之和阳病治阴是根据阴阳互制的原理采用的治法。

111. 答案：BCD

解析：督脉上额至巅顶；足太阳膀胱经上额与督脉交会于巅顶；足厥阴肝经的分支目系从颅内经眼眶向上循行至额头至巅顶，与督脉汇合。任脉循面入目，未循行至巅顶。

112. 答案：BCD

解析：火邪与暑邪均为阳邪，易伤津耗气；燥邪易伤津但无耗气之说；风邪则无此致病特点。

113. 答案：ABC

解析：膀胱功能失调可见湿热下注蕴结膀胱所致气化不利，临床表现为小便频急、涩痛、余沥不尽等症状。若膀胱气化失司，固摄无权，临床可见小便频数、清长或遗尿等症状。膀胱虚热少见。

114. 答案：ACD

解析：阳热亢盛、躁扰神明、血热而脉流薄疾（动血）、心火上炎下移小肠均属于心阳偏盛。而心血瘀阻即心脉痹阻，多因阳气不足，血脉寒凝，或痰浊凝聚，血脉瘀阻不畅，或劳倦感寒，或情志刺激诱发加重。

115. 答案：ACD

解析：治法是在治则指导下制定的治疗疾病的具体方法，它从属于一定治疗原则。在扶正祛邪基本原则指导下，可采用滋阴、发汗、吐下等具体方法。

116. 答案：ABCD

解析：齿痕舌指舌体边缘有牙齿压迫的痕迹。舌淡胖大而润，舌边有齿痕，属寒湿壅盛，阳虚水湿内停；舌质淡红，舌边有齿痕，属脾虚或气虚；舌红而肿胀满口，舌有齿痕，属湿热痰浊壅滞；舌淡红而嫩，舌体不大，边有轻微齿痕，属先天性齿痕舌。

117. 答案：ABC

解析：头汗指但头汗出。兼见心胸烦闷，口渴面赤，为上焦热盛，迫津外泄；兼见身重倦怠，胃脘痞满，为中焦湿热蕴结，湿郁热蒸，迫津上越；兼见四肢厥冷，气喘脉微，为元气将脱，阴阳离绝，虚阳上越，津随阳泄；小儿睡眠时见头汗出为正常生理现象。

118. 答案：ABD

解析：噎膈常有情志不畅，酒食不节，年老体弱等病史。常见病因包括饮食不节、七情内伤、久病年老。总病机为气、痰、瘀交结，阻隔于食道、胃脘。

119. 答案：ABCD

解析：双侧胁肋部为足厥阴肝经和足少阳胆经的循行部位。胁胀痛，叹息则舒，为肝郁气滞；胁胀痛，口苦纳呆，为肝胆湿热；胁灼痛，急躁易怒，为肝胆火盛；胁隐痛，两目干涩，为肝阴亏虚；咳嗽牵引两胁作痛，胁间饱满，为饮停胸胁。

120. 答案：ABCD

解析：虚证是指人体正气虚弱所产生的

各种虚弱证候。虚证反映人体正气亏虚而邪气并不明显。人体正气亏虚包括阳气、阴液、精、血、津液、营、卫等亏虚及脏腑虚损。因正气亏虚，虚证以抗邪能力减弱，功能活动低下、衰退为特点。

121. 答案：ABCD

　　解析：阴虚证的转归包括阴阳两虚、阴血亏虚、气阴两虚，进一步发展可为亡阴证及动风证候。

122. 答案：ABCD

　　解析：气陷证指气虚升举无力而反下陷，以自觉气坠，或内脏下垂为主要表现的证候。临床表现为头晕眼花、神疲气短、腹部坠胀，或久泄久痢，或见内脏下垂、脱肛、阴挺等，舌质淡嫩、脉虚。

123. 答案：ABD

　　解析：气血两虚证指气血不能相互化生，以气虚和血虚症状为主要的证候。临床表现为神疲乏力，少气懒言，自汗，面色淡白或萎黄，口唇、眼睑、爪甲颜色淡白，头晕目眩，心悸失眠，形体消瘦，肢体麻木，月经量少色淡，延期甚或闭经，舌质淡白，脉弱或虚。

124. 答案：ABCD

　　解析：脾虚气陷证多由脾气虚进一步发展而来，久泄久痢，伤及中焦元气；劳累太过，气血劳伤；妇女孕产过多，产后失于调护等损伤脾气，清阳下陷等。

125. 答案：ABD

　　解析：阳明病证指外感病发展过程中，病邪内传阳明，阳热亢盛，胃肠燥热所表现的证候。其特点是阳热炽盛，属里实热证，为邪正斗争的极期阶段。故将其主要病机简要概括为"胃家实"。临床表现为身热，不恶寒反恶热，汗自出，脉大。

126. 答案：BC

　　解析：选项均为性偏寒的止咳平喘药，均可治肺热咳喘。只有桑白皮、葶苈子能泻肺平喘，利水消肿，尚可治水肿。枇杷叶尚

能降逆止呕，治胃热呕吐；马兜铃清肠消痔，治肠热痔血。

127. 答案：ABCD

　　解析：四选项均为清热解毒药，均能清热解毒，凉血止痢，常用治热毒血痢。金银花为热毒疮痈要药，尚能疏散风热，用治温病发热，风热感冒。

128. 答案：ABD

　　解析：金钱草、虎杖、珍珠草均为利湿退黄药，且尚可清热解毒。金钱草还可利尿通淋；虎杖还可散瘀止痛，止咳化痰；珍珠草还可明目，消积。通草为利尿通淋药，还可通气下乳。

129. 答案：ABCD

　　解析：瓜蒌为清化热痰药，功能清热涤痰，宽胸散结，润燥滑肠。主治肺热咳嗽，胸痹心痛，结胸痞满，肺痈，肠痈，乳痈，大便秘结。

130. 答案：AD

　　解析：小蓟与苎麻根皆为凉血止血药，均能凉血止血，清热解毒，治疗血热出血，痈肿疮毒。小蓟兼散瘀，利尿；苎麻根兼安胎，可治胎动不安。

131. 答案：ACD

　　解析：益母草、泽兰、牛膝均为活血祛瘀药，均可活血调经，利尿，为治瘀滞月经不调，水肿尿少常用药。茯苓为利水渗湿药，常用治寒热虚实各种水肿，但无活血作用。

132. 答案：ABC

　　解析：钩藤为息风止痉药，功能息风定惊，清热平肝，主治肝风内动惊痫抽搐，头痛眩晕，感冒夹惊，小儿惊啼。

133. 答案：ABD

　　解析：该题目考核中药有毒无毒的药性。仙茅为补阳药，香加皮为利水渗湿药，此两药有毒。山慈菇、半边莲为清热解毒药，山慈菇有小毒。

134. 答案：AB

　　解析：沙苑子为补阳药，归肝肾经，功

能补肾助阳，固精缩尿，养肝明目。

135. 答案：ABC

解析： 硫黄为攻毒杀虫止痒药，有毒，外用解毒杀虫疗疮；内服补火助阳通便。外治疥癣湿疹秃疮；内服用治阳痿足冷，虚喘冷哮，虚寒便秘等症。

136. 答案：ABD

解析： 麻黄附子细辛汤的组成为麻黄、炮附子、细辛。大黄附子汤的组成为大黄、炮附子、细辛。乌梅丸的组成为乌梅、细辛、干姜、黄连、当归、炮附子、蜀椒、桂枝、人参、黄柏。当归四逆汤的组成为当归、桂枝、芍药、细辛、炙甘草、通草、大枣，方中不含有炮附子。

137. 答案：BD

解析： 葛花解醒汤的组成为木香、人参、猪苓、茯苓、橘皮、白术、生姜、神曲、泽泻、青皮、砂仁、白蔻仁、葛花。健脾丸的组成为白术、木香、黄连、甘草、白茯苓、人参、神曲、陈皮、砂仁、麦芽、山楂、山药、肉豆蔻。藿香正气散的组成为大腹皮、白芷、紫苏、茯苓、半夏曲、白术、陈皮、厚朴、苦桔梗、藿香、甘草。九仙散的组成有人参、款冬花、桑白皮、桔梗、五味子、阿胶、乌梅、贝母、罂粟。后两者方中均不含有木香。

138. 答案：BC

解析： 暖肝煎的组成是当归、枸杞、小茴香、肉桂、乌药、沉香（木香亦可）、茯苓。天台乌药散的组成是乌药、木香、小茴香、青皮、高良姜、槟榔、川楝子、巴豆。加味乌药汤的组成是乌药、缩砂仁、木香、延胡索、香附、甘草。真人养脏汤的组成是人参、当归、白术、肉豆蔻、肉桂、甘草、芍药、木香、诃子、罂粟壳。后两者中，前者不含有小茴香，后者乌药、小茴香两味药均未含有。

139. 答案：AC

解析： 普济消毒饮的组成为黄芩、黄连、牛蒡子、人参、白僵蚕、玄参、板蓝根、马勃、桔梗、生甘草、橘红、升麻、柴胡。其中升麻、柴胡疏散风热，并引诸药上达头面，使风热疫毒之邪得以宣散透发，寓有"火郁发之"之意。

140. 答案：AD

解析： 厚朴温中汤的功效是行气除满，温中燥湿。

141. 答案：CD

解析： 四个方剂均可以治疗积滞证。麻子仁丸功效是润肠泄热，行气通便，主要治疗脾约证。大承气汤峻下热结，主要治疗阳明腑实证。两者均可治疗热邪引起的积滞证。

142. 答案：BD

解析： 橘核丸治疗㿗疝痰核，具有行气血、止疼痛、软坚散结之功。

143. 答案：AB

解析： 生脉散的功效是益气生津，敛阴止汗。主治：①温热、暑热，耗气伤阴证。汗多神疲，体倦乏力，气短懒言，咽干口渴，舌干红少苔，脉虚数。②久咳伤肺，气阴两虚证。干咳少痰，短气自汗，口干舌燥，脉虚细。

144. 答案：ABC

解析： 滚痰丸（礞石滚痰丸）功效泻火逐痰。主治实热老痰证。临床表现为癫狂昏迷，或惊悸怔忡，或不寐怪梦，或咳喘痰稠，或胸脘痞闷，或眩晕耳鸣，大便秘结，苔黄厚腻，脉滑数有力。

145. 答案：AB

解析： 二陈汤复用少许乌梅，收敛肺气，与半夏、橘红相伍，散中兼收，防其燥散伤正。

146. 答案：BC

解析： 眩晕之痰湿中阻证的代表方为半夏白术天麻汤，若头痛头胀，心烦口苦，渴不欲饮者可用黄连温胆汤；头痛之痰浊头痛的代表方为半夏白术天麻汤，若大便不畅，口苦，舌苔黄腻，脉滑数者可选用黄连温胆汤。

147. 答案：AD

解析： 胸痹的证候包括：心脉瘀阻、气滞心胸、痰浊闭阻、寒凝心脉、气阴两虚、心肾阴虚、心肾阳虚、正虚阳脱。心阳不振、瘀阻心脉是心悸的证候。

148. 答案：ABD

解析： 痴呆的病因包括：先天不足、后天失养、年老肾虚、久郁不解、中风外伤。

149. 答案：AB

解析： 患者四肢痿弱，肌肉瘦削，诊断为痿证，手足麻木不仁，舌痿不能伸缩，舌暗淡，脉细涩，为脉络瘀阻的表现。痿证之脉络瘀阻证，治宜益气养营，活血行瘀。代表方圣愈汤合补阳还五汤。前方益气养血为主，后方重在补气活血通络。

150. 答案：CD

解析： 肝脾血瘀证的临床表现为脘腹坚满，青筋显露，胁下癥结痛如针刺，面色晦暗黧黑，或见赤丝血缕，面、颈、胸、臂出现血痣或蟹爪纹，口干不欲饮水，或见大便色黑；舌质紫暗或有紫斑，脉细涩。鼻衄、牙龈出血是鼓胀变证。

151. 答案：ABCD

解析： 不寐治疗以补虚泻实，调整阴阳为原则，安神定志是本证的基本治法。实证宜清心泻火，清火化痰，清肝泄热；虚证宜补益心脾，滋阴降火，益气镇惊。

152. 答案：ABCD

解析： 血证病机可分为虚、实两大类。虚证主要为气虚不能摄血和阴虚火旺灼伤血络，血溢脉外而出血；实证主要为气火亢盛，血热妄行而出血。

153. 答案：BD

解析： 喘证的辨证要点：①首辨虚实；②实喘当辨外感与内伤；③虚喘应辨病位。

154. 答案：AC

解析： 颤证之痰热动风证，临床表现为头摇不止，肢麻震颤，重则手不能持物，头晕目眩，胸脘痞闷，口苦口黏，甚则口吐痰涎；舌体胖大，有齿痕，舌质红，舌苔黄腻，脉弦滑数。治法清热化痰，平肝息风。代表方导痰汤合羚角钩藤汤。

155. 答案：CD

解析： 淋证之气淋，治法：理气疏导，通淋利尿；代表方：沉香散。癃闭肝郁气滞证，治法：理气解郁，通利小便，代表方：沉香散。胁痛肝郁气滞证、阳痿肝气郁结证皆以柴胡疏肝散为主方。

156. 答案：ABC

解析： 在病位上，干呕、嗳气在胃，呃逆在膈肌。

157. 答案：ABCD

解析： ①辨外感与内伤：外感头痛多因外邪致病，起病较急，一般疼痛较剧，病程较短，以实证为多。内伤头痛多起病缓慢，反复发作，病程较长，以虚证为多。②辨头痛部位：太阳头痛，痛在脑后；阳明头痛，在前额部及眉棱骨处；少阳头痛，在头之两侧，并连及于耳；厥阴头痛，多在巅顶部位；太阴、少阴头痛多以全头疼痛为主。③辨头痛性质：风寒者，头痛剧烈且连项背；风热者，头胀而痛；风湿者，头痛如裹；痰湿，头痛而重；肝阳，头痛而胀；肝火，头部跳痛、灼痛，瘀血，头部刺痛，痛处固定不移；虚者，多呈隐痛、空痛或昏痛。④辨病势顺逆：若起病急骤，头痛如破，短时间内出现神昏伴颈项强直，呕吐如喷，甚者旦发夕死者，属真头痛，病势凶险；因于外感，头痛剧烈而见神志变化，或肢体强痉抽搐，甚或角弓反张者，为脑髓受损或脑络破裂所致，皆属于逆证，预后不良。

158. 答案：BCD

解析： 行针的手法分为基本手法和辅助手法。捻转法和提插法属行针的基本手法；

行针的辅助手法包含循法、弹法、刮法、摇法、飞法及震颤法。

159. 答案：ACD

解析： 任脉可治疗中风脱证、虚寒证。督脉可治疗中风昏迷、热病、头面病。两经腧穴均可治疗神志病、脏腑病、妇科病。

160. 答案：ABCD

解析： 血海属足太阴脾经腧穴，主治：①月经不调、痛经、经闭等妇科病；②瘾疹、湿疹、丹毒等血热性皮肤病；③膝股内侧痛。膈俞属足太阳膀胱经腧穴，主治：①血瘀诸证；②呕吐、呃逆、气喘、吐血等上逆之证；③瘾疹、皮肤瘙痒；④贫血；⑤潮热、盗汗。风市属足少阳胆经腧穴，主治：①下肢痿痹、麻木及半身不遂等下肢疾患；②遍身瘙痒，脚气。委中属足太阳膀胱经腧穴，主治：①腰背痛、下肢痿痹等腰及下肢病症；②腹痛、急性吐泻等急症；③瘾疹、丹毒；④小便不利、遗尿。故四个腧穴均可治疗皮肤病。

161. 答案：BC

解析： 该患者辨证为胃痛之肝气犯胃证，太冲属足厥阴肝经腧穴，选太冲为主穴，体现了远部选穴、辨证选穴的选穴原则。

162. 答案：ABD

解析： 四个腧穴均属足太阳膀胱经，胃俞及以上的背俞穴均斜刺 0.5～0.8 寸，即胃俞、肺俞、肝俞均可斜刺，肾俞直刺 0.5～1 寸。

163. 答案：BD

解析： 听宫在面部，耳屏正中与下颌骨髁突之间的凹陷中；听会在面部，耳屏间切迹与下颌骨髁突之间的凹陷中。

164. 答案：ABCD

解析： 肩髃为大肠经穴，主治：①肩、上肢病、肩臂挛痛、上肢不遂；②瘾疹；③瘰疬。肩贞为小肠经穴，主治：①肩臂疼痛、上肢不遂；②瘰疬；③耳鸣。肩髎为三焦经穴，主治：①肩臂疼痛、不遂；②风疹。臂臑为大肠经穴，主治：①肩颈部病证：肩臂疼痛不遂、颈项拘挛；②瘰疬；③目疾：目赤肿痛。四穴皆可治疗肩臂疾病及皮肤科疾病。

165. 答案：BCD

解析： 痰浊头痛应取中脘、丰隆、太阳、阴陵泉。风门、列缺为风寒头痛的配穴；曲池、大椎为风热头痛的配穴。

模拟试卷（四）答案与解析

一、A 型题

1. 答案：D

解析：脑主宰生命活动，为"元神之府"。肝主藏血，为"血海"。心主神明，为五脏六腑之主。肾为先天之本。

2. 答案：B

解析：阴阳互根，是阴阳之间的相互依存，互为根据和条件。阴阳双方均以对方的存在为自身存在的前提和条件。阳根于阴，阴根于阳，无阳则阴无以生，无阴则阳无以化。

3. 答案：C

解析：导致五行相乘的原因有"太过"和"不及"两种情况。太过导致的相乘：五行中的所不胜一行过于亢盛，对其所胜一行进行加倍的克制，引起其所胜一行的虚弱。不及所致的相乘：五行中所胜一行过于虚弱，难以抵御其所不胜一行正常限度的克制，使其本身更显虚弱。若土气绝对不足，即使木处于正常水平，土仍难以承受木的克制，因而造成木乘虚侵袭，使土更显得虚弱。这种由于土的不足而引起的相乘，称为"土虚木乘"。

4. 答案：A

解析：火热为阳邪，其性炎上。风为阳邪，轻扬开泄，易袭阳位。暑为阳邪，其性炎热。燥性干涩，易伤津液。

5. 答案：D

解析：卫气行于脉外，不受脉道约束，外而皮肤肌腠，内而胸腹脏腑，布散全身。元气以三焦为通路循行全身，内而五脏六腑，外而肌肤腠理，无处不到。宗气积于胸中，其分布途径有三：一是上出于肺，循喉咙而走息道，推动呼吸；二是贯注心脉，推动血行；三是沿三焦向下运行于脐下丹田（下气

海），注入腹股沟部位足阳明胃经的气街，再下行于足。营气行于脉中，循脉运行全身，内入脏腑，外达肢节，终而复始，周而不休。

6. 答案：A

解析：十二经脉的走向规律：手三阴从胸走手，手三阳从手走头；足三阳从头走足，足三阴从足走腹胸。

7. 答案：B

解析：气能行血，指气具有推动血液在脉中运行的作用。气行则血行，血液必须依赖于气的推动才能运行不息，流布至全身。气充足旺盛，气机调畅，则血液正常运行。若气虚则血行迟缓，可导致血瘀病变。

8. 答案：B

解析：《灵枢·经脉》所言："胃足阳明之脉……气盛则身以前皆热，其有余于胃，则消谷善饥，溺色黄；气不足则身以前皆寒栗，胃中寒则胀满。"任脉循行于胸腹部正中线；督脉循行于背部正中线；冲脉起于胞中，下经会阴，出于气街，从气街部起与足少阴经相并，挟脐上行，散布于胸中，再向上行，经喉，环绕口唇，到目眶下。

9. 答案：D

解析：肝阴不足或肝火亢盛均影响肝藏血功能进而导致出血量多。脾不统血和肝疏泄太过均可影响血液运行，导致月经先期、经量过多、经期延长等病理表现。下元虚寒会导致胞宫行血涩滞，而见月经后期、经量过少、痛经、闭经、癥瘕等病理表现。

10. 答案：C

解析：结脉的脉象是缓慢而有不规则的间歇，即止无定数。数而时止，止无定数的脉象为促脉；缓而时止，止有定数为代脉的特征；脉来乍疏乍密，如解乱绳状，属危重

的脉象。

11. 答案：D

解析： 热证指感受热邪，或阳盛阴不虚，或阴虚阳盛，导致的以温热为特点的证候。临床表现包括：发热，恶热喜冷，口渴喜饮，面赤，五心烦热，神昏谵语，痰涎涕尿等分泌物黄稠，吐血衄血，小便短黄，大便干结，舌燥咽干，舌红苔黄少津，脉数等。

12. 答案：D

解析： 肝火犯肺证是由于肝火上逆反侮肺金，使肺失清肃所表现的症状，包括发作阵咳，咯痰黄稠甚则咳吐鲜血、气逆气喘、伴有胸胁胀痛、易急躁、心烦口苦、头晕、面目红赤、大便秘结、小便短赤；肝火炽盛证是由于肝气郁结日久化热，火热上炎所致，常见症状有头晕胀痛、面红目赤、耳鸣耳聋、口苦口干、急躁易怒、胁肋灼痛、失眠多梦、吐血衄血、小便黄赤、大便秘结等。选项D仅为肝火犯肺证的表现，可以作为两者鉴别的要点之一。

13. 答案：A

解析： 手足蠕动指手足时时掣动，动作迟缓无力，如虫行。因手足肌肉和筋脉失于濡养，为体内阴血亏虚的表现，见于阴虚动风证。

14. 答案：C

解析： 小肠实热证指心火下移小肠，热迫膀胱，气化失司，以小便赤涩疼痛、心烦、舌疮及实热症状为主要表现的证候。临床表现为小便短赤、灼热疼痛、尿血、心烦口渴、口舌生疮、脐腹胀痛，舌红、苔黄、脉数。

15. 答案：C

解析： 因情志引发的各类病证多与肝气变化有关，患者疼痛连及两胁、喜叹息、脉弦可辨证为肝气郁结。因主诉为"胃脘胀痛"，故诊断为胃痛。故选项C"胃痛肝气犯胃证"正确。

16. 答案：B

解析： 肾精不足证指肾精亏损，脑与骨、髓失充，以生长发育迟缓，生育功能低下，成人早衰等为主要表现的证候。临床表现为小儿发育迟缓，身材矮小，囟门迟闭，骨骼痿软，智力低下；成人性欲减退，男子精少不育，女子经闭不孕；发脱齿摇，耳聋，耳鸣如蝉，腰膝酸软，足痿无力，健忘恍惚，神情呆钝，动作迟钝，舌淡，苔白，脉弱。

17. 答案：C

解析： 脾虚气陷证指脾气虚弱，升举无力而反下陷，以眩晕，泄泻，脘腹重坠，内脏下垂及气虚症状为主要表现的证候。临床表现为眩晕，久泄，脘腹重坠作胀，食后益甚，或小便浑浊如米泔，或便意频数，肛门重坠，甚或内脏下垂，或脱肛，子宫下垂，神疲乏力，气短懒言，面白无华，纳少，舌淡苔白，脉缓或弱。

18. 答案：B

解析： 心肾不交证的临床表现包括虚烦失眠，心悸健忘，头晕耳鸣，咽干，腰膝酸软，多梦遗精，潮热盗汗，小便短赤，舌红无苔，脉细数。

19. 答案：A

解析： 使君子性味甘、温，归脾、胃经。南瓜子性味甘、平，归胃、大肠经。榧子性味甘、平，归肺、胃、大肠经。芥子性味辛、温，归肺经。

20. 答案：C

解析： 大血藤为清热解毒药，其功效是清热解毒，活血，祛风止痛。

21. 答案：C

解析： 选项均为化痰止咳平喘药。白附子的功效是燥湿化痰，祛风定惊，止痛，解毒散结。天南星的功效是燥湿化痰，祛风止痉，散结消肿；旋覆花的功效是降气，消痰，行水，止呕；浙贝母的功效是清热化痰止咳，解毒散结消痈。

22. 答案：A

解析： 二者均为清热解毒药，蒲公英具有清热解毒，消肿散结，利湿通淋功效；鱼腥草具有清热解毒，消痈排脓，利湿通淋功效。

23. 答案：B

解析：青风藤为祛风湿药，具有祛风湿，通经络，利小便功效。威灵仙能祛风湿，消骨鲠；秦艽能祛风湿，退虚热，清湿热。

24. 答案：C

解析：牵牛子苦寒，有毒，为峻下逐水药。车前子甘寒，为利尿通淋药；决明子甘苦咸微寒，为清热泻火药；使君子甘温，为驱虫药。

25. 答案：C

解析：苍术、厚朴均为燥湿药。苍术能燥湿健脾，祛风散寒，明目，主治湿阻中焦证，风湿痹痛，风寒感冒，夜盲；厚朴能燥湿消痰，下气除满，主治湿阻中焦证，食积气滞，痰饮喘咳。

26. 答案：A

解析：麝香为开窍药，入丸散用剂量为 0.03 ~ 0.1g。

27. 答案：B

解析：选项 ABD 为活血化瘀药，可用治伤科瘀血证，跌仆损伤，其中血竭兼能化瘀止血，可治外伤出血，故选项 B 正确。地榆为止血药，有凉血止血，解毒敛疮功效，主治血热出血，水火烫伤。

28. 答案：C

解析：左金丸为清热剂，组成为黄连、吴茱萸，其用量为黄连六两、吴茱萸一两，其比例为黄连：吴茱萸 =6：1。

29. 答案：A

解析：保和丸的组成为山楂、神曲、半夏、茯苓、陈皮、连翘、莱菔子。六君子汤的组成为陈皮、半夏、茯苓、甘草、人参、白术。普济消毒饮的组成为黄芩、黄连、人参、陈皮、玄参、生甘草、连翘、鼠黏子、板蓝根、马勃、白僵蚕、升麻、柴胡、桔梗。半夏厚朴汤的组成为半夏、厚朴、茯苓、生姜、苏叶。故含有半夏、陈皮、连翘的是保和丸。

30. 答案：C

解析：健脾丸的功效为健脾和胃，消食止泻。肥儿丸的功效为杀虫消积，健脾清热。枳实消痞丸的功效为行气消痞，健脾和胃。

31. 答案：B

解析：四方皆为开窍剂，安宫牛黄丸清热解毒，豁痰开窍，主治：①邪热内陷心包证；②中风昏迷，小儿惊厥，属邪热内闭者。紫雪清热开窍，息风止痉，主治温热病，热邪内陷心包、热盛动风证。至宝丹清热开窍，化浊解毒，主治：①中暑、中风及温病痰热内闭心包证；②小儿惊厥属于痰热内闭者。苏合香丸温通开窍，行气止痛，主治：①寒闭证；②心腹卒痛，甚则昏厥；③中风、中气及感受时行瘴疠之邪等属寒凝气滞之闭证者。

32. 答案：A

解析：大黄牡丹汤功效泻热破瘀，散结消痈。湿热内蕴，与气血相搏，瘀热、湿浊壅郁肠中，则见右下腹疼痛拒按；湿热邪在肠腑，气血瘀积，邪正相争，营卫失调，故时时发热、自汗恶寒；舌苔薄黄而腻、脉滑数，乃湿热蕴结之征。治当泻热破瘀，散结消痈，大黄牡丹汤治之。

33. 答案：C

解析：脾为生痰之源，湿聚成痰，痰浊阻滞，气机壅塞，肺失宣降，故见咳嗽喘逆、胸膈痞闷；痰湿困脾，脾失健运，水谷停滞于胃，故食少难消；舌苔白腻，脉滑均乃痰浊之象。治宜用三子养亲汤温肺化痰，降气消食。

34. 答案：A

解析：牵正散中白附子辛温燥烈，入阳明经而走头面，以祛风化痰，尤其善散头面之风为君。

35. 答案：C

　　解析： 定痫丸的功效是涤痰息风，开窍安神；主治风痰蕴热之痫病，亦可用于癫狂。礞石滚痰丸的功效是泻火逐痰。半夏白术天麻汤的功效是化痰息风，健脾祛湿。温胆汤的功效是理气化痰，清胆和胃。

36. 答案：C

　　解析： 金铃子散功效疏肝泄热，活血止痛。组成为川楝子、延胡索。川楝子苦寒入肝，疏肝气，泄肝火，以治胸腹胁肋疼痛而为君药。延胡索辛苦性温，入肝经，能行血中气滞，以达行气活血止痛之功。两药相配，气行血畅，疼痛自止。

37. 答案：D

　　解析： 积聚是以腹内结块，或胀或痛为主要症状的疾病。气滞血阻证的症状表现为：腹部积块质软而不坚，固定不移，胀痛并见，舌暗，苔薄，脉弦。若日久瘀血严重，可发展为瘀血内结证，临床表现为：腹部积块渐大，质地较硬，固定不移，隐痛或刺痛，纳谷减少，体倦乏力，面黯消瘦，时有寒热，女子或见月事不下，舌质紫黯或有瘀点瘀斑，脉细涩。

38. 答案：D

　　解析： 痰厥病机核心为痰阻清窍，气机逆乱，神识昏蒙。临床表现为素有咳喘宿痰，多湿多痰，恼怒或剧烈咳嗽后突然昏厥，喉有痰声，或呕吐涎沫，呼吸气粗，舌苔白腻，脉沉滑。治法：行气豁痰。代表方：导痰汤。

39. 答案：C

　　解析： 厥证是由于阴阳失调，气机逆乱所引起的，以突然昏倒，不省人事，四肢厥冷为主要临床表现的病证。气厥实证的临床表现为多因情志异常，精神刺激而发作，突然昏倒，不知人事，或四肢厥冷，呼吸气粗，口噤握拳，舌苔薄白，脉伏或沉弦。治宜顺气降逆开郁。代表方五磨饮子。

40. 答案：D

　　解析： 癫狂痰热瘀结证的临床表现为癫狂日久不愈，面色晦滞而秽，情绪躁扰不安，多言无序，恼怒不休，甚至登高而歌，弃衣而走，妄见妄闻，妄思离奇，头痛，心悸而烦，舌质紫暗或有瘀斑，苔少或薄黄而干，脉弦细或细涩。治法：豁痰化瘀，调畅气血。代表方：癫狂梦醒汤。

41. 答案：C

　　解析： 呃逆指胃气上逆动膈，以气逆上冲，喉间呃呃连声，声短而频，难以自制为主要表现的病证。呃逆脾胃阳虚证的临床表现为呃声低长无力，气不得续，泛吐清水，脘腹不舒，喜温喜按，面色㿠白，手足不温，食少乏力，大便溏薄，舌质淡，苔薄白，脉细弱。治法：温补脾胃止呃。代表方：理中丸。

42. 答案：D

　　解析： 湿热痢的临床表现为腹痛，里急后重，下利赤白脓血，赤多白少，或纯下赤冻；肛门灼热，小便短赤，或发热恶寒，头痛身楚，口渴；舌质红，苔黄腻，脉滑数。治法：清热化湿解毒，调气行血导滞。代表方：芍药汤。

43. 答案：C

　　解析： 中风是以猝然昏仆，不省人事，伴半身不遂，口眼㖞斜，语言不利为主症的病证；病轻者可无昏仆，而仅见口眼㖞斜及半身不遂等症状。中风闭证的临床表现为突然昏仆，不省人事，牙关紧闭，口噤不开，两手握固，肢体偏瘫，拘急，抽搐。分为痰火内闭之阳闭、痰浊内闭之阴闭两种。其中，阳闭的临床表现为闭证兼面赤气粗，躁动不安，舌红苔黄，脉弦滑有力。治法：清肝息风，豁痰开窍。代表方：至宝丹或安宫牛黄丸。

44. 答案：C

　　解析： 关格是由于脾肾虚衰，气化不利，浊邪壅塞三焦，导致以小便不通与呕吐并见为主要临床特征的一种危重病证。关格脾肾阳虚，湿浊内蕴证的临床表现为小便短少，色清，甚则尿闭，面色晦滞，形寒肢冷，神疲乏力，浮肿腰以下为主，纳差，腹胀，泛恶呕吐，大便溏薄，舌淡，舌体胖大，边有齿痕，苔白腻，脉沉细。治法：温补脾肾，化湿降浊。代表方：温脾汤合吴茱萸汤。

45. 答案：A

解析：本题考查消渴的证候分型。属肺热津伤证症见烦渴多饮，饮不解渴，口干舌燥，尿频量多，肢体困倦，大便如常或干燥，舌边尖红，苔薄黄，脉滑数或濡数。属胃热炽盛证症见多食易饥，无有饱时，嘈杂烦热，头昏体倦，消瘦汗多，大便秘结，舌苔黄燥，脉滑实有力。属肾阴亏虚证症见小便频数量多，浑浊如脂膏，渴而欲饮，口干舌燥，头昏目糊，虚烦，颧红，舌质红，脉沉细数。属命门火衰证症见尿量特多，昼夜达十数次乃至数十次之多。形体消瘦，形容枯槁，面目黧黑，耳轮焦干，腰膝酸软，畏寒肢冷，女子不月，男子阳痿，舌淡苔白，脉沉细无力。题干患者多食易饥、口渴、尿多、形体消瘦、大便干燥等，应辨证为胃热炽盛证，即胃火内炽，胃热消谷，耗伤津液。

46. 答案：D

解析：石淋的临床表现为排尿涩痛，尿中时夹砂石，或排尿时突然中断，尿道窘迫疼痛，少腹拘急，往往突发，一侧腰腹绞痛难忍，甚则牵及外阴，尿中带血，舌红，苔薄黄，脉弦或带数。治法：清热利湿，排石通淋。代表方：石韦散。

47. 答案：A

解析：热淋的临床表现为小便频数短涩，灼热刺痛，溺色黄赤，少腹拘急胀痛，或有寒热，口苦，呕恶，或有腰痛拒按，或有大便秘结，苔黄腻，脉滑数。治法：清热利湿通淋。代表方：八正散。

48. 答案：A

解析：内伤发热之气郁发热的临床表现为发热多为低热或潮热，热势常随情绪波动而起伏，精神抑郁，胁肋胀满，烦躁易怒，口干而苦，纳食减少，舌红，苔黄，脉弦数。治法：疏肝理气，解郁泻热。代表方：丹栀逍遥散。

49. 答案：D

解析：齿衄是血自齿龈或齿缝外溢，且排除外伤所致。齿衄之胃火炽盛证的临床表现为齿衄，血色鲜红，齿龈红肿疼痛，头痛，口臭，或伴有身热，舌红，苔黄，脉洪数。

50. 答案：D

解析：遗精属劳伤心脾证的临床表现为劳则遗精，失眠健忘，心悸不宁，面色萎黄，神疲乏力，纳差便溏，舌淡苔薄，脉弱。治法：调补心脾，益气摄精。代表方：妙香散。

51. 答案：C

解析：痿证指肢体筋脉弛缓，软弱无力不能随意运动，或伴有肌肉萎缩的一种病证。临床以下肢痿弱较为常见。痿证脾胃虚弱证的临床表现为起病缓慢，肢体软弱无力逐渐加重，神疲肢倦，肌肉萎缩，少气懒言，纳呆便溏，面色㿠白或萎黄无华，面浮。舌淡，苔薄白，脉细弱。治法：补中益气，健脾升清。代表方：参苓白术散合补中益气汤。

52. 答案：D

解析：少泽为手太阳小肠经井穴，主治肩臂后侧痛、小指麻木疼痛及乳疾、急症、热证、头面五官病等；天宗同属手太阳小肠经腧穴，主治肩胛疼痛、肩背部损伤等局部病及气喘、乳痈等。足临泣、下巨虚、梁丘均可治疗乳痈，但至阴、梁门、大包不可。

53. 答案：A

解析：申脉为足太阳膀胱经腧穴，通阳蹻脉；照海为足少阴肾经腧穴，通阴蹻脉。阴、阳蹻司寤寐，功能失衡，可导致不寐或嗜睡。阳盛阴衰，阴阳失交，可导致不寐，针灸治疗时应泻阳补阴，泻申脉、补照海。嗜睡则相反。

54. 答案：A

解析： 大椎穴为督脉腧穴，常用于治疗①外感病：热病、疟疾、恶寒发热、咳嗽、气喘；②骨蒸潮热；③癫狂、小儿惊风；④项强、脊强；⑤风疹、痤疮等疾病。风府穴为督脉腧穴，常用于治疗①中风、癫狂痫等神志病；②头痛、眩晕、颈项强痛、咽喉痛、失音、目痛等头颈、五官病证。太阳穴为经外奇穴，常用于治疗①头痛；②目疾；③面瘫。丰隆穴为足阳明胃经腧穴，常用于治疗①头痛，眩晕；②癫狂；③咳嗽、痰多等痰饮病证；④下肢痿痹；⑤腹胀、便秘。

55. 答案：A

解析： 风府在颈后区，枕外隆凸直下，两侧斜方肌之间凹陷中；哑门在颈后区，第2颈椎棘突上际凹陷中，后正中线上；风市在股部，髌骨上7寸。

[56~58] 答案：A、C、C

解析： 心衰阴竭阳脱证的临床表现为心悸喘憋不得卧，呼吸气促，张口抬肩，烦躁不安，大汗淋漓，四肢厥冷，颜面发绀，唇甲青紫，尿少或无尿，舌淡胖而紫，脉沉细欲绝或脉浮大无根。治法为益气回阳固脱。代表方附汤合四逆加人参汤。因阳气大量脱失，血行不利，滞塞脏腑经络之中，故出现较为明显的颜面发绀、口唇青紫等血瘀证表现，此时宜在益气回阳固脱的处方中酌加桃仁、红花等活血祛瘀的药物，行血活血。

[59~61] 答案：C、D、C

解析： 喘证是以呼吸困难，甚至张口抬肩，鼻翼扇动，不能平卧为特征的病证。实喘之肺气郁痹证的临床表现为每遇情志刺激诱发，发时突然呼吸短促，息粗气憋，胸闷胸痛，咽中如窒，但喉中痰鸣不著，或无痰声。平素常多忧思抑郁，失眠，心悸，舌苔

薄，脉弦。治法以开郁降气平喘为主。代表方为五磨饮子，该方由沉香、槟榔、乌药、木香、枳实五味药物组成，具有解郁降气的作用，适用于脏腑气机郁结者。

[62~64] 答案：B、C、A

解析： 不寐属心胆气虚证的临床表现为虚烦不安，多噩梦，易于惊醒，触事易惊，终日惕惕，胆怯心悸，伴气短自汗，倦怠乏力，舌淡，脉弦细。治法为益气镇惊，安神定志。代表方为安神定志丸合酸枣仁汤。

[65~67] 答案：C、A、B

解析： 眩晕之肾精不足证的临床表现为眩晕日久不愈，精神萎靡，腰膝酸软，少寐多梦，健忘，两目干涩，视力减退；或遗精滑泄，耳鸣齿摇；或颧红咽干，五心烦热；或面色㿠白，形寒肢冷，舌红少苔，脉细数；或舌淡嫩，苔白，脉弱尺甚。治法为滋养肝肾，益精填髓。代表方剂为左归丸。该方滋阴补肾，益精养血。

[68~70] 答案：B、C、B

解析： 该患者体温升高，超过39℃，可辨病为高热，治疗应清泻热邪，以督脉、手阳明经穴及井穴为主。大椎属督脉，为诸阳之会，总督一身之阳，可宣散全身阳热之气；合谷、曲池清泻肺热；十二井、十宣穴皆在四末，为阴阳经交接之处，三棱针点刺放血，具有明显的退热作用，故高热的主穴应选取大椎、曲池、合谷、十二井、十宣。根据患者的症状、体征等，可辨证为高热之肺卫热盛证，宜配用尺泽、鱼际、外关。气分热盛证配用支沟、内庭；热入营血证配用内关、血海；抽搐配用太冲、阳陵泉。

[71~73] 答案：D、C、A

解析： 因患者停经4个月，且无性生活史，故可辨病为经闭；治疗应调补冲任，养血通经，以任脉及足阳明、足太阴经穴为主。根据患者症状可辨证为血枯经闭气血亏虚证，应配用气海、脾俞。太溪、肝俞治疗血枯经闭肝肾不足证。命门、神阙可治疗血滞经闭寒凝胞宫证。膈俞、太冲可治疗血滞

经闭气滞血瘀证。该患者为血枯经闭气血亏虚证，属虚证，根据虚则补之的针灸治疗原则，应采用补法。

74. 答案：B

解析： 具有高等学校医学专业本科以上学历，在执业医师指导下，在医疗、预防、保健机构中试用期满一年的，可以参加执业医师资格考试。

75. 答案：A

解析： 未经批准擅自开办医疗机构行医或者非医师行医的，由县级以上人民政府卫生行政部门予以取缔，没收其违法所得及其药品、器械，并处十万元以下的罚款；对医师吊销其执业证书；给患者造成损害的，依法承担赔偿责任；构成犯罪的，依法追究刑事责任。

76. 答案：B

解析： 医师在执业活动中应履行下列义务：①遵守法律、法规，遵守技术操作规范；②树立敬业精神，遵守职业道德，履行医师职责，尽职尽责为患者服务；③关心、爱护、尊重患者，保护患者的隐私；④努力钻研业务，更新知识，提高专业技术水平；⑤宣传卫生保健知识，对患者进行健康教育。

77. 答案：D

解析： 根据对患者人身造成的损害程度，医疗事故分为四级：①一级：造成患者死亡、重度残疾的；②二级：造成患者中度残疾、器官组织损伤导致严重功能障碍的；③三级：造成患者轻度残疾、器官组织损伤导致一般功能障碍的；④四级：造成患者明显人身损害的其他后果的。

78. 答案：C

解析： 医师注册后有下列情形之一的，所在的医疗、预防、保健机构应当在三十日内报告准予注册的卫生行政部门，卫生行政部门应当注销注册，收回医师执业证书：①死亡或者被宣告失踪的；②受刑事处罚的；③受吊销医师执业证书行政处罚的；④依照《执业医师法》第三十一条规定暂停执业活动期满，再次考核仍不合格的；⑤终止医师执业

活动满二年的；⑥有国务院卫生行政部门规定不宜从事医疗、预防、保健业务的其他情形的。医生王某的情况属于上列第五条，故应该被注销注册，收回医师执业证书。

79. 答案：C

解析：《中华人民共和国执业医师法》第二十一条，医师在执业活动中享有下列权利：①在注册的执业范围内，进行医学诊查、疾病调查、医学处置、出具相应的医学证明文件，选择合理的医疗、预防、保健方案；②按照国务院卫生行政部门规定的标准，获得与本人执业活动相当的医疗设备基本条件；③从事医学研究、学术交流，参加专业学术团体；④参加专业培训，接受继续医学教育；⑤在执业活动中，人格尊严、人身安全不受侵犯；⑥获取工资报酬和津贴，享受国家规定的福利待遇；⑦对所在机构的医疗、预防、保健工作和卫生行政部门的工作提出意见和建议，依法参与所在机构的民主管理。

80. 答案：A

解析： 人体实验的道德原则包括：①知情同意原则：判断人体实验是否符合道德的第一标准，是这一实验是否取得了受试者的同意。②有利无伤原则。③医学目的的原则。④实验对照的原则。

81. 答案：D

解析： 医疗事故技术鉴定书应当包括下列主要内容：①双方当事人的基本情况及要求；②当事人提交的材料和负责组织医疗事故技术鉴定工作的医学会的调查材料；③对鉴定过程的说明；④医疗行为是否违反医疗卫生管理法律、行政法规、部门规章和诊疗护理规范、常规；⑤医疗过失行为与人身损害后果之间是否存在因果关系；⑥医疗过失行为在医疗事故损害后果中的责任程度；⑦医疗事故等级；⑧对医疗事故患者的医疗护理医学建议。不包括专家鉴定组成员意见。

二、B 型题

[82～83] 答案：C、D

解析： 火邪具有燔灼、炎上、耗气伤津、生风动血等特性。火与心气相应，心主血脉而藏神。故火之邪伤于人体，最易扰乱神明，出现心烦失眠、狂躁妄动，甚至神昏谵语等症。湿为阴邪，阻碍气机，易伤阳气，其性重浊黏滞、趋下。湿病症状多黏滞而不爽，如大便黏腻不爽，小便涩滞不畅、分泌物黏浊和舌苔黏腻等。风邪轻扬开泄，可见汗出恶风；燥邪干涩，容易出现皮肤干涩。

[84～85] 答案：C、D

解析： 五味偏嗜，脏气偏盛，易导致"伤己所胜"的病机变化。如《素问·五脏生成》所载："多食咸，则脉凝泣而变色；多食苦，则皮槁而毛拔；多食辛，则筋急而爪枯；多食酸，则肉胝皱而唇揭；多食甘，则骨痛而发落。"

[86～87] 答案：A、D

解析： 谵语是指神识不清，语无伦次，声高有力，多由邪热内扰神明所致，属实证。郑声是指神识不清，语言重复，时断时续，语声低弱模糊的症状，多因久病脏气衰竭，心神散乱所致，属虚证。语无伦次，狂躁妄言是狂言的表现，语言错乱，说后自知是错语的表现。

[88～89] 答案：D、A

解析： 积聚属肝气郁结证的临床表现为腹中结块柔软，攻窜胀痛，时聚时散，脘胁胀闷不适，常随情绪波动而起伏，舌淡，苔薄，脉弦；积聚属气滞血阻证的临床表现为腹部积块质软而不坚，固定不移，胀痛并见，舌暗，苔薄，脉弦。

[90～91] 答案：A、C

解析： 牛膝、王不留行均为活血通经药，均能利尿通淋。牛膝尚能补肝肾，强筋骨，引血下行；王不留行尚能下乳消肿。泽兰、益母草均为活血调经药，均能利水消肿。泽兰兼能祛瘀消痈；益母草兼能清热解毒。

[92～93] 答案：A、B

解析： 选项均为清化热痰药。桔梗功能宣肺，祛痰，排脓，利咽；前胡降气祛痰，散风清热；竹茹清热化痰，除烦，止呕；海藻消痰软坚散结，利水消肿。

[94～95] 答案：D、D

解析： 回阳救急汤的组成为熟附子、干姜、人参、炙甘草、炒白术、肉桂、陈皮、五味子、茯苓、半夏。地黄饮子的组成为熟地、巴戟天、山茱萸、石斛、肉苁蓉、炮附子、五味子、肉桂、茯苓、麦门冬、菖蒲、远志。

[96～97] 答案：A、B

解析： 川芎茶调散方中，川芎辛温香窜，为血中气药，上行头目，为治诸经头痛之要药，善于祛风活血而止头痛，长于治少阳、厥阴经头痛（头顶或两侧头痛），故为方中君药。越鞠丸方中香附辛香入肝，行气解郁为君药，以治气郁。

[98～99] 答案：A、D

解析： 脘腹痞胀，嗳腐吞酸，恶食呕吐，大便不调，舌苔厚腻，脉滑，可辨证为胃痞之饮食内停证。治法：消食和胃，行气消痞。代表方：保和丸。脘腹痞闷，心烦易怒，呕恶嗳气，大便不爽，舌苔薄白，脉弦，可诊断为胃痞之肝郁气滞证。治法：疏肝解郁，和胃消痞。代表方：越鞠丸合枳术丸。

[100～101] 答案：B、A

解析： 腰痛的辨证要点中，依据病理性质的不同可辨证如下：腰部冷痛，得热则舒，足寒肢冷，为寒；腰部疼痛重着，难以转侧，身体困重，为湿；腰部热痛，身热汗出，小便热赤，为热；腰痛如刺，痛处拒按，多为闪挫或瘀血；腰痛酸软无力，劳则为甚，多属肾虚。寒湿腰痛的病机为寒湿闭阻，滞碍气血，经脉不利，以寒、湿邪致病的症状为辨证要点；湿热腰痛的病机为湿热壅遏，经气不畅，筋脉不舒，以湿、热邪致病的症状为辨证要点。

[102～103] **答案**：C、D

解析：迎香、合谷同属手阳明经穴，迎香配合谷，属同名经配穴。列缺属手太阴肺经腧穴，合谷属手阳明大肠经腧穴，故列缺配合谷属表里经配穴法。前后配穴法主要指将胸腹部和背腰部的腧穴配合应用。远近配穴法指以病变部位为依据，在病变附近和远部同时选穴配伍组成处方的方法。

[104～105] **答案**：C、B

解析：四穴都为任脉腧穴，中极位于前正中线上，脐中下 4 寸；中脘位于前正中线上，脐中上 4 寸；建中位于前正中线上，脐中上 3 寸；膻中位于前正中线上，横平第 4 肋间隙。

三、X 型题

106. 答案：ABCD

气的失常，主要包括两个方面：一是气的生化不足或消耗太过，形成气虚的病机变化；二是气的某些功能障碍及气的运动失常，出现气滞、气逆、气陷、气闭或气脱等气机失调的病机变化。

107. 答案：ABD

解析：女子胞的主要生理功能为主持月经和孕育胎儿。肾为先天之本，肾中精气的盛衰，主宰着人体的生长发育和生殖能力。肾与女子胞的关系主要体现在天癸的至竭和月经、孕育方面。肝为血海，主藏血，为妇女经血之本。脾主运化，主生血统血，为气血生化之源。女子胞与脾的关系，主要表现在经血的化生与经血的固摄两个方面。肺朝百脉与女子胞关系不是非常密切。

108. 答案：ABCD

解析：藏象学说的形成，主要基于早期的解剖实践，长期对人体生理、病理现象的观察总结，反复医疗实践的验证和古代哲学思想的渗透等方面。

109. 答案：ABCD

解析：心脏功能正常，则心脏搏动如常，脉象和缓有力，节律调匀，面色红润光泽。心主血脉的功能是否正常，可从心胸部感觉、面色、舌色、脉象反映出来。若心气不足，推动血液无力，可见心悸怔忡，胸闷气短，面色无华，舌质淡，脉虚无力；甚则气虚血瘀，导致心脉痹阻，可见心胸部憋闷疼痛，面色紫暗，舌质瘀斑或青紫，脉细涩或结代。

110. 答案：ABCD

解析：卫气有防御外邪、温养全身、调节腠理和睡眠的生理功能。当卫气不足时，人体肌表失于固护，防御功能低下，易被外邪侵袭；若卫气温养功能减弱，易受风寒湿等邪气侵袭，出现寒性病变；若卫气调节腠理功能下降，可出现自汗现象；卫气循行异常，则可表现寤寐异常，卫气行于阳分时间长则少寐，行于阴分时间长则多寐。

111. 答案：AD

解析：手少阴心经上行的经别挟着咽喉上行，连于目系；足厥阴肝经向上进入鼻咽部连接于目系；足少阴肾经沿喉挟于舌根；手厥阴心包经进入掌中沿指到指端。

112. 答案：AB

解析：湿性黏滞指症状的黏滞性和病程的缠绵性。风为百病之长，易与它邪相兼伤人；寒邪收引，易使人体气血津液运行凝滞。

113. 答案：ABD

解析：肺为气之主，肾为气之根；肺为水之上源，肾为水之下源；肺属金，肾属水，肺与肾母子相生，阴液互资，称为"金水相生"。金能生水，肺金为肾水之母，肺阴充足，下输于肾，使肾阴充盈；水能润金，肾阴为一身阴液的根本，肺阴依赖肾阴滋养而充盛。因此，肺与肾在病理上的关系主要体现为呼吸异常、津液代谢和阴液亏损。血运失常为心与肝在病理上的联系。

114. 答案：ABD

解析：《素问·至真要大论》有"诸禁鼓慄，如丧神守，皆属于火。……诸逆冲上，皆属于火。诸胀腹大，皆属于热。诸躁狂越，皆属于火。……诸病有声，鼓之如鼓，皆属于热。诸病胕肿，疼酸惊骇，皆属于火。诸转反戾，水液浑浊，皆属于热。……诸呕吐酸，暴注下迫，皆属于热"的叙述。

115. 答案：BCD

解析：急则治标，缓则治本临床应用不能绝对化。亡阳虚脱时，急用回阳救逆的方法，就是治本；大出血之后，气随血脱时，急用独参汤益气固脱是治本之法。气虚自汗时应益气固本治其本。慢性疾病补益脏腑气血属于缓则治本。

116. 答案：ABD

解析：强硬舌指舌体板硬强直，失于柔和，屈伸不利，甚者语言謇涩。由热入心包、热盛伤津、风痰阻络导致。若舌强硬，色红绛少津，属邪热炽盛；若舌强硬、胖大兼厚腻苔，属风痰阻络；若舌强，语言謇涩，伴肢麻、眩晕，属中风先兆。

117. 答案：ABCD

解析：腰部经常绵绵作痛，酸软无力，为肾虚；腰部冷痛沉重，阴雨天加重，为寒湿；腰部刺痛，或痛连下肢，为瘀血阻络或腰椎病变；腰部突然剧痛，向少腹部放射，尿血，为结石阻滞；腰痛连腹，绕如带状，为带脉损伤。

118. 答案：ABC

解析：呃逆多有受寒、饮食、情志等诱发因素，起病多较急。常见病因包括饮食不节、情志不遂、正气亏虚。总病机为胃失和降，膈间气机不利，气逆动膈。

119. 答案：ABC

解析：背脊痛不可俯仰为寒湿阻滞或督脉损伤；背痛连项为风寒客于足太阳经；肩背痛为寒湿阻滞，经脉不利。

120. 答案：ABD

解析：虚证的形成有先天禀赋不足和后天失养两个方面，以后天失养为多见，其中饮食不节、劳逸过度、房事过度等为最常见的致病因素。

121. 答案：ABC

解析：温病营分证可导致口渴饮水不多，兼身热夜甚，心烦不寐，舌红绛；痰饮内停可导致渴喜热饮，饮水不多，或饮后即吐；瘀血内停可导致口干但欲漱水而不欲咽；皆属于渴不多饮。而寒湿证多口不渴。

122. 答案：ABCD

解析：凡能引起气虚证的原因都能导致气陷证的发生，因此可见头晕眼花、神疲气短、舌质淡嫩、脉虚等气虚的症状。因中气亏虚，清阳不升，气陷于下，可以出现久泄久痢、腹部坠胀、内脏位置脱垂等。

123. 答案：ABCD

解析：气不摄血证指气虚不能统摄血液而致出血，以气虚及出血症状为主要表现的证候。临床表现为鼻衄、齿衄、皮下紫斑、吐血、便血、尿血、月经过多、崩漏等各种出血、面色淡白无华、神疲乏力、少气懒言、心悸失眠、舌淡白、脉弱。

124. 答案：ABC

解析：肾在窍为耳，故肾精不足，耳失精养，可出现耳鸣。足少阳胆经循耳部，肝与胆互为表里，肝火炽盛，气火循经上逆，或肝阳亢逆，气血上冲，均可致耳鸣。因此，肝火炽盛、肾精不足、肝阳上亢均会出现耳鸣。寒性收引、凝滞、易伤阳气，故寒凝肝脉，以少腹、前阴、巅顶冷痛及实寒症状为主要表现。

125. 答案：ABCD

解析：少阳病证指邪犯少阳，正邪纷争，枢机不利，胆火内郁，经气不畅所表现的证候。从其病证看，少阳病虽属热证、实证，但相对而言，亦多表现有正气相对不足的一面。临床表现为寒热往来，胸胁苦满，口苦，咽干，目眩，默默不欲饮食，心烦喜呕，脉弦。

126. 答案：BD

解析： 青黛不溶于水，熊胆粉入煎剂降低药效，故此二药的用法是不入煎剂，宜入丸散剂。京大戟、蕲蛇可入煎剂。

127. 答案：ABCD

解析： 地锦草、半边莲为清热解毒药，可用治痈肿疮疡；牡丹皮、赤芍为凉血、活血药，可活血散瘀消痈，用治痈肿疮疡。

128. 答案：ABC

解析： 秦艽为祛风湿热药，虎杖为利湿退黄药，郁金为活血止痛药，三者均有利湿退黄作用，可用治湿热黄疸。防己祛风止痛，利水消肿，用治风湿热痹，水肿。

129. 答案：ABC

解析： 薏苡仁为利水消肿药，具有利水渗湿，健脾止泻，除痹，排脓，解毒散结功效，主治水肿，脾虚泄泻，湿痹拘挛，肺痈肠痈，赘疣，癌肿。

130. 答案：ABCD

解析： 选项均为温里药，均有温中散寒止痛，止呕作用，均可用治胃寒呕吐。

131. 答案：AC

解析： 选项均为理气药，陈皮、佛手均有理脾胃气，燥湿化痰功效，可用治脾胃气滞，咳嗽痰多。青皮疏肝破气，消积化滞；木香行气止痛，健脾消食，二药可用治脾胃气滞，但无化痰之功。

132. 答案：ABCD

解析： 半夏为燥湿化痰药，具有降逆止呕，消痞散结功效，可用治湿痰咳嗽，呕吐反胃，梅核气，痈疽肿毒，瘰疬痰核。

133. 答案：ABC

解析： 升麻为发散风热药，功能发表透疹，清热解毒，升举阳气，主治风热感冒发热头痛，麻疹不透，齿痛咽喉肿痛等热毒证，胃下垂等气虚下陷证。

134. 答案：ABCD

解析： 全蝎有毒，为息风止痉药，尚能通络止痛，攻毒散结，可用治肝风内动证，风湿顽痹，偏正头痛，疮疡，瘰疬。

135. 答案：ACD

解析： 土荆皮为攻毒杀虫止痒药，有毒，可杀虫、疗癣、止痒，为治皮肤病专药，仅供外用；红粉大毒，可拔毒除脓、去腐生肌，只可外用；炉甘石功效解毒明目退翳、收湿止痒敛疮，内服刺激腐蚀胃肠道，专供外用；砒石大毒，外用攻毒杀虫，蚀疮去腐，内服可劫痰平喘，攻毒抑癌，但用量极轻。

136. 答案：BC

解析： 小青龙汤的组成为麻黄、白芍、细辛、干姜、炙甘草、桂枝、五味子、半夏。当归四逆汤的组成为当归、桂枝、白芍、细辛、炙甘草、通草、大枣。独活寄生汤的组成为独活、桑寄生、杜仲、牛膝、细辛、秦艽、茯苓、肉桂、防风、川芎、人参、甘草、当归、白芍、生地。温经汤的组成为吴茱萸、当归、芍药、川芎、人参、桂枝、阿胶、牡丹皮、生姜、甘草、半夏、麦冬。

137. 答案：ACD

解析： 安宫牛黄丸清热解毒，豁痰开窍醒神。主治邪热内闭心包证，亦治中风昏迷、小儿惊厥属邪热内闭者。

138. 答案：AC

解析： 厚朴温中汤的组成为厚朴、陈皮、炙甘草、茯苓、白蔻仁、木香、干姜。参苏饮的组成为人参、苏叶、葛根、姜半夏、前胡、茯苓、枳壳、桔梗、木香、陈皮、炙甘草。暖肝煎的组成为当归、枸杞子、茯苓、小茴香、肉桂、乌药、沉香。参苓白术散的组成为莲子肉、薏苡仁、缩砂仁、桔梗、白扁豆、白茯苓、人参、甘草、白术、山药。

139. 答案：AD

解析： 芍药汤的组成为白芍、当归、黄连、槟榔、甘草、大黄、黄芩、肉桂。达原饮组成为槟榔、厚朴、草果、知母、白芍、黄芩、甘草。四磨汤组成为人参、槟榔、沉香、天台乌药。木香槟榔丸的组成为木香、槟榔、青皮、陈皮、莪术、黄连、黄柏、大黄、香附子、牵牛子。

140. 答案：AC

解析： 归脾汤益气补血，健脾养心，主治心脾气血两虚证及脾不统血证。人参养荣汤益气补血，养心安神，主治心脾气血两虚证。四物汤主治营血虚滞证。炙甘草汤主阴血不足，阳气虚弱证及虚劳肺痿。

141. 答案：BC

解析： 左金丸的功效是清泄肝火，降逆止呕。龙胆泻肝汤的功效是清泄肝胆实火，清利肝经湿热。导赤散的功效是清心利水养阴，为清泄心火之方剂。当归六黄汤的功效是滋阴泻火，固表止汗，无泻肝火之功。

142. 答案：AC

解析： 芍药汤为治疗湿热痢疾的代表方，白头翁汤为治疗热毒痢疾的代表方，两者均可以治疗热痢。霍香正气散治疗霍乱吐泻，葛根黄芩黄连汤治疗湿热泄泻。

143. 答案：AB

解析： 真人养脏汤功效涩肠固脱，温补脾肾。主治久泻久痢，脾肾虚寒证。临床表现为泄痢无度，滑脱不禁，甚至脱肛坠下，脐腹疼痛，喜温喜按，倦怠食少，舌淡苔白，脉迟细。

144. 答案：BC

解析： 十枣汤功效攻逐水饮。主治：①悬饮。咳唾胸胁引痛，心下痞硬胀满，干呕短气，头痛目眩，或胸背掣痛不得息，舌苔滑，脉沉弦。②水肿。一身悉肿，尤以身半以下为重，腹胀喘满，二便不利。

145. 答案：BD

解析： 黄龙汤主治阳明腑实，气血不足证。方中配桔梗开肺气以利大肠，以助通腑之大黄，上宣下通，以降为主。

146. 答案：ABC

解析： 霍香正气散为祛湿剂，具有解表化湿、理气和中之效，主治外感风寒，内伤湿滞证。尤其用于治疗夏季暑湿感冒。外邪犯胃，中焦气滞，浊气上逆导致的呕吐，以霍香正气散疏邪解表，化浊和中；寒湿之邪，困脾伤肠导致的泄泻，以霍香正气散芳香化湿，疏表散寒。胃痞的痰湿中阻证以平胃散合二陈汤加减治疗。

147. 答案：ABC

解析： 痰浊闭阻是胸痹的证候。心悸的证候有：心虚胆怯证、心血不足证、阴虚火旺证、心阳不振证、水饮凌心证、瘀阻心脉证、痰火扰心证。

148. 答案：ACD

解析： 消渴的基本病机为阴虚燥热。消渴病日久，常见出现两类病机演变：一是阴损及阳，可见气阴两伤，或阴阳俱虚，甚则肾阳虚衰。二是病久入络，脉络瘀阻。因阴虚燥热，耗津灼液，热郁血瘀；血液凝滞，或因阴伤及气，气虚阳弱，气血运行失畅，血脉瘀滞。因此，消渴发病的主要病机有燥热、阴虚、气虚、血瘀。不包括水停。

149. 答案：AB

解析： 患者胸胁支满，心下痞闷，诊断为痰饮；喜温畏冷，饮入易吐，苔白滑，脉弦细滑，为脾阳虚弱的表现。痰饮之脾阳虚弱证治宜温脾化饮。代表方苓桂术甘汤合小半夏加茯苓汤。前方温脾阳，利水饮，用于胸胁支满、目眩、气短；后方和胃降逆，用于水停心下、脘痞、呕吐、眩悸。

150. 答案：ACD

解析： 阴痫发作期的临床表现为：突然昏仆，不省人事，面色晦暗青灰而黄，手足清冷，双眼半开半合，肢体拘急，或抽搐时作，口吐涎沫，一般口不啼叫，或声音微小。阳痫发作期的临床表现为：突然昏仆，不省人事，面色潮红，紫红，继之转为青紫或苍白，口唇青紫，牙关紧闭，两目上视，项背强直，四肢抽搐，口吐涎沫，或喉中痰鸣，或发怪叫，甚则二便自遗。

151. 答案：ABCD

解析： 痴呆髓海不足证，应滋补肝肾，生精养髓。脾肾两虚证，应温补脾肾。气血不足证，应益气健脾。痰浊蒙窍证，应化痰开窍。瘀阻脑络证，应活血化瘀。心肝火旺证，应清心平肝。热毒内盛证，应清热解毒。

152. 答案：ACD

解析： 厥证的病机主要为气机逆乱，升降乖戾，气血阴阳不相顺接，常见气厥、血厥、痰厥。清窍壅塞，神明失养而发气厥；大量失血后血不荣窍而致血厥；痰随气升，阻滞神明而发为痰厥。大量阴液丢失，阴不荣窍不会导致厥证的发生。

153. 答案：ABD

解析： 久病肺虚，如内伤久咳、支饮、哮病、肺痨等肺系慢性疾病，迁延失治，痰浊内停，气还肺间，每因再感外邪，诱使病情发作加重，发为肺胀。

154. 答案：CD

解析： 痉证之阳明热盛证，临床表现为壮热汗出，项背强急，手足挛急，甚则角弓反张，腹满便结，口渴喜冷饮；舌质红，苔黄燥，脉弦数。治法：清泄胃热，增液止痉。代表方：白虎汤合增液承气汤。

155. 答案：ABCD

解析： 鼻衄之气血亏虚证，治法：补气摄血，代表方：归脾汤。吐血之气虚血溢证，治法：健脾益气摄血，代表方：归脾汤。便血之气虚不摄证，治法：益气摄血，代表方：归脾汤。尿血之脾不统血证，治法：补中健脾，益气摄血，代表方：归脾汤。

156. 答案：ABCD

解析： 鼓胀后期，常并发危重证候，预后不佳。如阴虚血热，络脉瘀损，可致鼻衄、齿衄；骤然大量呕血，血色鲜红，大便

下血，暗红或油黑，伴手足震颤、狂躁、神志昏迷及尿闭，脉数不静或脉大弦紧者，证属浊毒闭窍、生风动血；若神志昏迷，烦躁不安，甚则怒目狂叫，四肢抽搐颤动，口臭便秘，溲赤尿少，舌红苔黄，脉弦滑者，证属痰热扰神；若神志昏迷，汗出肢冷，气促，撮空，两手抖动，脉细弱者，证属正气衰败，真阳欲脱之危候。

157. 答案：BCD

解析： 淋证的辨证要点：①辨淋证类别：六种淋证分别为热淋、石淋、气淋、血淋、膏淋、劳淋。②辨证候虚实：根据病程、症状、脉象等辨别淋证的虚实。初起或在急性发作阶段属实；久病多虚。同一种淋证，也有虚实之分。如气淋，既有实证，又有虚证，实证由于气滞不利，虚证源于气虚下陷。③辨标本缓急：各种淋证可以互相转化，也可以同时存在，这就有一个标本缓急的问题。一般是以正气为本，邪气为标；病因为本，证候为标；旧病为本，新病为标，进行分析判断。

158. 答案：AD

解析： 手三阳经均可治疗眼病、咽喉病、热病；足三阳经均可治疗神志病、热病；足少阳经和足太阳经均可治疗眼病。故手足太阳经均可治疗眼病、热病。

159. 答案：ABCD

解析： 凡毫针适应证大多可用皮肤针治疗，皮肤针尤其对疼痛、麻木、皮肤病、目疾、胃肠病有较好疗效，对畏针者及小儿更为适合。

160. 答案：AB

解析： 隔蒜灸多用于治疗瘰疬、肺结核、腹中积块及未溃疮疡（肿疡初起）等。

161. 答案：AD

解析： 肩髃属手阳明大肠经腧穴，可直刺或向下斜刺 0.8～1.5 寸，肩周炎宜向肩关节方向直刺，上肢不遂宜向三角肌方向斜刺。

162. 答案：BD

解析：公孙属足太阴脾经腧穴，不仅为脾经络穴，且为八脉交会穴，通冲脉。

163. 答案：ACD

解析：垂肩屈肘于平肘尖处取章门，而非期门。

164. 答案：ABD

解析：阳白、光明、日月均属足少阳胆经腧穴，角孙属手少阳三焦经腧穴。

165. 答案：ACD

解析：皮肤有溃疡、感染、肿瘤、瘢痕、静脉曲张、过敏处以及五官部位、大血管处、心尖搏动处、孕妇腰骶部和腹部不宜拔罐；皮肤麻木处宜使用闪罐法治疗。

模拟试卷（五）答案与解析

一、A型题

1. 答案：C

解析：《金匮要略》开创了内伤杂病辨证论治的体系。《黄帝内经》为中医学现存最早的经典著作。《伤寒论》确立了六经辨证体系。《神农本草经》是中医学最早的药物学专著。

2. 答案：A

解析：《素问·脉要精微论》记载："春日浮，如鱼之游在波；夏日在肤，泛泛乎万物有余；秋日下肤，蛰虫将去；冬日在骨，蛰虫周密，君子居室。"其中，"秋日下肤，蛰虫将去"，形容阳气收敛之势。

3. 答案：A

解析：肺主通调水道，为水之上源。脾主运化，为生水之源；肾主水，为水之下源；肝主疏泄，促进津液输布。

4. 答案：D

解析：肝主疏泄，以气为用，气属阳，为刚脏。肺为娇脏。心为火脏。肾主水，为先天之本。

5. 答案：A

解析：作为六腑之一的三焦，其主要生理功能是运行津液和通行元气。全身津液的输布和排泄，必须以三焦为通道。肾精化生的元气，通过三焦输布到五脏，充沛于全身；胸中气海的宗气，自上而下达于脐下，以资先天元气。诸气的运行输布，皆以三焦为通道。

6. 答案：B

解析：十二皮部是十二经脉功能活动反映于体表的部位，也是络脉之气散布之所在。十二正经是经络系统的核心；十二经别，为十二经脉的最大分支，被称为"别行的正经"；十二经筋，是十二经脉之气濡养筋肉

骨节的体系，附属于十二经脉的筋膜系统。

7. 答案：D

解析：《灵枢·本神》云："肝气虚则恐，实则怒；……脾气虚则四肢不用，五脏不安，实则腹胀经溲不利；……心气虚则悲，实则笑不休；……肺气虚，则鼻塞不利少气，实则喘喝胸盈仰息；……肾气虚则厥，实则胀。"

8. 答案：C

解析：肺主通调水道，指通过肺气宣发肃降对体内水液的输布、运行和排泄具有疏通和调节作用。肺气宣发，将脾转输至肺的津液，向上向外布散，上至头面诸窍，外达皮毛肌腠，并化为汗液排出体外。肺气肃降，将脾转输至肺的津液，向下向内布散，下输于肾，成为尿液生成之源。可见，肺通调水道是依赖肺的宣发肃降作用。

9. 答案：C

解析：邪郁化火的来源一是外感六淫风、寒、燥、湿等病邪，二是体内的病理性代谢产物，导致机体阳气郁滞，气郁则生热化火。情志刺激为五志过极化火的来源。

10. 答案：B

解析：本题考查脉诊的基本知识。濡脉脉象浮而细软，轻按可得，重按反不明显。芤脉脉象浮大而软，按之中央空，两边实，即宽大而中间有空虚感的脉搏。革脉脉象外急而中空，形如按鼓皮。洪脉脉象脉体浮大，有如波涛般汹涌来势强而有力，随后逐渐衰减。

11. 答案：A

解析：虚热证病位在里，多因内伤久病，阴液耗损而致虚阳偏亢所致，起病缓，形体多瘦弱，常见于慢性消耗性疾病，病程长。

12. 答案：C

解析：脾不统血常见面色苍白或萎黄，饮食减少，倦怠无力，气短，肌衄，便血，妇人月经过多或崩漏，舌质淡，脉细弱等。

13. 答案：B

解析：小儿食指按指节分为三关：食指第一节为风关，第二节为气关，第三节为命关，根据脉络在食指三关出现的部位，可以测定邪气的深浅，病情的轻重。指纹显于风关，提示邪气入络，邪浅病轻；指纹达于气关，提示邪气入经，邪深病重；指纹达于命关，提示邪入脏腑，病情严重；若指纹直达指端（又称透关射甲），提示病情凶险，预后不良。

14. 答案：B

解析：肺气虚证指肺气虚弱，宣肃、卫外功能减退，以咳嗽、气喘、自汗、易于感冒及气虚症状为主要表现的证候。临床表现为咳喘无力，咳痰清稀，少气懒言，语声低怯，动则尤甚；神疲体倦，面色淡白，自汗，恶风，易于感冒；舌淡苔白，脉虚。

15. 答案：A

解析：本题考查常见病证（胁痛）的辨证。患者胁肋胀痛以走窜不定为主要表现，辨为气滞，且常因情志变化而增减，属肝郁气滞证。其余症状，嗳气则胀痛稍舒、胸闷腹胀均与肝郁气滞证有关。选项 B、C 在疼痛性质上当表现为胁痛如针刺、胁痛闷塞等各自不同的症状。选项 D 病位判断与主诉不符。

16. 答案：B

解析：膀胱湿热证指湿热侵袭，蕴结膀胱，以小便频急，灼涩疼痛及湿热症状为主要表现的证候。临床表现为尿频，尿急，尿道灼痛，小便短黄或浑浊，或尿血，或尿中见砂石，小腹胀痛，或腰腹掣痛，或伴发热，舌红，苔黄腻，脉滑数。

17. 答案：A

解析：痰蒙心神多因湿浊酿痰，或因情志不遂，气郁生痰，或痰浊内盛，夹肝风内扰，致痰浊蒙蔽心神而成。痰浊蒙蔽心神，故见神情痴呆、言语不清；肝失疏泄，气郁生痰，蒙蔽心神，令精神抑郁，因此表情迟钝，举止失常；痰阻胸阳，胃失和降，则胸闷呕恶；舌苔白腻，脉滑，均为痰浊内盛之征。

18. 答案：B

解析：胃热炽盛证指火热壅滞于胃，胃失和降，以胃脘灼痛，消谷善饥及实热症状为主要表现的证候。临床表现为胃脘灼痛，吞酸嘈杂，或食入即吐，或渴喜冷饮，消谷善饥，或牙龈肿痛，齿衄，口臭，大便秘结，小便短赤，舌红，苔黄，脉滑数。

19. 答案：D

解析：选项均为清热解毒药。金银花性味甘辛苦寒，归肺心胃经；蒲公英性味苦甘寒，归肝胃经；土茯苓性味甘淡平，归肝胃经；鱼腥草性味辛微寒，归肺经。

20. 答案：D

解析：珍珠草属于利水渗湿药中的利湿退黄药。具有利湿退黄，清热解毒，明目，消积的功效。

21. 答案：C

解析：选项均有止痛，开窍醒神功效，只有蟾酥为攻毒杀虫止痒药，尚能解毒。麝香兼能活血消肿，冰片兼能清热，苏合香兼能辟秽。

22. 答案：D

解析：常山为涌吐药，具有涌吐痰涎，截疟功效；草果为化湿药，具有燥湿温中，截疟除痰功效。

23. 答案：D

解析：椿皮为收涩药，具有清热燥湿，收涩止带，止泻，止血功效。刺猬皮能固经缩尿，化瘀止血；芡实能益肾固精，除湿止带。

24. 答案：D

解析：选项均为清化热痰药。桔梗能宣肺，祛痰，利咽，排脓，性升散，用量过大易致恶心呕吐。

25. 答案：C

　　解析：前胡、白前均为化痰药，均有降气化痰功效，均可用于咳嗽痰多，但前胡尚能散风清热，主治风热咳嗽。

26. 答案：B

　　解析：选项均为理气药，玫瑰花功能行气解郁，和血止痛，主治肝胃气痛，食少呕恶，月经不调，经前乳房胀痛，跌扑伤痛。青皮疏肝破气，消积化滞，主治肝郁气滞证，食积气滞证，癥瘕积聚；川楝子疏肝泄热，行气止痛，杀虫，主治肝郁化火疼痛，虫积腹痛；檀香行气温中开胃止痛，主治胸腹寒凝气滞疼痛。

27. 答案：B

　　解析：前三个选项均为活血化瘀药，均可治瘀血经闭，但只有丹参尚能清心除烦安神，兼可治心烦不眠。酸枣仁为养心安神药，可治虚烦不眠，但无活血作用。

28. 答案：D

　　解析：左归丸的组成为熟地、山药、枸杞、山萸肉、川牛膝、鹿角胶、龟甲胶、菟丝子。右归丸的组成为熟地、山药、山萸肉、枸杞子、菟丝子、鹿角胶、杜仲、肉桂、当归、制附子。两者均含有熟地、山药、枸杞、山萸肉、鹿角胶、菟丝子。

29. 答案：B

　　解析：二陈汤组成为半夏、橘红、茯苓、炙甘草、生姜、乌梅。半夏泻心汤的组成为半夏、黄芩、干姜、人参、黄连、大枣、甘草。温胆汤的组成为半夏、竹茹、枳实、陈皮、甘草、茯苓。六君子汤的组成为陈皮、半夏、茯苓、甘草、人参、白术。

30. 答案：C

　　解析：天王补心丹功效滋阴清热，养血安神。养血安神，清热除烦是酸枣仁汤的功效。补肾宁心，益智安神是孔圣枕中丹的功效。养心安神，滋阴补肾是柏子养心丸的功效。

功效。

31. 答案：C

　　解析：镇肝熄风汤的功效为镇肝息风，滋阴潜阳，主治肝阳上亢，气血上逆之类中风。天麻钩藤饮的功效为平肝潜阳，清热活血，补益肝肾。羚角钩藤汤的功效为凉肝息风，增液舒筋。大定风珠的功效为滋阴息风。

32. 答案：B

　　解析：患者漏下不止，血色暗而有块，淋沥不畅，逾期不止，少腹里急，手心烦热，口唇干燥，舌质暗红，脉细而涩。可诊断为冲任虚寒、瘀血阻滞证。用温经汤温经散寒，养血祛瘀。生化汤主治血虚寒凝，瘀血阻滞证；产后恶露不行，小腹冷痛。少腹逐瘀汤主治寒凝血瘀证。桂枝茯苓丸主治瘀阻胞宫证。

33. 答案：B

　　解析：两臂酸痛或抽掣，不得上举，或左右时复转移，或两手麻木，或四肢浮肿，舌苔白腻，脉沉细或弦滑。证属痰伏中脘，流注经络证，治予茯苓丸，燥湿行气，软坚化痰。独活寄生汤主治痹证日久，肝肾两虚，气血不足证。补阳还五汤主要治疗中风之气虚血瘀证。羌活胜湿汤主治风湿在表之痹证。

34. 答案：A

　　解析：至宝丹的功效是化浊开窍，清热解毒。安宫牛黄丸的功效是清热解毒，开窍醒神。紫雪的功效是清热开窍，息风止痉。

35. 答案：C

　　解析：清营汤用丹参清热凉血，并能活血散瘀，可防热与血结。天王补心丹用丹参清心活血，合补血药使补而不滞，使心血易生。两者用丹参都体现清热散瘀之用。

36. 答案：A

　　解析：大承气汤峻下热结，主治阳明腑实，热结旁流，里实热证之热厥、痉病、发狂等，为阳明腑实证代表方，峻下热结基础方，体现釜底抽薪法，急下存阴法。

37. 答案：A

解析： 吐酸，又称泛酸，是指胃中酸水上泛为主症的疾病。若随即咽下称为吞酸，若随即吐出者称为吐酸，可单独出现，常与胃痛并见。基本病机为肝胃失和，有寒热之分。吐酸属热者，多由肝郁化热，邪热犯胃，胃气上逆所致；因寒者，多因脾胃虚弱，肝气犯胃而成。胃痛的各种证候中，肝气犯胃、湿热中阻、饮食伤胃、肝胃郁热等皆可出现吐酸的症状。

38. 答案：C

解析： 不寐属心肾不交证，病机核心为肾阴亏虚，心火失于制约，独亢于上，心神不安。临床表现为心烦不寐，入睡困难，心悸多梦，伴头晕耳鸣，腰膝酸软，潮热盗汗，五心烦热，咽干少津，男子遗精，女子月经不调，舌红少苔，脉细数。治法：滋阴降火，交通心肾。代表方：六味地黄丸合交泰丸。六味地黄丸滋阴补肾；交泰丸交通心肾，清心安神。

39. 答案：C

解析： 本病主诉心悸不安，诊断为心悸，因骤遇惊恐、过度紧张而诱发惊悸，加之平素怯弱，胆怯心虚，气血亏损，以致心神失养。因此诊断为心悸，心虚胆怯证。治法当镇惊定志，养心安神，宜选用安神定志丸。归脾汤治疗心血不足之证，天王补心丹合朱砂安神丸治疗心悸属阴虚火旺证。

40. 答案：B

解析： 癫狂之痰气郁结证的临床表现为精神抑郁，表情淡漠，沉默痴呆，时时太息，语无伦次，或喃喃独语，多疑多虑，喜怒无常，不思饮食，舌苔白腻，脉弦滑。治法：疏肝解郁，化痰醒神。代表方：逍遥散合涤痰汤。

41. 答案：A

解析： 噎膈指由于食道干涩或食管狭窄导致吞咽食物哽噎不顺，饮食难下，或纳而复出的疾患。噎膈痰气交阻证的临床表现为吞咽梗阻，胸膈痞满，甚则疼痛，情志抑郁时加重，嗳气呃逆，呕吐痰涎，口干咽燥，大便秘结，舌质红，苔黄腻，脉弦滑。治法：开郁化痰，润燥降气。代表方：启膈散。

42. 答案：A

解析： 腹痛之中虚脏寒证的临床表现为腹痛绵绵，时作时止，喜温喜按，形寒肢冷，神疲乏力，气短懒言，胃纳不佳，面色无华，大便溏薄，舌质淡，苔薄白，脉沉细。治法：温中补虚，缓急止痛。代表方：小建中汤。

43. 答案：A

解析： 中风阴闭的临床表现为闭证兼面白唇紫或暗，四肢不温，静而不烦，舌质暗淡，苔白腻，脉沉滑。治法：豁痰息风，辛温开窍。代表方：苏合香丸或涤痰汤。

44. 答案：D

解析： 耳鸣耳聋之痰火上扰证的临床表现为耳鸣如蝉，时轻时重，甚则闭塞如聋，痰火内郁，阻塞气机，故胸闷，痰多，口苦，苔黄腻，脉滑数。治法：清火化痰，和胃降浊。代表方：黄连温胆汤或礞石滚痰丸。

45. 答案：D

解析： 本题考查常见病证（咳嗽）的辨证。患者病程近20余年，属于慢性劳伤类疾病，以咳嗽、喘息为主，辨其病位在肺。因"息促不能平卧、一侧肋间胀满"辨为饮邪阻滞气道，失于通利。选项D符合病位与病性的辨证要求。

46. 答案：A

解析： 血淋的临床表现为小便频急，热涩刺痛，尿色紫红，或夹有血块，小腹胀满疼痛，舌尖红，苔黄，脉滑数。治法：清热通淋，凉血止血。代表方：小蓟饮子。

47. 答案：C

解析： 胁痛是以一侧或两侧胁肋疼痛为主要表现的疾病。其中瘀血阻络证的临床表现为：胁肋刺痛，痛有定处，痛处拒按，入夜痛甚，胁肋下或见有癥块，舌质紫暗，脉象沉涩。证机为瘀血停滞，肝络痹阻。

48. 答案：B

解析：中消之阴气亏虚证的临床表现为口渴引饮，能食与便溏并见，或饮食减少，精神不振，四肢乏力，体瘦，舌质淡红，苔白而干，脉弱。治法：益气健脾，生津止渴。代表方：七味白术散。

49. 答案：C

解析：紫斑指肌肤出现青紫斑点，小如针尖，大者融合成片，压之不退色。紫斑好发于四肢，尤以下肢为甚，常反复发作。重者可伴有鼻衄、齿衄、尿血、便血及崩漏。紫斑之阴虚火旺证的临床表现为皮肤出现青紫斑点或斑块，时发时止，常伴鼻衄、齿衄或月经过多，颧红，心烦，口渴，手足心热，或有潮热，盗汗，舌质红，苔少，脉细数。

50. 答案：A

解析：阳痿之湿热下注证的临床表现为阳痿不举，阴茎痿软驰长，阴囊坠胀作痛，潮湿多汗，瘙痒腥臭，胁胀腹闷，倦怠体困，泛恶口苦，尿黄灼痛，大便不爽，舌质红，苔黄腻，脉滑数。治宜清热利湿，代表方龙胆泻肝汤。

51. 答案：D

解析：痿证之肺热津伤证的临床表现为发病急，病起发热，或热后突然出现肢体软弱无力，可较快发生肌肉瘦削，皮肤干燥，心烦口渴，咳呛少痰，咽干不利，小便黄赤或热痛，大便干燥，舌质红，苔黄，脉细数。治法：清热润燥，养阴生津。代表方：清燥救肺汤。

52. 答案：B

解析：大陵和中冲均属手厥阴心包经腧穴，厥阴经属火，大陵为输穴属土，中冲为井穴属木，大陵配中冲属本经子母补泻法。丘墟配丰隆、合谷配列缺均属原络配穴法。肝俞配期门属俞募配穴法。

53. 答案：A

解析：耳门属手少阳三焦经腧穴，听宫属手太阳小肠经腧穴，听会属足少阳胆经腧穴。

54. 答案：A

解析：患者处于昏迷状态，情况紧急，先刺水沟，体现了急则治标的原则。

55. 答案：C

解析：足少阴肾经在腹部的循行路线为前正中线旁开 0.5 寸；足阳明胃经在腹部的循行路线为前正中线旁开 2 寸；足太阴脾经在腹部的循行路线为前正中线旁开 4 寸；足厥阴肝经循行于胁肋部。

[56～58] 答案：C、A、D

解析：心悸属气阴两虚证的临床表现为心悸气短，体瘦乏力，心烦失眠，口干咽燥，小便短赤，甚则潮热盗汗，尿少肢肿，或面白无华，唇甲色淡，舌质暗红，少苔或无苔，脉细数或虚数。治宜益气养阴，代表方生脉散。因盗汗，且阴虚内热，患者体内津液耗伤，小便量少，阴虚内热灼伤尿道，溲时涩痛，于生脉散益气养阴中配合应用知柏地黄丸滋阴清热。

[59～61] 答案：B、C、B

解析：本病起病缓慢，长期低热，无感受外邪所致的头身疼痛、鼻塞、流涕、脉浮等症，诊断为内伤发热。根据头晕乏力、气短懒言等气虚症状，可诊断为气虚发热。病机为中气不足，阴火内生。治法当益气健脾，甘温除热。采用李东垣的甘温除热之法，方用补中益气汤。归脾汤治疗血虚发热，清骨散治疗阴虚发热，金匮肾气丸治疗阳虚发热。

[62～64] 答案：B、D、C

解析：痴呆属心肝火旺证的临床表现为急躁易怒，善忘，言行颠倒，伴眩晕头痛，面红目赤，心烦失眠，口干咽燥，口臭生疮，尿黄便秘，舌红苔黄，脉滑数。治宜清热泻火，安神定志。代表方黄连解毒汤。

[65~67] 答案：C、B、D

解析：鼓胀属瘀结水留证的临床表现为脘腹坚满，青筋显露，胁下癥结痛如针刺，面色晦暗黧黑，或见赤丝血缕，面、颈、胸、臂出现血痣或蟹爪纹，口干不欲饮水，或见大便色黑，舌质紫暗或有紫斑，脉细涩。治宜活血化瘀，行气利水。代表方调营饮。

[68~70] 答案：A、C、A

解析：根据患者症状和体征，可辨证为中风中经络之风痰阻络证，治疗宜调神导气，疏通经络，取穴以督脉及手厥阴心包经、足太阴脾经经穴为主。心主血脉藏神，内关为心包经络穴；极泉、尺泽、委中，可疏通肢体经络。治疗中风中经络的主穴应选水沟、内关、三阴交、极泉、尺泽、委中。针刺三阴交时，应沿胫骨内侧缘与皮肤成45°角斜刺，使针尖刺到三阴交穴，用提插补法。

[71~73] 答案：B、B、C

解析：根据患者症状、体征等可辨证为肾绞痛肾气虚弱证，治疗应清热利湿，通淋止痛，以相应俞募穴及足太阴经穴为主。肾俞与京门、膀胱俞与中极分别是肾与膀胱的俞募穴，取之为俞募配穴法，可清利下焦湿热，助膀胱气化，通调肾与膀胱气机，行气止痛；三阴交交通脾、肝、肾三经，可疏肝行气，健脾化湿，益肾利尿，化瘀通滞。故肾绞痛的主穴应选肾俞、京门、膀胱俞、中极、三阴交。该患者辨证为肾绞痛肾气虚弱证，宜配用水分、关元。下焦湿热证配阴陵泉、委阳；尿血配地机、水道；尿中砂石配次髎、水道。

74. 答案：B

解析：对考核不合格的医师，县级以上人民政府卫生行政部门可以责令其暂停执业活动三个月至六个月，并接受培训和继续医学教育。

75. 答案：C

解析：当事人对首次医疗事故技术鉴定结论不服的，可以自收到首次鉴定结论之日起15日内向医疗机构所在地卫生行政部门提出再次鉴定的申请。

76. 答案：D

解析：医师在执业活动中，不按照规定使用麻醉药品、医疗用毒性药品、精神药品和放射性药品的，由县级以上人民政府卫生行政部门给予警告或者责令暂停六个月以上一年以下执业活动。

77. 答案：A

解析：在紧急情况下为抢救垂危患者生命而采取紧急医学措施造成不良后果的不属于医疗事故。

78. 答案：D

解析：人体实验的道德原则包括：①知情同意原则；②有利无伤原则；③医学目的原则：人体实验的直接指向和目的是在宏观上发展医学、积累医学知识、为人类的健康服务，医学目的是人体实验的基本原则；④实验对照的原则。

79. 答案：B

解析：具有高等学校医学专科学历或者中等专业学校医学专科学历，在执业医师指导下，在医疗、预防、保健机构中试用期满一年的，可以参加执业助理医师资格考试。

80. 答案：A

解析：患者的义务包括：①积极配合医疗护理的义务；②自觉遵守医院规章制度的义务；③自觉维护医院秩序的义务；④保持和恢复健康的义务。

81. 答案：C

解析：根据对患者人身造成的损害程度，医疗事故分为四级：①一级：造成患者死亡、重度残疾的；②二级：造成患者中度残疾、器官组织损伤导致严重功能障碍的；③三级：造成患者轻度残疾、器官组织损伤导致一般功能障碍的；④四级：造成患者明显人身损害的其他后果的。

二、B 型题

[82～83] 答案：B、D

解析：水火既济指心与肾两脏。心位居于上而属阳，主火，其性主动；肾位居于下而属阴，主水，其性主静。心火必须下降于肾，与肾阳共同温煦肾阴，使肾水不寒。肾水必须上济于心，与心阴共同涵养心阳，使心火不亢。肝藏血，肾藏精，精血同源于水谷精微，且能相互转化资生，故曰"精血同源"。以天干配五行，肝属乙木，肾属癸水，故又称"乙癸同源"。肝与脾的关系，主要表现在疏泄与运化的相互为用、藏血与统血的相互协调关系。肺与肾的关系，主要表现在呼吸运动、津液代谢及阴阳互资三个方面。

[84～85] 答案：D、C

解析：《素问·诊要经终论》云："太阳之脉，其终也，戴眼反折瘛疭，其色白，绝汗乃出，出则死矣。……阳明终者，口目动作，善惊妄言，色黄，其上下经盛，不仁，则终矣。……太阴终者，腹胀闭不得息，善噫善呕，呕则逆，逆则面赤，不逆则上下不通，不通则面黑皮，毛焦而终矣，厥阴终者，中热嗌干，善溺心烦，甚则舌卷卵上缩而终矣。此十二经之所败也。"

[86～87] 答案：D、B

解析：舌面光洁如镜，称为光剥舌或镜面舌，为胃阴枯竭、胃气大伤。辨舌苔厚薄可测邪气的深浅。疾病初期在表，病情轻浅未伤及里，舌苔多无明显变化，故可见薄苔。舌苔厚，多病邪入里，病情较重，或内有宿食痰湿积滞在里。因此，若舌苔由薄转厚，则提示病邪由表入里，病情加重。舌润可反映津液的盛衰变化，舌苔润提示津液未伤；舌苔干燥多见于热盛伤津或阴液亏耗的病证。

[88～89] 答案：C、B

解析：鼓胀属寒水困脾证的临床表现为腹大胀满，按之如囊裹水，甚则颜面微浮，下肢浮肿，脘腹痞胀，得热则舒，精神困倦，怯寒懒动，小便少，大便溏，舌苔白腻，脉弦迟；鼓胀属阴虚水停证的临床表现为腹大胀满，或见青筋暴露，面色晦滞，唇紫，口干而燥，心烦失眠，时或鼻衄，牙龈出血，小便短少，舌质红绛，苔少，或光剥，脉弦细数。

[90～91] 答案：A、C

解析：苍术、草豆蔻均为化湿药，苍术能燥湿健脾，祛风散寒，明目；草豆蔻能燥湿行气，温中止呕。天南星为燥湿化痰药，能燥湿化痰，祛风止痉，散结消肿。

[92～93] 答案：A、D

解析：选项均为化痰药。芥子能温肺豁痰利气，散结通络止痛，主治寒痰咳嗽，痰滞经络，关节麻木疼痛；白附子能燥湿化痰，祛风止痉，止痛，解毒散结，主治中风痰壅，口眼㖞斜，痰厥头痛，偏正头痛，瘰疬痰核，毒蛇咬伤。

[94～95] 答案：C、C

解析：小青龙汤的组成为麻黄、白芍、细辛、干姜、炙甘草、桂枝、五味子、半夏。乌梅丸的组成为乌梅、细辛、干姜、黄连、当归、蜀椒、桂枝、人参、黄柏。

[96～97] 答案：D、B

解析：九味羌活汤的组成为羌活、防风、苍术、细辛、川芎、白芷、生地黄、黄芩、甘草。其中羌活主入太阳经；细辛主入少阴经；白芷主入阳明经；川芎主入少阳、厥阴经，体现"分经论治"思想。

[98～99] 答案：D、A

解析：补虚汤和参蛤散是肺胀之肺肾气虚证的代表方，其治法为补肺纳肾，降气平喘。越婢加半夏汤是肺胀之痰热郁肺证的代表方，其治法为清肺泄热，降逆平喘。

[100～101] 答案：C、B

解析：身目俱黄可判断为黄疸，黄色鲜明，口干而苦，发热口渴，舌苔黄腻，脉弦数是阳黄之热重于湿的表现。治宜清热通腑，利湿退黄。黄色晦暗为阴黄，神疲身寒，口淡不渴，舌淡苔腻是阴黄之寒湿阻遏的表现。治宜温中化湿，健脾和胃。

[102~103] 答案：A、D

解析：仰卧位适宜于取头、面、胸、腹部及四肢部分腧穴时选用；侧卧位适宜于取身体侧面少阳经腧穴和上、下肢部分腧穴时选用；俯伏坐位适宜于取后头和项、背部的腧穴时选用；侧伏坐位适宜于取侧头部、面颊及耳前后部位腧穴时选用。因中脘位于上腹部，内关位于上臂，故应选择仰卧位。因耳门位于耳部，颊车位于面颊部，故应选择侧伏坐位。

[104~105] 答案：D、B

解析：间使为手厥阴心包经腧穴，在前臂区，腕掌侧远端横纹上3寸，掌长肌腱与桡侧腕屈肌腱之间；手三里属手阳明大肠经腧穴，在前臂，肘横纹下2寸，阳溪与曲池连线上；偏历属手阳明大肠经腧穴，在前臂，腕背侧远端横纹上3寸，阳溪与曲池连线上；孔最属手太阴肺经腧穴，在前臂前区，腕掌侧远端横纹上7寸，尺泽与太渊连线上。

三、X型题

106. 答案：ABCD

解析：肝主疏泄，指肝具有维持全身气机疏通畅达，通而不滞，散而不郁的生理功能。主要表现在调畅精神情志、协调脾升胃降、促进胆汁泌泄、维持血液运行和津液输布、调节排精行经等方面。

107. 答案：AD

解析：根据五行与五色归类可知，黑色属水，与肾密切相关，肾主骨，齿为骨之余，且肾开窍于耳和二阴。舌尖红赤与心功能失调相关；口泛甜味与脾功能失调密切相关。

108. 答案：ABCD

解析：肺主宣发是指肺气向上升宣和向外布散的功能。主要体现在三个方面：其一，吸清呼浊。其二，输布津液和水谷精微。其三，宣发卫气。

109. 答案：BD

解析：肺为清虚之体，性喜清润，其性恶寒、恶热、恶燥、恶湿。脾为太阴湿土之脏，喜燥恶湿。胃为阳明燥土之腑，喜润恶燥。胆为中清之腑。

110. 答案：ABCD

解析：气化是气的运动产生的各种变化，在人体具体表现为精、气、血、津液等生命物质的生成及其相互转化过程。气化的过程包括形化、气化及形气转化。在这一过程中，既有有形物质向气的转化，又有气向有形物质的转化。

111. 答案：ACD

解析：膈俞位于脊柱区，第9胸椎棘突下，后正中线旁开1.5寸，应斜刺0.5~0.8寸。风池位于颈后区，枕骨之下，胸锁乳突肌上端与斜方肌上端之间的凹陷中，应针尖微下，向鼻尖斜刺0.8~1.2寸，深刺易伤及延髓。风府位于颈后区，枕外隆凸之下，两侧斜方肌之间凹陷中，应向下颌方向缓慢刺入0.5~1寸，向上深刺易伤及延髓。肓俞位于腹部，脐中旁开0.5寸，可直刺1~1.5寸。

112. 答案：ACD

解析：肾主生长、发育，人体的生、长、壮、老、已的生命过程，与肾中精气的盛衰密切相关。主要表现在齿、骨和发三个方面。爪为筋之余，体现肝血是否充足。

113. 答案：ABCD

解析：脾具有运化，统血和主升的功能。脾气虚多表现为消化吸收能力减弱，气血生化不足、出血及中气下陷等变化。

114. 答案：ABC

解析：血燥生风的病机为津枯血少，失润化燥，肌肤失养，经脉气血失调燥动而生风。筋挛肉瞤，手足蠕动为阴虚风动的常见临床表现。

115. 答案：AD

解析：逆治即正治，为逆其证候性质而治的一种治疗法则。包括热者寒之、寒者热之、虚者补之和实者泻之。阴虚证用滋阴法为虚则补之；里热证用苦寒清热法为热者寒之。脾胃虚弱，气机失调所致的脘腹胀满采取补脾益胃之法，为反治中的塞因塞用。瘀血所致的崩漏，治以活血化瘀，为反治中的通因通用。

116. 答案：ABCD

解析：腻苔指苔质颗粒细腻致密，融合成片，如涂有油腻之状，紧贴舌面，刮之难去。主痰浊、食积。临床意义包括：腻苔多见于湿浊内蕴，阳气被遏，湿浊痰饮停聚舌面；苔厚腻多见于湿浊、痰饮、食积；苔白腻不燥多见于脾虚湿困，阻滞气机；苔白腻而滑多见于痰浊、寒湿内阻，阳气被遏，气机阻滞；黏腻而厚，口中发甜多见于脾胃湿热，邪聚上泛；黄腻而厚多见于痰热、湿热、暑热。

117. 答案：ABCD

解析：带下分为白带、黄带、赤白带。白带指色白量多，质稀如涕，淋沥不绝而无臭味，多因脾肾阳虚，寒湿下注所致；若状如凝乳或豆腐渣，多因湿浊下注所致。黄带指带下色黄，质黏臭秽，多因湿热下注或湿毒蕴结。赤白带指带中混有血液，赤白杂见，多因肝经郁热，湿毒蕴结，损伤络脉；若绝经后仍见赤白带淋沥不断，可能由癌瘤引起。

118. 答案：ABCD

解析：胃痛患者以中青年居多，起病或急或缓，多有反复发作病史。发病前常有明显诱因，如饮食失调、情志刺激、劳倦过度、受寒等。常见病因包括外邪犯胃、饮食不节、情志失调、脾胃素虚、药物损害。总病机为胃气郁滞，失于和降，不通则痛。

119. 答案：ACD

解析：头晕胀痛，口苦，易怒，脉弦数，为肝火上炎，肝阳上亢，脑神被扰；头晕面白，神疲乏力，舌淡脉弱，为气血亏

虚，脑失充养；头晕而重，如物缠裹，痰多苔腻，为痰湿内阻，清阳不升；头晕耳鸣，遗精健忘，腰膝酸软，为肾虚精亏，髓海失养；外伤后头晕刺痛，为瘀血阻滞，脑络不通。

120. 答案：BC

解析：因邪气侵袭或停留的部位不同，邪气的性质不同，导致临床上可形成各种实证症状。其共性的特征表现有：发热烦躁，神昏谵语，痰涎壅盛，胸闷气粗，腹胀满痛拒按，大便秘结，暴泻，里急后重，小便淋沥涩痛，舌质苍老，舌苔厚腻，脉实而有力等特点。

121. 答案：ABCD

解析：阳虚证往往是气虚证进一步演变发展的结果，所以阳虚常与气虚同时存在。阳虚证可演变发展为亡阳证、阴阳两虚证；阳虚因其温煦、推动、蒸腾、气化等作用减退还可导致气机郁滞，瘀血、水湿、痰饮停积而形成既有阳气亏虚又有邪气盛实的证候。

122. 答案：ABCD

解析：气脱证指元气亏虚已极而欲脱，以气息微弱、汗出不止、脉微等为主要表现的危重症。临床表现包括：呼吸微弱而不规则，汗出不止，口开目合，手撒身软，神识朦胧，面色苍白，口唇青紫，二便失禁，舌质淡白，舌苔白润，脉微。

123. 答案：ABCD

解析：气随血脱证指大量失血时引发气随之暴脱，以大出血及气脱症状为主要表现的证候。临床表现为大量出血时，突然面色苍白、气少息微、大汗淋漓、手足厥冷，甚至晕厥，或舌淡，脉微或芤或散。

124. 答案：ABC

解析：胃气虚证以胃气虚弱，胃失和降为主要病机，常见纳少，胃脘痞满，隐痛喜按，嗳气，面色萎黄，神疲乏力，少气懒言，舌质淡，苔薄白，脉弱等症状；胃阳虚

证以胃阳不足，胃失温养为主要病机，常见胃脘冷痛，绵绵不已，喜温喜按，食后缓解，泛吐清水或夹有不消化食物，纳少脘痞，口淡不渴，倦怠乏力，畏寒肢冷，舌淡胖嫩，脉沉迟无力。

125. 答案：ACD

解析： 太阴病证指脾阳虚弱，邪从寒化，寒湿内生所表现的证。脾属太阴，为三阴之屏障，病邪内入三阴，太阴首当其冲，故太阴病证之初期阶段，以脾虚寒湿为病变特点。临床表现为腹满而吐，食不下，口不渴，自利，腹痛时作时止，舌淡，苔白滑，脉沉缓而弱。

126. 答案：AC

解析： 莱菔子为消食药，功能消食除胀，降气化痰。鸡内金能通淋化石，山楂能行气散瘀。

127. 答案：ABCD

解析： 麻黄功能散寒通滞，桂枝温通经脉止痛，首乌藤养血祛风、通经活络，香加皮功能祛风湿强筋骨。故选项均可用治风湿痹痛。

128. 答案：AC

解析： 选项均为安神药，均能安神。合欢皮兼能活血消肿，首乌藤兼能养血祛风通络，琥珀兼能活血散瘀、利尿通淋，磁石兼能平肝潜阳、聪耳明目、纳气平喘。

129. 答案：ABC

解析： 牡蛎为平抑肝阳药，功能潜阳补阴，重镇安神，软坚散结，收敛固涩，制酸止痛。主治肝阳上亢证，惊悸失眠，瘰疬痰核，滑脱不禁证，胃痛吞酸。

130. 答案：ABD

解析： 栀子为清热泻火药，大黄为泻下药，二者均能凉血止血，利湿退黄，清热解毒。同用治血热吐血，湿热黄疸，热毒疮痛。

131. 答案：ACD

解析： 木通为利尿通淋药，兼能清心除烦、利血脉通关节，可治淋证、水肿，心烦尿赤，湿热痹痛；路路通为祛风湿药，兼能利水、通经，可治风湿痹痛，水肿，跌仆损伤；五加皮为祛风湿强筋骨药，兼能利水消肿。可治风湿痹病，筋骨痿软，水肿。茯苓为利水消肿药，兼能健脾、安神，可治水肿，脾虚湿盛，心神不安。

132. 答案：AB

解析： 选项均为利尿通淋药。滑石性滑利窍，孕妇应慎用；瞿麦兼活血通经，故孕妇慎用。

133. 答案：ABCD

解析： 蛇床子是攻毒杀虫止痒药。具有燥湿祛风，杀虫止痒，温肾壮阳的功效。主治：阴痒，疥癣，湿疹瘙痒；寒湿带下，湿痹腰痛；肾虚阳痿，宫冷不孕。

134. 答案：ABCD

解析： 蜂蜜为补气药，功能补中，润燥，止痛，解毒，外用生肌敛疮。

135. 答案：ABD

解析： 黄精为补阴药，功能补气养阴，健脾，润肺，益肾。可用治脾胃气虚证，肺虚燥咳，精血不足证。

136. 答案：AD

解析： 猪苓汤功效利水渗湿，养阴清热。方中阿胶滋阴止血，既益已伤之阴，又防诸药渗利重伤阴血。

137. 答案：AB

解析： 芍药汤的组成为芍药、当归、黄连、槟榔、木香、甘草、大黄、黄芩、肉桂。达原饮的组成为槟榔、厚朴、草果、知母、芍药、黄芩、甘草。枳实消痞丸的组成为生姜、炙甘草、麦芽、茯苓、白术、半夏、人参、厚朴、枳实、黄连。健脾丸的组成为炒白术、木香、黄连、甘草、茯苓、人参、神曲、陈皮、砂仁、麦芽、山楂、山药、肉豆蔻。枳实消痞丸和健脾丸中均无槟榔。

138. 答案：ABCD

　　解析：九味羌活汤的组成为羌活、防风、苍术、细辛、川芎、白芷、生地、黄芩、甘草。大秦艽汤的组成为秦艽、甘草、川芎、当归、白芍、细辛、羌活、防风、黄芩、石膏、白芷、白术、生地、熟地、茯苓、独活。独活寄生汤的组成为独活、桑寄生、杜仲、牛膝、细辛、秦艽、茯苓、肉桂、防风、川芎、人参、甘草、当归、芍药、生地。川芎茶调散的组成为薄荷、川芎、荆芥、细辛、防风、白芷、羌活、炙甘草。

139. 答案：ACD

　　解析：蒿芩清胆汤的组成为青蒿、竹茹、半夏、赤茯苓、青子芩、生枳壳、陈广皮、碧玉散（滑石、甘草、青黛）。碧玉散清热利湿，导湿热从小便而去，为佐使药。

140. 答案：AB

　　解析：胁肋疼痛，口苦，舌红苔黄，脉弦数，皆是肝火旺盛的表现。左金丸、龙胆泻肝汤两者均可以治疗肝火引起的疼痛。清胃散、玉女煎主治胃热引起的疼痛。

141. 答案：BD

　　解析：苇茎汤主治肺痈，热毒壅滞，痰瘀互结证。泻白散主治肺热喘咳。两者均可清肺热。银翘散的功效为辛凉透表，清热解毒。止嗽散功效为宣利肺气，疏风止咳。银翘散主以解表清热，止嗽散主以宣肺疏风，均非清肃肺热。

142. 答案：ABC

　　解析：苓甘五味姜辛汤的组成为茯苓、甘草、干姜、细辛、五味子。回阳救急汤的组成为熟附子、干姜、人参、炙甘草、炒白术、肉桂、陈皮、五味子、茯苓、半夏、麝香。小青龙汤组成为麻黄、白芍、细辛、干姜、炙甘草、桂枝、五味子、半夏。地黄饮子的组成为熟地、巴戟天、山茱萸、石斛、肉苁蓉、炮附子、五味子、肉桂、茯苓、麦冬、菖蒲、远志、生姜、大枣。地黄饮子中含有的是生姜而不是干姜。

143. 答案：ABC

　　解析：导赤散功效清心利水养阴。主治心胸烦热，口渴面赤，意欲饮冷，以及口舌生疮；或心热移于小肠，小便赤涩刺痛，舌红，脉数的心经火热证。

144. 答案：ABD

　　解析：乌梅丸功效温脏安蛔。蛔动因于肠寒，蜀椒、细辛辛温，辛可伏蛔，温可祛寒，共为臣药。独活寄生汤功效祛风湿，止痹痛，益肝肾，补气血。方中细辛发散阴经风寒，搜剔筋骨风湿。当归四逆汤功效温经散寒，养血通脉。方中细辛温经散寒，助桂枝温通血脉。川芎茶调散功效疏风止痛。方中细辛祛风止痛，善治少阴经头痛（脑痛连齿），并能宣通鼻窍。前三者用细辛温经散寒，后者用细辛祛风止痛。

145. 答案：BCD

　　解析：十枣汤中配伍大枣的用意包括：①缓和诸药毒性；②益气护胃，减少药后反应；③培土制水，邪正兼顾。

146. 答案：BC

　　解析：阳痿之命门火衰证的代表方为赞育丸，若火衰不甚，精血薄弱，可选金匮肾气丸。支饮之脾肾阳虚证的主方是金匮肾气丸合苓桂术甘汤，前方补肾行水，后方温脾利水，二方主治各异，合用才可温补脾胃，以化水饮。

147. 答案：ABD

　　解析：气血亏虚是眩晕的证候。中风中经络的证候包括：风阳上扰证、风痰阻络证、痰热腑实证、气虚血瘀证、阴虚风动证。

148. 答案：AC

　　解析：水土失宜、体质因素是瘿病的病因。鼓胀的病因包括：酒食不节、虫毒感染、他病继发、情志刺激。

149. 答案：BD

　　解析：水肿延久不退，诊断为水肿，腰部刺痛，血尿，舌紫暗，脉沉细涩，为瘀水互结的表现。水肿之瘀水互结证，治法：活血祛瘀，化气行水。代表方：桃红四物汤合五苓散。前方活血化瘀；后方通阳行水。

150. 答案：ABC

解析： 关格是以脾肾虚衰，气化不利，浊邪壅塞三焦，致小便不通与呕吐并见为主要表现的危重病证。小便不通谓之关，呕吐时作称之格。关格的发生多因水肿、淋证、癃闭等病证久治不愈，或失治误治，迁延日久而引起。

151. 答案：BCD

解析： 理气开郁、调畅气机、怡情易性是治疗郁证的基本原则。

152. 答案：ACD

解析： 腰痛的主要病机概而论之为邪阻经脉，腰府失养。寒为阴邪，其性收引，郁遏卫阳，凝滞营阴，以致腰府气血不通；湿邪侵袭，其性黏滞，留着筋骨肌肉，闭阻气血，阳气不运，以致肌肉筋脉拘急而痛；感受热邪，常与湿合，或湿蕴生热而滞于腰府，经脉不畅而生腰痛。内伤腰痛多因肾之精气亏虚，腰府失养。偏于阴虚则腰府不得濡养，偏于阳虚则腰府不得温煦，故发生腰痛。内外二因，相互影响，风、寒、湿、热诸邪，常因肾虚而乘袭，痹阻经脉，发生腰痛。

153. 答案：ABCD

解析： 内伤久咳、久喘等，耗气伤阳，以致肺虚有寒，气不化津，肺失濡养，痿弱不用，发为肺痿。肺痨久嗽，伤阴津，虚热内灼，肺痈热毒熏蒸伤阴，热病邪热伤津，以致热壅上焦，消灼肺津，变生涎沫，肺燥阴竭，肺失濡养，日渐枯萎，发为肺痿。

154. 答案：AD

解析： 便秘之冷秘证，临床表现为大便艰涩，腹痛拘急，胀满拒按，胁下偏痛，手足不温，呃逆呕吐；苔白腻，脉弦紧。治宜温里散寒，通便止痛。代表方温脾汤合半

硫丸。

155. 答案：ACD

解析： 齿衄之胃火炽盛证，治当清胃泻火，凉血止血；代表方为加味清胃散合泻心汤。吐血之胃热壅盛证，治当清胃泻火，化瘀止血；代表方为泻心汤合十灰散。便血之热灼胃络证，治当清胃止血；代表方为泻心汤合十灰散。鼻衄之胃热炽盛证，治当清胃泻火，凉血止血；代表方为玉女煎。

156. 答案：ABCD

解析： 噎膈、反胃、梅核气、呕吐的鉴别诊断：①噎膈：痰气瘀互结于食管，阻塞食管、胃脘导致吞咽食物哽噎不顺，饮食难下，由胃复出的病证。②反胃：饮食入胃，脾胃虚寒，胃中无火，宿谷不化，经过良久，由胃返出之病。即食尚能入，停留胃中，朝食暮吐。③呕吐：外感，饮食，情志等因素导致胃气上逆所致。④梅核气：为无形之痰气阻于咽喉，自觉咽中如有物梗阻，吐之不出，咽之不下，但饮食咽下顺利。

157. 答案：ABD

解析： 心悸者首应分辨虚实，虚者系指脏腑气血阴阳亏虚，实者多指痰饮、瘀血、火邪上扰。心悸的病位在心，心脏病变可以导致其他脏腑功能失调或亏损，其他脏腑病变亦可以直接或间接影响心。故临床亦应分清心脏与他脏的病变情况，有利于决定治疗的先后缓急。

158. 答案：ACD

解析： 耳门属手少阳三焦经腧穴，取穴时宜微张口，直刺 0.3～0.5 寸；听宫属手太阳小肠经腧穴，取穴时宜张口，直刺 1～1.5 寸，留针时保持一定的张口姿势；听会属足少阳胆经腧穴，取穴时宜微张口，直刺 0.5～1 寸。即耳门、听宫、听会均宜张口取穴。下关属足阳明胃经腧穴，宜直刺 0.5～1 寸，留针时不做张口动作，以免弯针、折针。

159. 答案：BC

解析： 迎香透四白是治疗胆道蛔虫病的

经验穴，鸠尾透日月可疏通局部气血以达到治疗胆道蛔虫病的目的。地仓透颊车可治疗口眼㖞斜等，后溪透合谷可治疗手指挛痛，均不可治疗胆道蛔虫病。

160. 答案：ACD

解析：四个腧穴均为募穴，章门为脾之募穴，京门为肾之募穴，膻中为心包之募穴，中脘为胃之募穴；其中章门为八会穴之脏会，膻中为八会穴之气会，中脘为八会穴之腑会。

161. 答案：ABD

解析：相为表里的阴阳两经在四肢末端交接。其中，足阳明胃经与足太阴脾经相交于大趾；足太阳膀胱经与足少阴肾经相交于小趾；手厥阴心包经与手少阳三焦经相交于无名指；足少阳胆经与足厥阴肝经相交于大趾本节后丛毛。

162. 答案：BCD

解析：根据"阴井木、阳井金"的规律，阳经的经穴属火，阴经的荥穴属火；解溪穴为足阳明胃经经穴，属火；涌泉为足少阴肾经井穴，属木；少海为手少阴心经合穴，属水；后溪为手太阳小肠经输穴，属木。

163. 答案：ABCD

解析：灸法的作用包括：温经散寒、扶阳固脱、防病保健、消瘀散结、引热外行。

164. 答案：AB

解析：阳经属表，刺之宜浅刺；阴经属里，刺之宜深刺；春夏宜浅刺，秋冬宜深刺。

165. 答案：ABC

解析：对症选穴是根据疾病的特殊或主要症状而选取穴位，又称"经验选穴"；乳痛选肩井、汗证选合谷、痰多选丰隆均体现了对症选穴的原则；牙痛选足阳明胃经的内庭体现了远部选穴原则。

模拟试卷（六）答案与解析

一、A 型题

1. 答案：A

解析： 针对阳虚的病机，采用扶阳益火之法，以制约其相对的阴盛，即"益火之源，以消阴翳"。针对阴虚不能制阳而致阳亢者，属虚热证，用滋阴壮水之法，以抑制阳亢火盛，即"壮水之主，以制阳光"。根据阴阳互根的原理，阳得阴助而生化无穷，阴得阳升而泉源不竭，故治疗阳虚证时，在助阳剂中适当佐以补阴药，即阴中求阳；治疗阴虚证时，在滋阴剂中适当佐以补阳药，即阳中求阴。

2. 答案：C

解析： 阳盛格阴，指阳气偏盛至极，壅遏于内，排斥阴气于外，而出现内真热外假寒的病机变化。阳盛伤阴指阳气亢盛，明显耗伤阴液；阳损及阴，系指由于阳气虚损，无阳则阴无以生，久之则阴液生化不足，从而在阳虚的基础上又导致了阴虚；阴偏虚是虚热证。

3. 答案：D

解析： 肾藏精，精能化血，精血旺盛，则毛发得养。因此肾中精气的盛衰可显露于发，即肾其华在发，发为肾之外候。肾精不足，可表现为头发早白。肾藏精，精生髓，髓充养于骨。肾精充足，骨髓充盈，骨有所养，骼坚固有力。若肾精不足，骨髓空虚，骨失所养，则腰膝酸软。心在体合脉。肝在体合筋。脾在体合肉。

4. 答案：B

解析： 液质地较稠厚，流动性较小，灌注于关节、脏腑、脑、髓等组织，起濡养作用。津的流动性大，分布在体表皮肤、肌肉和孔窍。

5. 答案：A

解析： 气的推动作用，指气具有激发、兴奋和促进的作用。气能激发和促进精、血、津液的生成与运行。人体的体温，需要气的温煦作用来维持。各脏腑、经络的生理活动，需要在气的温煦作用下进行；血得温则行，气可化水，血和津液等液态物质，亦需要在气的温煦作用下，才能正常循行。

6. 答案：A

解析： 腹胸部从内向外的经络分布分别为：前正中线上的任脉、前正中线旁开 0.5 寸的肾经、前正中线旁开 2 寸的胃经、前正中线旁开 4 寸的脾经。

7. 答案：B

解析： 情志所伤为害，以心、肝、脾三脏功能失调多见。心主神明，为五脏六腑之大主；肝主疏泄，调畅情志；脾为气血生化之源，血是神的主要物质基础。

8. 答案：A

解析： 破伤风经一段潜伏期后才发病，发病类型属于伏发。思虑过度常引起机体渐进性病变为徐发；风寒湿痹由于寒湿邪气性阴，凝滞重着，病多缓起，属徐发；疳积为小儿食积所致的营养不良，属继发。

9. 答案：C

解析： 气对血液有统摄的作用，使血液正常循环于脉管中，而不逸出脉外。气虚不能统摄血液，则致各种出血证，治疗时，须用补气摄血的方法。

10. 答案：D

解析： 本题考查脉诊的基础知识。芤脉脉象浮大而软，按之中央空，两边实，即宽大而中间有空虚感的脉搏。革脉脉象外急而中空，形如按鼓皮。缓脉脉象一息四至，来去弛缓松懈。散脉脉象脉浮散无根，轻按有分散零乱之感，中按渐空，重按则无。

11. 答案：A

解析："上寒下热"指患者在同一时间内，上部表现为寒，下部表现为热的证候。如：胃脘冷痛，呕吐清涎；同时兼见尿频、尿痛、小便短赤。此为寒在胃腑，热在膀胱。病因多由寒热错杂，病理为阴阳之气不协调。阴盛于上，阳盛于下。

12. 答案：C

解析：发热，头痛恶风，咽喉肿痛，属外感风热证；肢冷便溏，属里寒证。

13. 答案：C

解析：口唇糜烂多属于中焦脾胃郁热，积热上蒸，热邪灼伤唇部。

14. 答案：B

解析：风热犯肺证指风热犯肺，肺卫失宣，以咳嗽及风热表证症状为主要表现的证候。临床表现为咳嗽、痰稠色黄、发热微恶风寒、鼻塞流浊涕、口干微渴、咽喉肿痛，舌尖红，苔薄黄，脉浮数。

15. 答案：D

解析：本题考查常见病证（水肿）的辨证论治。患者下肢浮肿，腰以下为甚，且纳减便溏，故病位在脾肾。神疲乏力、四肢倦怠辨证为阳虚不足。由此可见患者为"水肿脾肾阳虚证"。

16. 答案：C

解析：心血虚证指血液亏虚，心失濡养，以心悸，失眠，多梦，以及血虚症状为主要表现的证候。临床表现为心悸，失眠，多梦，健忘，头晕眼花，面色淡白或萎黄，唇舌色淡，脉细无力。

17. 答案：C

解析：湿热蕴脾证指湿热内蕴，脾失健运，以腹胀，纳呆，便溏及湿热症状为主要表现的证候。临床表现为脘腹胀闷，纳呆，恶心呕吐，口苦口黏，渴多不饮，便溏不爽，小便短黄，肢体困重，或身热不扬，汗出热不解，或见面目发黄，色鲜明，或皮肤瘙痒，舌质红，苔黄腻，脉濡数。

18. 答案：D

解析：胃气虚证指胃气虚弱，胃失和降，以纳少，胃脘痞满，隐痛及气虚症状为主要表现的证候。临床表现为纳少，胃脘痞满，隐痛喜按，嗳气，面色萎黄，神疲乏力，少气懒言，舌质淡，苔薄白，脉弱。

19. 答案：D

解析：半边莲为清热解毒药，尚能利尿消肿；青蒿为清虚热药，尚能除骨蒸、解暑热、截疟。

20. 答案：B

解析：选项均为发散风热药。牛蒡子性味辛苦寒，归肺胃经；桑叶性味甘苦寒，归肺肝经；薄荷性味辛凉，归肺肝经；柴胡性味辛苦微寒，归肝胆肺经。

21. 答案：C

解析：黄芩、紫苏有安胎作用，黄芩可清热安胎，治热不安；紫苏可理气安胎，治气滞胎动不安。黄连、栀子苦寒，无安胎功效。

22. 答案：C

解析：白前、前胡均为化痰药，白前微温，前胡微寒，均能降气化痰，治疗咳喘痰多。前胡尚能散风清热，治风热咳嗽痰多。

23. 答案：D

解析：浮萍、葛根均为发散风热药，二者皆可透疹。浮萍尚能利尿消肿；葛根尚能生津止渴，升阳止泻，通经活络，解酒毒。

24. 答案：C

解析：京大戟的功效是泻水逐饮，消肿散结。牵牛子的功效是泻水通便，消痰涤饮，杀虫攻积。巴豆霜的功效是峻下冷积，逐水退肿，豁痰利咽，外用蚀疮。薏苡仁的功效是利水渗湿，健脾止泻，除痹，排脓，解毒散结。

25. 答案：D

解析：乌梅敛肺、生津、安蛔宜生用，止泻、止血宜炒炭用。诃子止泻宜煨用，敛肺宜生用。五倍子均宜生用。石榴皮止血宜炒炭用，无敛肺止咳作用。

26. 答案：B

解析：厚朴为化湿药，具有燥湿消痰，下气除满功效，主治湿滞伤中，食积气滞，腹胀便秘，痰饮咳喘，梅核气。

27. 答案：D

解析：枳壳、白芍、苍术的道地产地分别是江西、浙江、江苏。白术的道地产地是浙江。

28. 答案：C

解析：百合固金汤的组成有熟地黄、生地黄、当归、白芍、甘草、桔梗、玄参、贝母、麦冬、百合。防风通圣散的组成有防风、川芎、当归、芍药、大黄、薄荷叶、麻黄、连翘、芒硝、石膏、黄芩、桔梗、滑石、甘草、荆芥、白术、栀子。人参蛤蚧散的组成有人参、蛤蚧、苦杏仁、炙甘草、云茯苓、川贝、桑白皮、知母。归脾汤的组成有人参、黄芪、白术、当归、龙眼、茯神、酸枣仁、远志、木香、生姜、大枣、甘草。

29. 答案：B

解析：四妙勇安汤的组成有金银花、玄参、当归、甘草。功效清热解毒，活血止痛。

30. 答案：C

解析：败毒散功用散寒祛湿，益气解表。方中佐入人参，意在扶助正气以鼓邪外出，并使祛邪不更伤正气，且可防邪复来。如喻昌所论："虚弱之体，必用人参三、五、七分，入表药中少助元气，以为祛邪之主，使邪气得药，一涌而出，全非补养虚弱之意也"。

31. 答案：C

解析：参苏饮主治气虚外感，内有痰湿证。加减葳蕤汤主治阴虚外感风热证。葱白七味饮主治血虚外感风寒证。香苏散主治外感风寒，气郁不舒证。

32. 答案：B

解析：桑菊饮的组成为桑叶、菊花、杏仁、连翘、薄荷、苦桔梗、生甘草、苇根。

银翘散的组成为连翘、金银花、苦桔梗、薄荷、竹叶、生甘草、荆芥穗、淡豆豉、牛蒡子。故两者均含有连翘、桔梗、甘草、薄荷。

33. 答案：C

解析：半夏泻心汤的组成有半夏、黄芩、干姜、人参、黄连、大枣、甘草。苏子降气汤的组成有半夏、紫苏子、当归、甘草、前胡、厚朴、肉桂、生姜。杏苏散的组成有半夏、茯苓、前胡、桔梗、枳壳、甘草、生姜、大枣、杏仁、橘皮。桑杏汤的组成有桑叶、杏仁、豆豉、象贝、沙参、梨皮、栀皮。

34. 答案：C

解析：旋覆代赭汤的功用是降逆化痰，益气和胃。行气降逆，宽胸散结是四磨汤的功用。宣降肺气，清热化痰是定喘汤的功用。降气平喘，祛痰止咳是苏子降气汤的功用。

35. 答案：B

解析：患者症状乃《伤寒论》之脾约证，即由肠胃燥热，脾津不足，肠道失于濡润所致，故治疗时应润肠泄热，行气通便。

36. 答案：B

解析：犀角地黄汤功效是清热解毒，凉血散瘀，主治热入血分证；黄连解毒汤功效是泻火解毒，主治三焦火毒热盛证；凉膈散功效是泻火通便，清上泻下，主治上中二焦火热证；牛蒡解肌汤功效是疏风清热，凉血消肿，主治风火热毒上攻之痈疮。

37. 答案：A

解析：本题考查常见病证（胸痹）的辨证论治。胸痹是以胸部闷痛，甚则胸痛彻背，喘息不得平卧为主要症状表现。调治在心，因胸痹多为慢性病程，中医辨证为虚证，调治以纠正脏腑偏衰为主，补益心气为要。

38. 答案：B

解析：痴呆属痰浊蒙窍证，病机核心为痰浊痹阻脑络，神机失养。临床表现为表情呆钝，智力衰退，或哭笑无常，喃喃自语，或终日无语，呆若木鸡，伴不思饮食，脘腹胀痛，痞满不适，口多涎沫，头重如裹，舌质淡，苔白腻，脉滑。治法健脾化浊，豁痰开窍。代表方洗心汤化痰开窍，通阳扶正。

39. 答案：A

解析： 痫病是由先天或后天因素使脏腑功能失调，气机逆乱，元神失控所导致的一种发作性神志异常性疾病。以突然意识丧失，甚则仆倒，不省人事，强直抽搐，口吐涎沫，两目上视或口中怪叫，移时苏醒，一如常人为主要临床表现。痫病属肝火痰热证的临床表现为平时急躁易怒，面红目赤，心烦失眠，咳痰不爽，口苦咽干，便秘溲黄。发病时昏仆抽搐，吐涎，或有吼叫，舌红，苔黄腻，脉弦滑而数。治法：清肝泻火，化痰宁心。代表方：龙胆泻肝汤合涤痰汤。

40. 答案：A

解析： 不寐属肝火扰心证的临床表现为不寐多梦，甚则彻夜不眠，急躁易怒，伴头晕头胀，目赤耳鸣，口干而苦，便秘溲赤，舌红，苔黄，脉弦而数。治法疏肝泻火，镇心安神。代表方龙胆泻肝汤。

41. 答案：A

解析： 腹痛指因感受外邪，饮食所伤，情志失调及素体阳虚等使脏腑气机阻滞，气血运行不畅，经脉痹阻，或脏腑经脉失养导致的，以胃脘以下，耻骨毛际以上部位发生疼痛为主症的病证。腹痛寒邪内阻证的临床表现为腹痛拘急，遇寒痛甚，得温痛减，口淡不渴，形寒肢冷，小便清长，大便清稀或秘结，舌质淡，苔白腻，脉沉紧。治宜散寒温里，理气止痛。代表方良附丸合正气天香散。

42. 答案：D

解析： 噎膈属气虚阳微证的临床表现为吞咽受阻，饮食不下，泛吐涎沫，面浮足肿，面色㿠白，形寒气短，精神疲惫，腹胀便溏，舌质淡，苔白，脉细弱。治法温补脾肾。代表方补气运脾汤。

43. 答案：B

解析： 头痛是指因外感六淫或内伤杂病致使头部脉络拘急或失养，清窍不利所引起的，以自觉头痛为主要表现的一类病证，可单独出现，亦可见于多种疾病。肾虚头痛的临床表现为头痛且空，眩晕，腰膝酸软，神疲乏力，滑精带下，舌红少苔，脉细无力。治法养阴补肾，填精生髓。代表方大补元煎。

44. 答案：B

解析： 阳痿指成年男子性交时，由于阴茎痿软不举，或举而不坚，或坚而不久，无法进行正常性生活的病证。阳痿肝郁气滞证的临床表现为临房不举，举而不坚，或寐中或其他时候却有阳事自举，心情抑郁烦闷，胸胁胀满或窜痛，喜太息，脘闷不适，食少便溏，舌质淡，苔薄白，脉弦。治法疏肝解郁。代表方柴胡疏肝散。

45. 答案：B

解析： 患者因情绪出现小便不通、情志抑郁、胁腹胀满等气郁不解的症状，与脉弦吻合。故此病证的病机要点是肝气郁结，失于疏泄，三焦气机失宣，膀胱气化不利。

46. 答案：B

解析： 膏淋的临床表现为小便浑浊，乳白或如米泔水，上有浮油，置之沉淀，或伴有絮状凝块物，或混有血液、血块，尿道热涩疼痛，尿时阻塞不畅，口干，苔黄腻，舌质红，脉濡数。治宜清热利湿，分清泄浊。代表方程氏萆薢分清饮。

47. 答案：A

解析： 癃闭属脾气不升证的临床表现为小腹坠胀，时欲小便而不得出，或量少而不畅，神疲乏力，食欲不振，气短声低，舌质淡，苔薄，脉细弱。治法：升清降浊，化气行水。代表方：补中益气汤合春泽汤。

48. 答案：A

解析： 下消属肾阴亏虚证的临床表现为尿频量多，浑浊如脂膏，或尿甜，腰膝酸软，乏力，头晕耳鸣，口干唇燥，皮肤干燥，瘙痒，舌红苔少，脉细数。治宜滋阴固肾。代表方六味地黄丸。

49. 答案：C

解析： 悬饮指胸胁饱满，咳唾引痛，喘促不能平卧，或有肺痨病史，属饮流胁下。饮停胸胁证的临床表现为胸胁疼痛，咳唾引痛，痛势较前减轻，但呼吸困难加重，咳嗽气喘，呼吸气促，难于平卧，或仅能偏卧于停饮的一侧，病侧肋间胀满，甚则见病侧胸廓隆起，舌苔白，脉沉弦或弦滑。

50. 答案：B

解析： 关格属肾阳衰微，毒扰心神证的临床表现为无尿或少尿，全身浮肿，恶心呕吐，面白唇暗，四肢厥冷，口中尿臭，神识昏蒙，循衣摸床，舌卷缩，淡胖，苔白腻或灰黑，脉沉细欲绝。治宜温阳固脱，豁痰开窍。代表方急用参附汤合苏合香丸，继用涤痰汤。

51. 答案：B

解析： 颤证是以头部或肢体摇动，颤抖为主要临床表现的一种病证。轻者仅有头摇或手足微颤，重者头部振摇大动，肢体颤动不止，甚则肢节拘急，生活不能自理。属风阳内动证的临床表现为肢体颤动粗大，不能自制，眩晕耳鸣，面赤烦躁，易激动，心情紧张时颤动加重，伴有肢体麻木，口苦而干，语言迟缓不清，流涎，尿赤，大便干。舌质红，苔黄，脉弦。治法镇肝息风，舒筋止颤。代表方天麻钩藤饮合镇肝熄风汤。

52. 答案：A

解析： 承泣为足阳明胃经腧穴，主治目疾及口眼㖞斜、面肌痉挛等；丘墟属足少阳胆经腧穴，主治目疾、痛证及足内翻、足下垂、疟疾等，即承泣、丘墟均可治疗目疾。臂臑、光明、瞳子髎亦可治疗目疾，但太白、翳风、颊车无治疗目疾的功效。

53. 答案：B

解析： 消渴病治疗应清热润燥，养阴生津，以相应背俞穴及足少阴、足太阴经穴为主；崩漏治疗时应调理冲任，固崩止漏，以任脉及足太阴经穴为主；故针灸治疗消渴、崩漏时，均主取的是足太阴经穴。

54. 答案：B

解析： 四个选项均属艾炷灸中的间接灸。隔蒜灸多用于治疗瘰疬、肺结核、腹中积块及未溃疮疡（肿疡初起）等；隔姜灸多用于因寒而致的呕吐、腹痛、泄泻、风寒湿痹、外感表证等；隔盐灸常用于治疗急性寒性腹痛、吐泻、痢疾、小便不利、中风脱证等；隔附子饼灸多用于治疗命门火衰而致的阳痿、早泄、遗精、宫寒不孕和疮疡久溃不敛的病证。

55. 答案：C

解析： 侠溪穴在足背，第4、5趾间，趾蹼缘后方赤白肉际处；足窍阴在足趾，第4趾末节外侧，趾甲根脚侧后方0.1寸（指寸）；足临泣在足背，第4、5跖骨底结合部的前方，第5趾长伸肌腱外侧凹陷中；行间在足背，第1、2趾间，趾蹼缘后方赤白肉际处。

[56～58] 答案：B、C、A

解析： 厥证有虚实之分，患者因恼怒气逆于上，以面赤，甚则青紫为主要症状，表明血随上逆，辨证为血厥属实。血厥属实的临床表现为多因急躁恼怒而发，突然昏倒，不知人事，牙关紧闭，面赤唇紫，舌暗红，脉弦有力。治宜平肝息风，理气通瘀。代表方为羚角钩藤汤或通瘀煎。若患者出现胸闷气喘，且头目胀痛，宜羚角钩藤汤平肝息风时兼顾清肝理气，金铃子散由川楝子、延胡索组成，主治肝郁化火证，具有疏肝泄热、活血止痛的作用，适用于心胸胁肋胀满疼痛。

[59～61] 答案：C、B、C

解析： 肺痈是肺叶生疮，形成脓疡的一种病证，属内痈之一。病位在肺，病机总属邪热蕴肺，热壅血瘀成痈，血败肉腐而化脓。溃脓期的临床表现为咳吐大量脓痰，或如米粥，或痰血相兼，腥臭异常，有时咳血，胸中烦满而痛，甚则气喘不能卧，身热面赤，烦渴喜饮，舌苔黄腻，舌质红，脉滑数或数实。其治法以排脓解毒为主。代表方为加味桔梗汤。

[62～64] 答案：B、A、C

解析： 本病先辨病位，从腹满、肠鸣等症可知，病位在胃肠，因此为痰饮。患者好食生冷，素体脾虚，运化不健，复加饮食不当以致水饮停胃，故见心下坚满，饮留于肠则见肠鸣、便秘。舌苔黄腻、口舌干燥是因水饮壅结而郁久化热导致。因此，本病辨证为饮留胃肠。治法当攻下逐饮，宜选用甘遂半夏汤或己椒苈黄丸加减。

[65～67] 答案：C、B、A

解析： 积聚是由于体虚复感外邪，情志饮食所伤以及他病日久不愈等原因引起正气亏虚，脏腑失和，气滞、血瘀、痰浊蕴结腹内而致，引发腹内结块，或胀或痛为主要临床特征的病证。积聚正虚瘀结证的临床表现为久病体弱，积块坚硬，隐痛或剧痛，饮食大减，消瘦形脱，身倦乏力，面色萎黄或黧黑，甚则面肢浮肿，或有出血，舌质淡紫，舌光无苔，脉细数或弦细。其治法为补益气血，化瘀消积。代表方为八珍汤合化积丸。八珍汤具有益气补血的作用，主治气血两虚证，症见面色苍白或萎黄，头晕目眩，四肢倦怠，气短懒言，心悸怔忡；化积丸具有化瘀消积的作用，主治瘀血、痰积等停聚诸证，症见两胁作痛，腹鸣嘈杂，眩晕，身热等。

[68～70] 答案：D、A、C

解析： 胃痛是以上腹胃脘部发生疼痛为主症的病证，根据患者的疼痛部位，可诊断为胃痛，治疗应和胃止痛。足三里乃足阳明胃经合穴、胃之下合穴，可疏调胃腑气机，和胃止痛；中脘为胃之募穴，腑之所会，可健运中州，调理气机；内关宽胸解郁，行气止痛，故选足三里、中脘、内关为主穴。根

据患者的证候表现可辨证为脾胃虚寒证，宜配用神阙、胃俞、脾俞。期门、太冲为肝气犯胃证的配穴；膻中、膈俞为气滞血瘀证的配穴；梁门、天枢为饮食伤胃证的配穴。中脘在上腹部，脐中上4寸，前正中线上，属任脉的腧穴，针刺应直刺1～1.5寸。

[71～73] 答案：A、C、D

解析： 根据患者症状及体征等可辨证为痄腮温毒在表证，治疗应泻火解毒，消肿散结，以手少阳、手足阳明经穴为主。近取手足少阳之会翳风、足阳明经穴颊车，宣散局部郁滞之气血；远取手少阳之络穴外关、手阳明之原穴合谷清泻郁热而解毒散结；手少阳井穴关冲点刺出血以疏利少阳之气机；诸穴合用，可疏风解表，清热解毒，消肿止痛，故治疗应取的主穴是翳风、颊车、外关、合谷、关冲。该患者辨证为痄腮温毒在表证，故宜配风池、少商。蠡沟、太冲为治疗睾丸肿痛的配穴；劳宫、曲泉及大敦穴为温毒内陷证的配穴；商阳、曲池及大椎穴为温毒蕴结证的配穴。

74. 答案：B

解析： 医师在执业活动中应履行下列义务：①遵守法律、法规，遵守技术操作规范；②树立敬业精神，遵守职业道德，履行医师职责，尽职尽责为患者服务；③关心、爱护、尊重患者，保护患者的隐私；④努力钻研业务，更新知识，提高专业技术水平；⑤宣传卫生保健知识，对患者进行健康教育。

75. 答案：C

解析： 具有高等学校医学专科学历或者中等专业学校医学专科学历，在执业医师指导下，在医疗、预防、保健机构中试用期满一年的，可以参加执业助理医师资格考试。

76. 答案：D

解析： 患者死亡，医患双方当事人不能确定死因或者对死因有异议的，应当在患者

死亡后48小时内进行尸检；具备尸体冻存条件的，可以延长至7日。尸检应当经死者近亲属同意并签字。

77. 答案：D

解析： 专家鉴定组成员有下列情形之一的，应当回避，当事人也可以以口头或者书面的方式申请其回避：医疗事故争议当事人或者当事人的近亲属的；与医疗事故争议有利害关系的；与医疗事故争议当事人有其他关系，可能影响公正鉴定的。

78. 答案：A

解析： 侵害民事权益，应当依照《中华人民共和国侵权责任法》承担侵权责任。本法所称民事权益，包括生命权、健康权、姓名权、名誉权、荣誉权、肖像权、隐私权、婚姻自主权、监护权、所有权、用益物权、担保物权、著作权、专利权、商标专用权、发现权、股权、继承权等人身、财产权益。

79. 答案：C

解析： 医师不得利用职务之便，索取、非法收受患者财物或者牟取其他不正当利益。

80. 答案：B

解析： 医患沟通的方法包括：①预防为主的针对性沟通：在医疗活动过程中，主动发现可能出现问题的苗头，把这类家属作为沟通的重点对象，与家属预约后根据其具体要求有针对性地沟通，例如在晨间交班中，除交接医疗工作外，还要把当天值班中发现的家属不满意的苗头作为常规内容进行交班，使下一班医护人员有的放矢地做好沟通工作。②交换对象沟通。③集体沟通。④书面沟通。⑤协调统一沟通。⑥实物对照沟通。

81. 答案：D

解析： 医师实施医疗、预防、保健措施，签署有关医学证明文件，必须亲自诊查、调查，并按照规定及时填写医学文书，不得隐匿、伪造或者销毁医学文书及有关资料。

二、B 型题

[82～83] 答案：C、D

解析： 抑木扶土法，是疏肝健脾或平肝和胃以治疗肝脾不和或肝气犯胃病证的治法。适用于木旺乘土或土虚木乘之证。泻南补北法，是泻心火补肾水以治疗心肾不交病证的治法。适用于肾阴不足，心火偏旺，水火不济，心肾不交之证。益火补土法，是温肾阳以补脾阳的治法，又称温肾健脾法、温补脾肾法。适用于肾阳衰微而致脾阳不振之证；金水相生法，是滋养肺肾之阴的治法，亦称滋养肺肾法，主要用于肺阴亏虚，不能滋养肾阴，或肾阴亏虚，不能滋养肺阴的肺肾阴虚证。

[84～85] 答案：A、B

解析：《素问·举痛论》云："百病生于气也，怒则气上，喜则气缓，悲则气消，恐则气下，寒则气收，炅则气泄，惊则气乱，劳则气耗，思则气结。"

[86～87] 答案：C、B

解析： 津亏热结所致噎膈多表现为吞咽梗涩而痛，食入而复出，心烦口干，胃脘灼热，大便干结如羊粪；痰气交阻所致噎膈多表现为吞咽梗阻，胸膈痞满，情志抑郁时加重，嗳气呃逆。

[88～89] 答案：A、C

解析： 大便的形成和排泄与脾、胃、大肠密切相关，同时受肝、肾、肺功能的影响。通过观察大便的形、色、质、量、次数等变化，可以诊察相关脏的功能状况，判断病性的寒热虚实。大便清稀如水样者，多属寒湿泄泻，为外感寒湿或饮食生冷，脾失健运，清浊不分所致。大便黄褐如糜，味臭者，多属湿热泄泻，为暑湿或湿热之邪，伤及胃肠，大肠传导失职所致。大便稀溏，完谷不化，或如鸭溏者，多属脾虚或脾肾亏虚，因脾胃气虚或阳虚，运化失职，或肾阳虚衰所致。大便如黏冻，夹有脓血者，多属痢疾，因湿热邪毒蕴结大肠，肠络受损所致。

[90～91] 答案：C、D

解析：选项均为破血药，马钱子苦寒，土鳖虫咸寒，斑蝥辛热，水蛭咸苦平。故辛热破血的是斑蝥。咸苦平的是水蛭。

[92～93] 答案：B、D

解析：选项均为清热解毒药，均可治痈肿疔疮。蒲公英能利湿通淋，治湿热黄疸，热淋涩痛；重楼能凉肝定惊，治惊风抽搐。连翘尚能疏散风热，野菊花尚能泻火平肝。

[94～95] 答案：A、B

解析：天台乌药散功用行气疏肝，散寒止痛，主治寒凝气滞证。暖肝煎功用温补肝肾，行气止痛；主治肝肾不足，寒滞肝脉证。滋阴养血，柔肝息风为阿胶鸡子黄汤的功用。凉肝息风，增液舒筋为羚角钩藤汤的功用。

[96～97] 答案：D、A

解析：白头翁汤主治热毒痢疾。芍药汤主治湿热痢疾。青蒿鳖甲汤主治温病后期邪伏阴分证。当归六黄汤主治阴虚火旺盗汗。

[98～99] 答案：A、D

解析：痹证的病理因素以风、寒、湿、热、痰、瘀为主。风邪偏盛者为行痹，寒邪偏盛者为痛痹，湿邪偏盛者为着痹，热邪偏盛者为热痹。大凡痹痛，行痹为痹痛游走不定；痛势较甚，痛有定处，遇寒加重者为痛痹；关节酸痛、重着、漫肿者为着痹；关节肿胀，肌肤红，灼热疼痛为热痹。

[100～101] 答案：A、B

解析：咳嗽之风燥犯肺证，临床表现为干咳无痰，或痰少而黏，不易咳出，或痰中带有血丝，咽喉干痛，口鼻干燥，初起或伴有少许恶寒，身热头痛；舌尖红，苔薄白或薄黄而干，脉浮数或小数。治宜疏风清肺，润燥止咳。代表方为桑杏汤。咳嗽之肝火犯肺证，临床表现为上气咳逆阵作，咳时面红目赤，引胸胁作痛，咽干口苦，常感痰滞咽喉而咳之难出，量少质黏，或痰如絮条，症状随情绪波动而增减；舌红，苔薄黄少

津，脉弦数。治宜清肺泻肝，化痰止咳。代表方为黄芩泻白散合黛蛤散。

[102～103] 答案：A、B

解析：尺泽属手太阴肺经腧穴，位于肘区，肘横纹上，肱二头肌腱桡侧缘凹陷中；曲泽属手厥阴心包经腧穴，位于肘前区，肘横纹上，肱二头肌腱尺侧缘凹陷中；曲池属手阳明大肠经腧穴，位于肘区，在尺泽与肱骨外上髁连线中点；少海属手少阴心经腧穴，位于肘前区，横平肘横纹，肱骨内上髁前缘。

[104～105] 答案：B、D

解析：闪罐法适用于局部皮肤麻木、疼痛或功能减退等疾患，尤其适用于不宜留罐的患者或部位，如小儿、面瘫患者的面部。留针拔罐法适用于既需针刺又需拔罐者，如风湿痹病。留罐法一般疾病均可应用，亦可用于平素保健，解除疲劳。刺络拔罐法适用于热证、实证、瘀血证及某些皮肤病，如痤疮、扭伤、乳痈等。

三、X 型题

106. 答案：ABCD

解析：瘀血致病引起的疼痛，多为刺痛，痛处固定不移，拒按，夜间痛甚；肿块可见青紫肿胀；积于体内，久聚不散，则形成癥积，按之有痞块，固定不移；出血多呈紫暗色，并伴有血块；面色黧黑、肌肤甲错、唇甲青紫、舌色紫暗或有瘀点、瘀斑，或舌下静脉曲张等表现；脉象多见细涩、沉弦或结代。

107. 答案：ABCD

解析：血的失常，一是因血液的生成不足或耗损过多，致血的濡养功能减弱而引起的血虚；二是血液运行失常而出现的病机变化。血行失常，指血液运行失常出现的病机变化，主要有血寒、血热、血瘀和出血。

108. 答案：ABCD

解析：发热、多汗、吐泻、多尿、失血

均可引起津液不足。其中由于津血同源，两者相互资生，相互转化，故失血会导致津液不足。

109. 答案：ABCD

解析：疠气的性质和致病特点为传染性强，易于流行；发病急骤，病情危笃；一气一病，症状相似。

110. 答案：ACD

解析：肝主藏血，是指肝有贮藏血液、调节血量和防止出血的功能。脾具有统摄血液的作用。

111. 答案：ACD

解析：阴跷脉、阳跷脉具有主司下肢运动和司眼睑开合的作用。阳跷脉主一身左右之阳，阴跷脉主一身左右之阴。维系、联络全身阴经、阳经是阴维脉与阳维脉的功能作用。

112. 答案：AB

解析：寒邪的性质和致病特点为：寒为阴邪，易伤阳气；寒性凝滞主痛；寒性收引。湿邪的性质和致病特点为：湿为阴邪，易伤阳气；湿性重浊；湿性黏滞；湿性趋下，易袭阴位。故寒邪和湿邪共同的致病特点为均为阴邪，易伤阳气。

113. 答案：ABCD

解析：胞宫功能与心、肝、脾、肾关系紧密。心藏神，女子胞主持月经和孕育胎儿的功能受心神调节。心神内守，心理活动稳定，心情舒畅，是女子月经按时来潮和适时排卵以成胎孕的重要条件。心主血脉，化赤为血，心血充盛，血脉充盈，心气充沛，血脉通畅，对女子胞的功能具有重要的资助和促进作用；脾气健运，化源充足，统摄有权，则经血藏泄正常。肝主藏血，称为"血海"，为女子经血之源。故肝的疏泄和藏血功能正常，可使气血和调，心情舒畅，应时行经、排卵；肾藏精，主生长发育与生殖，女子排卵行经，与女子胞功能密切相关。

114. 答案：ABCD

解析：封藏失司，纳气失职、气浮于

上，二便失固以及生殖之精丢失致生殖功能减退，均为肾气不固的病理变化。

115. 答案：ABC

解析：所谓"证"，是机体在疾病发展过程中某一阶段的病理概括，包括病变的部位、原因、性质，以及邪正关系，能够反映出疾病发展过程中某一阶段的病理变化的本质。故中医学在辨识证时，要求辨明病因、病位、病性及其发展变化趋势，即辨明疾病从发生到转归的总体病机。

116. 答案：ABCD

解析：剥苔指舌面本有舌苔，疾病过程中舌苔全部或部分脱落，脱落处光滑无苔。其临床表现较为复杂，包括：舌前半部苔剥脱者为前剥苔；舌中部苔剥脱者为中剥苔；舌根部苔剥脱者为根剥苔；舌苔多处剥脱，舌面仅斑驳残存少量舌苔者为花剥苔；舌苔不规则地剥脱，边缘凸起，界限清楚，形似地图，部位时有转移者为地图舌；舌苔全部剥脱，舌面光洁如镜者为镜面舌；舌苔剥脱处舌面不光滑，仍有新生苔质颗粒可见者为类剥苔。临床意义包括：舌红苔剥属阴虚；舌淡苔剥或类剥苔属血虚或气血两虚；镜面舌色红绛属于胃阴枯竭，阴虚重证；舌面光洁如镜，甚至毫无血色属营血大虚，阳气虚衰，病重难治；舌苔部分脱落，未剥脱处仍有腻苔属正气亏虚，痰浊未化。

117. 答案：ABD

解析：月经过多的病机包括"血热""气虚"与"血瘀"三个主要方面。"热入营血，血热妄行"属"血热"，多致月经过多伴有月经先期，症见经色深红，身热或五心烦热；"气不摄血，血不循径"属"气虚"，多致月经过多，症见经色淡红，质稀量多，气短，乏力；"血瘀脉络，冲任不和"属"血瘀"，多致月经过多伴有月经后期，症见经色紫暗，有血块。

118. 答案：ACD

解析：痞满多由饮食、情志、起居、寒

湿等因素诱发。常见病因包括情志失调、药物所伤、饮食不节。总病机为中焦气机阻滞，脾胃升降失常。

119. 答案：ABC

解析： 脘痞，饥不欲食，干呕，舌红少苔为胃阴亏虚；脘痞，食少，便溏为脾胃气虚；脘痞，嗳腐吞酸为食积胃脘；脘痞，纳呆呕恶，苔腻为湿邪困脾；脘痞，胃脘有振水声为饮邪停胃。

120. 答案：ABC

解析： 在四诊合参和全面分析的基础上，重点注意以下五个方面辨别虚实真假：①脉象的有力无力，有神无神。②舌质的嫩胖与苍老，舌苔的厚腻与薄少。③胀痛的程度、久暂及是否拒按。④语声的洪亮与低怯，⑤结合病人体质的强弱、发病的原因、病的新久以及治疗经过等。胸腹的灼热与否是寒热真假的辨证要点之一。

121. 答案：BCD

解析： 卤填，又称囟门凸出，指小儿囟门处皮肤高出头皮，呈凸起之状，隆起如堆的症状。多属实证，可见于小儿发热、惊厥或寒凝气滞，因温病火邪上攻，或脑髓病变，或颅内水液停聚所致。肾气不足为囟陷的病机。

122. 答案：AC

解析： 呼吸微弱而不规则，汗出不止，为肺气外脱之征；神识朦胧，面色苍白，口唇青紫，为心气外脱之象；口开目合，手撒身软，为脾气外泄之征；二便失禁为肾气欲脱的表现；舌质淡白，舌苔白润，脉微，为元气亏虚的表现。

123. 答案：ABCD

解析： 津液亏虚证指机体津液亏少，形体、脏腑、官窍缺失滋润濡养和充盈，以口渴欲饮、尿少便干、官窍及皮肤干燥等为主要的证候。临床表现为口、鼻、唇、舌、咽喉、皮肤干燥，或皮肤枯瘪而缺乏弹性，眼球深陷，口渴欲饮，小便短少而黄，大便干

结难解，舌红少津，脉细数无力。

124. 答案：ABCD

解析： 胃阴虚证多因热病后期，或气郁化火，或吐泻太过，或过食辛温香燥，耗伤胃阴所致。

125. 答案：ABD

解析： 少阴寒化证指病邪深入少阴，心肾阳气虚衰，从阴化寒，阴寒独盛所表现的虚寒证。临床表现为无热恶寒，但欲寐，四肢厥冷，下利而渴，呕不能食，或食入即吐，脉微细，甚或欲绝，或见身热反不恶寒，甚则面赤。

126. 答案：BCD

解析： 苍术、豆蔻、广藿香为化湿药，苍术具有燥湿健脾、祛风散寒、明目功效，豆蔻能化湿行气、温中止呕、开胃消食；广藿香能化湿、止呕、解暑。半夏为温化寒痰药，能燥湿化痰，降逆止呕，消痞散结。故半夏、豆蔻、广藿香有止呕作用。

127. 答案：AC

解析： 二者均为止咳平喘药，马兜铃尚能清肺降气，清肠消痔；枇杷叶尚能清肺止咳，降逆止呕。故二者的共同点有清肺、止咳。

128. 答案：ABC

解析： 鸡血藤为活血调经药，功能活血补血，调经止痛，舒筋活络。

129. 答案：BD

解析： 补骨脂为补阳药，功能温肾助阳，纳气平喘，温脾止泻；主治肾虚阳痿，肾虚遗精，肾虚作喘，五更泄泻。

130. 答案：AB

解析： 石韦为利尿通淋药，尚能清肺止咳，凉血止血；主治血淋，肺热喘咳，血热出血。

131. 答案：ACD

解析： 选项均为息风止痉药，但只有天麻、钩藤、羚羊角尚能平抑肝阳。地龙能通络，平喘，利尿。

132. 答案：AD

解析：选项均为补虚药，紫河车功能温肾补精、益气养血；核桃仁可补肾、温肺、润肠；黑芝麻可补肝肾、益精血、润肠燥；蛤蚧可补肺气、助肾阳、定喘咳、益精养血。

133. 答案：ABD

解析：二药均为疏肝理气药，均可用治肝郁胸胁胀痛，疝气疼痛，并能行气宽中止痛，用于脘腹胀痛。久疟癖块为破气药青皮的主治，非香附具有。

134. 答案：BCD

解析：选项均为有毒药味，以外用为主，内服应慎用少用。除外蜂房煎服 3~5g 用量，其余内服均应不超过 0.2g。

135. 答案：ABCD

解析：槟榔为驱虫药，功能杀虫，消积，行气，利水，截疟；主治绦虫等肠道寄生虫，食积气滞，腹胀便秘，水肿，疟疾。

136. 答案：AC

解析：羌活胜湿汤的药物组成有羌活、独活、藁本、防风、甘草、川芎、蔓荆子，九味羌活汤药物组成有羌活、防风、苍术、细辛、川芎、白芷、生地黄、黄芩、甘草。

137. 答案：ABD

解析：二陈汤的功效是燥湿化痰，理气和中。温胆汤的功效是理气化痰，清胆和胃。小陷胸汤的功效是清热化痰，宽胸散结。清气化痰丸的功效是清热化痰，理气止咳。

138. 答案：AB

解析：泰山磐石散功效补益健脾，养血安胎，主治气血虚弱胎元不固证。

139. 答案：BC

解析：半夏厚朴汤的功用是行气散结，降逆化痰；厚朴温中汤的功效是行气除满，温中燥湿。

140. 答案：BD

解析：槐花散的功用是清肠止血，疏风行气。荆芥穗生用以助止下部出血，辛散以祛肠中之风，辛散疏风，微温不燥；炒用入血分而止血，擅祛血中之风，其性温防凉遏之弊。

141. 答案：AC

解析：四逆散的功用是透邪解郁，疏肝理脾。主治阳郁厥逆证、肝脾不和证。

142. 答案：BD

解析：枳实薤白桂枝汤证因胸阳不振，痰浊中阻，气结于胸所致。治当通阳散结，祛痰下气。方中佐以桂枝通阳散寒，降逆平冲。

143. 答案：ABD

解析：枳实消痞丸的组成有干姜、炙甘草、麦芽曲、白茯苓、白术、半夏曲、人参、厚朴、枳实、黄连。健脾丸的组成有白术、木香、黄连、甘草、白茯苓、人参、神曲、陈皮、砂仁、麦芽、山楂、山药、肉豆蔻。故人参、白术、茯苓为两方的共同药物组成。

144. 答案：BCD

解析：镇肝熄风汤中茵陈、川楝子、生麦芽三味，配合君药清泄肝阳之有余，条达肝气之郁滞，以有利于肝阳之平降。

145. 答案：ABCD

解析：炙甘草汤的功效是滋阴养血，益气温阳，复脉定悸。主治阴血阳气虚弱，心脉失养证；虚劳肺痿。

146. 答案：AD

解析：痫证之肝火痰热证的代表方为龙胆泻肝汤合涤痰汤。前方以清泻肝火为主，后方以涤痰开窍见长，是两方合治。胁痛之肝郁气滞证的代表方为逍遥散或柴胡疏肝散，若气郁化火，症见胁肋掣痛，口干口苦，烦躁易怒，溲黄便秘，舌红苔黄，脉弦，可加用龙胆泻肝汤。

147. 答案：ABC

解析：呃逆之证，轻重预后差别较大。如属单纯性呃逆，偶然发作，大都轻浅，预后良好，若出现在急慢性疾病过程中，病情多较重。如见于重病后期，正气甚虚，呃声低微，气不得续，饮食不进，脉沉细伏者，多属胃气将绝，元气欲脱的危候，极易生变。

148. 答案：ABC

解析： 痢疾与泄泻皆多发于夏秋季节，表现为大便次数增多，或伴腹痛等。痢疾为邪蕴肠腑，气血壅滞，腐败为脓，肠道传导失司所致，大便次数虽多而量少，排赤白脓血便，腹痛，伴里急后重感明显。泄泻为脾虚湿盛，肠道传化失司所致，表现为大便溏薄，粪便清稀，或如水样，或完谷不化，而无赤白脓血便，腹痛多伴肠鸣，少有里急后重感。对比可知二者鉴别与泻下次数无关。

149. 答案：BD

解析： 患者呕吐清水痰涎，诊断为呕吐，胸脘痞闷，纳食不佳，舌苔白滑而腻，脉沉弦滑，为痰饮内阻的表现。呕吐之痰饮内阻，症见呕吐物多为清水痰涎，或胃部如囊裹水，胸脘痞闷，纳食不佳，头眩，心悸，或逐渐消瘦，或呕而肠鸣；舌苔白滑而腻，脉沉弦滑。治法温化痰饮，和胃降逆。代表方小半夏汤合苓桂术甘汤。前方以和胃降逆为主；后方则以温阳化饮为主。

150. 答案：AC

解析： 痢疾是以腹痛，里急后重，下痢赤白脓血为主症的病证。是一类或具有传染性的疾病。

151. 答案：BCD

解析： 心悸之阴虚火旺证治法为滋阴降火，养心安神；瘀阻心脉证治法为活血化瘀，理气通络；痰火扰心证治法为清热化痰，宁心安神。温补阳气，振奋心阳为胸痹之心肾阳虚证的治法。

152. 答案：ACD

解析： 肺痨的基本病机为痨虫蚀肺，肺阴耗损，阴虚火旺，阴损及阳。一般初期致肺失清肃，出现咳嗽、咳痰、胸痛等症，进而阴虚火旺，可见潮热、盗汗等症，或肺中

络损血溢，发生咯血等症。因此，肺痨的典型表现为咳嗽、咯血、潮热、盗汗。

153. 答案：AB

解析： 鼓胀之肝肾阴虚证，治法为滋肾柔肝，养阴利水。代表方一贯煎合六味地黄丸，前方养阴柔肝，后方重在滋养肾阴。

154. 答案：CD

解析： 哮病之肾虚证，治法补肾纳气。代表方金匮肾气丸或七味都气丸，前方偏于温肾助阳，后方偏于益肾纳气。

155. 答案：AC

解析： 不寐之心肾不交证，治宜滋阴降火，交通心肾。主方：六味地黄丸合交泰丸。心悸之阴虚火旺证，治宜滋阴清热，养心安神。主方：天王补心丹合朱砂安神丸。齿衄之阴虚火旺证，治宜滋阴降火，凉血止血。主方：六味地黄丸合茜根散。眩晕之肝阳上亢证，治宜平肝潜阳，滋养肝肾。主方：天麻钩藤饮。

156. 答案：ABCD

解析： 痫证休止期的常见证候有肝火痰热、脾虚痰盛、肝肾阴虚、瘀阻脑络。

157. 答案：ABD

解析： 癃闭的辨证要点有辨膀胱有尿与无尿；辨虚实；辨病情轻重。

158. 答案：BC

解析： 三棱针刺络法多用于曲泽、委中等肘膝关节附近等有明显浅表血络或静脉的部位，治疗急性吐泻、中暑、发热等。失眠可采用挑刺法，该法多用于治疗肩周炎、胃痛、颈椎病、失眠、支气管哮喘、血管神经性头痛等较顽固的反复发作性疾病；血肿可采用散刺法治疗，此法多用于局部淤血、血肿或水肿、顽癣等。

159. 答案：CD

解析： 照海在踝区，内踝尖下 1 寸，内踝下缘边际凹陷中；太溪在踝区，内踝尖与跟腱之间的凹陷中。

160. 答案：AB

解析： 行针的基本手法包括提插法和捻

转法；弹柄法和刮柄法均属于行针的辅助手法。

161. **答案**：ABC

解析：下关、归来、四白均属足阳明胃经腧穴，地机属足太阴脾经腧穴。

162. **答案**：ABD

解析：应先灸艾炷小者，后灸大者。

163. **答案**：AB

解析：原穴为脏腑原气输出、经过和留止于十二经脉四肢部的腧穴，主要用于治疗相关脏腑的疾病，也可协助诊断。相关脏腑疾患可在相应的郄穴上出现疼痛或压痛，有助于诊断，阴经郄穴多主血症，阳经郄穴多主急症、痛症。背俞穴主要用于治疗相关脏腑的病变及与对应脏腑经络相联属的组织器官疾患。八会穴对于各自所会的脏腑气血筋脉骨髓相关的病症有特殊的治疗作用，是临床上治疗这些病症的主要穴位。

164. **答案**：ABC

解析：承山穴属足太阳膀胱经腧穴，主治：①腰腿拘急、疼痛；②痔疾、便秘；③腹痛、疝气。遗尿非承山穴的主治。

165. **答案**：ABD

解析：着痹应取阴陵泉、足三里。

模拟试卷（七）答案与解析

一、A 型题

1. 答案：C

解析： 邪正盛衰，指在疾病的发生、发展过程中，机体正气的抗病能力与致病邪气之间相互斗争所发生的盛衰变化。《素问·通评虚实论》说："邪气盛则实，精气夺则虚。"

2. 答案：C

解析： 面色萎黄，口泛甜味，肌肉消瘦，唇淡无华属于脾病的诊断依据。肾在液为唾，多唾为肾虚的诊断依据。

3. 答案：B

解析： 肺在体合皮，其华在毛。心在体合脉，其华在面。脾在体合肉，其华在唇。肾在体合骨，其华在发。

4. 答案：B

解析： 根据五行与情志的对应，怒属木，喜属火，思属土，悲属金，恐属水。因此，对肝功能影响最大的情志活动是怒。

5. 答案：C

解析： 阴阳转化指事物的阴阳属性，在一定条件下可以向其相反的方向转化，即属阳的事物可以转化为属阴的事物，属阴的事物可以转化为属阳的事物。《素问·阴阳应象大论》谓之"重阴必阳，重阳必阴""寒极生热，热极生寒。"

6. 答案：D

解析： 孙络是最细小的络脉，具有"溢奇邪，通荣卫"的作用。十二经别可加强十二经脉表里两经在体内的联系。十二经筋具有约束骨骼、主司关节运动的功能。十二皮部具有抗御外邪的作用。

7. 答案：C

解析： 过劳是指过度劳累，包括形劳（即劳力过度）、心劳（即劳神过度）及肾劳（即房劳过度）三个方面。

8. 答案：D

解析： 大肠的传导糟粕，实为对小肠泌别清浊功能的承接。除此之外，尚与胃气的通降、肺气的肃降、脾气的运化、肾气的推动和固摄作用有关。胃气通降，包括大肠对糟粕的排泄作用；肺与大肠互为表里，肺气肃降有助于糟粕的排泄；脾气运化，有助于大肠对食物残渣中津液的吸收；肾气的推动和固摄作用，主司二便的排泄。

9. 答案：C

解析： 带脉的功能可概括为"总束诸脉"和主司带下。带脉无力，则约束无力，可致各种弛缓、痿废诸证及妇女带下量多，腰酸无力等症。督脉调节阳经气血，为"阳脉之海"，反映脑、髓和肾的功能。冲脉调节十二经脉气血，与女子月经及生殖功能有关。任脉调节阴经气血，为"阴脉之海"，主胞胎。

10. 答案：B

解析： 弱脉多见于阳气虚衰、气血俱虚。血虚脉道不充，则脉细；气虚则脉搏乏力；阳虚则鼓动乏力，脉位深沉。细脉多见于气血两虚，湿邪为病。弦脉多见于肝胆病、疼痛、痰饮等，或为胃气衰败者，亦见于老年健康者。迟脉脉来迟慢，一息不足四至，临床多见于寒证，迟而有力为实寒，迟而无力为虚寒，亦见于邪热结聚之实热证。

11. 答案：A

解析： "真寒假热证"指内有真寒而外见某些假热的"寒极似热"的证候。真寒假热证实际是虚阳浮越证，亦有称阴盛格阳证、戴阳证。阳气虚衰，阴寒内盛，逼迫虚阳浮越于上或格越于外，即阴盛格阳、虚阳浮越的"戴阳""格阳"。

12. 答案：C

解析：水饮质地清稀，停滞于不同的脏腑组织，会导致不同的病变。其中，以饮停于肺、胸胁、胃肠的病变为主。饮停于肺，肺气上逆则致咳喘、胸闷，饮为阴邪，质地稀薄，故咳吐的痰液多质地清稀色白量多。胸胁为气机升降之道，饮停胸胁，气道受阻，络脉不利，故可见胸胁胀闷作痛；饮停胃肠，则胃肠有振水声，且胃肠气机不利，胃气上逆，可见脘痞腹胀、泛吐清水。

13. 答案：D

解析：血热证的临床表现常见心烦，或躁扰发狂，口干不喜饮，身热，以夜间为甚，脉细数，舌红绛，或见各种出血证。妇女月经前期，量多，一般以出血、全身热象为辨证要点。

14. 答案：C

解析：寒痰阻肺证指寒痰交阻于肺，肺失宣降，以咳嗽气喘、痰多色白及寒证症状为主要的证候。临床表现为咳嗽气喘，痰多色白，或喉中哮鸣，胸闷，形寒肢冷，舌淡，苔白腻或白滑，脉濡缓或滑。

15. 答案：B

解析：本题考查脏腑辨证。肝气郁结证，是指肝失疏泄，气机郁滞而表现的证候。多因情志抑郁，或突然的精神刺激以及其他病邪的侵扰而发病。肝主疏泄，具有调节情志的功能，久郁不解，失其柔顺舒畅之性，不得条达疏泄，气机郁结，则情志抑郁；肝经循于两胁，故可见胸部满闷，胁肋胀痛，痛无定处；肝体不得条畅，又有乘土之变，则可见脘闷嗳气，不思饮食，大便不调，苔薄腻等脾胃运化失司之见证。脉弦亦是肝之主脉。气郁化火是指机体脏腑功能失调，造成气机郁结，郁而化火的一种病理现象。心脾两虚，是指心血不足和脾气虚弱共存的证候，以心悸怔忡、失眠多梦、健忘、食少、腹胀、大便稀溏、倦怠乏力、脉细弱等为主要表现。心神失养，多因心之气血不足导致，以精神恍惚，心神不宁，多疑易惊，悲忧善哭，喜怒无常，舌淡等为常见表现。

16. 答案：B

解析：心阳暴脱证指心阳衰极，阳气暴脱表现的危重证候。临床表现为突然冷汗淋漓，四肢厥冷，呼吸微弱，面色苍白，口唇青紫，神志模糊或昏迷。

17. 答案：B

解析：胃阴虚证指胃阴亏虚，胃失濡养、和降，以胃脘隐隐灼痛，饥不欲食及阴虚症状为主要表现的证候。临床表现为胃脘隐隐灼痛，嘈杂不舒，饥不欲食，干呕，呃逆，口燥咽干，大便干结，小便短赤，舌红少苔，脉细数。

18. 答案：B

解析：心气虚证的临床表现常见心悸，气短，自汗，活动或劳累后加重，兼见体倦乏力，面白，舌质淡，舌体胖嫩，苔白，脉虚等。若病势继续发展，可由于气虚导致阳气不足，表现为心阳虚证，常见心悸，气短，自汗，活动或劳累后加重，兼见形寒肢冷，心胸憋闷，面色苍白，舌淡或紫暗，脉细弱或结代。

19. 答案：A

解析：二者均为温里药。丁香能温中降逆止呕、止呃，散寒止痛，温肾助阳；高良姜能温中止呕，散寒止痛。二者均能温中止呕，散寒止痛。

20. 答案：D

解析：牡丹皮、玄参为清热凉血药，均能主治热入营血温毒发斑；前者尚能活血化瘀，治血瘀诸证；后者尚能滋阴降火、解毒散结，治热病伤阴、津伤便秘、骨蒸劳嗽及热毒痈肿。火麻仁为润下药，主治肠燥便秘。麦冬为补阴药，能养阴生津，润肺清心，主治胃阴虚证、肺阴虚证、心阴虚证。

21. 答案：B

解析：斑蝥的功效是破血逐瘀，散结消癥，攻毒蚀疮。雄黄的功效是解毒杀虫，燥湿祛痰，截疟。蟾酥的功效是解毒，止痛，开窍醒神。硼砂外用清热解毒，内服清肺化痰。

22. 答案：C

解析：选项均为清热解毒药。大青叶、板蓝根同出一源，均能凉血消斑，大青叶凉血消斑力强，善治温病高热，发斑发疹，故为首选。板蓝根长于利咽散结；穿心莲兼燥湿，可治湿热诸证；鱼腥草善消痈排脓，利尿通淋，善治肺痈，热淋。

23. 答案：C

解析：甘遂为峻下逐水药，不溶于水，内服入丸散的剂量是 0.5～1.5g。

24. 答案：A

解析：昆明山海棠为祛风湿药，具有祛风除湿，活血止痛，续筋接骨功效；不具有利水消肿作用。

25. 答案：C

解析：选项均可用于泄泻。茯苓、薏苡仁为利水渗湿药，能利水渗湿健脾，用于脾虚湿盛泄泻；砂仁为化湿药，能化湿行气温脾止泻，用于脾胃虚寒泄泻；马齿苋为清热解毒药，能凉血止痢，用于热毒血痢。

26. 答案：A

解析：车前子为利尿通淋药，功能清热利尿通淋，渗湿止泻，明目，祛痰；主治热淋，水肿，暑湿泄泻，目赤肿痛，痰热咳嗽。故脾虚证不属其主治。

27. 答案：C

解析：二者均能补肝肾明目，固精缩尿，用治目暗昏花，肾虚遗尿。菟丝子尚能安胎，止泻，用治肾虚胎动不安，脾肾虚泻。口多涎唾是益智仁的主治。

28. 答案：D

解析："脾约"乃因胃肠燥热，脾津不足所致，脾本为胃行其津液，胃中有热，影响脾的正常运化，津液偏渗膀胱，致小便数而大便结。舌红苔黄，脉数皆为胃肠尚有燥热残存之证。故宜选用麻子仁丸，润肠与泻下并举。

29. 答案：D

解析：五积散功效为发表温里，顺气化痰，活血消积；枳实消痞丸功效为行气消痞，健脾和胃；厚朴温中汤功效为行气除满，温中燥湿；小活络丹功效为祛风除湿，化痰通络，活血止痛。

30. 答案：D

解析：归脾汤功用益气养血，健脾宁心。人参养荣汤功用益气补血，养心安神。黄芪桂枝五物汤功用益气温经，和营通痹。

31. 答案：B

解析：枳实导滞丸功用消食导滞，清热祛湿。以苦寒之大黄为君药，苦寒沉降，使湿热积滞从大便而下。

32. 答案：D

解析：清营汤主治热入营分证。邪热传营，伏于阴分，入夜阳气内归营阴，与热相合，故身热夜甚。清骨散主治肝肾阴虚，虚火内扰证。肝肾阴虚，虚火内扰，阴虚则生内热，虚热蕴蒸，发为骨蒸潮热。泻白散主治肺热喘咳证，肺合皮毛，肺中伏火外蒸于皮毛，故皮肤蒸热。青蒿鳖甲汤主治温病后期，邪伏阴分证。阴分本有伏热，阳气入阴则助长邪热，两阳相加，阴不制阳，故入夜身热；平旦卫气行于表，阳出于阴，则热退身凉。

33. 答案：C

解析：梅核气多由七情郁结，痰气交阻所致。情志不遂，肝气郁结，肺胃宣降失常，津液输布失常，聚而成痰，痰气相搏阻于咽喉，则咽中如有"炙脔"，吐之不出，咽之不下，为气滞痰凝之证。治宜半夏厚朴汤行气散结，降逆化痰。

34. 答案：A

解析：温胆汤功用理气化痰，清胆和胃。燥湿化痰，理气和中是二陈汤的功用。燥湿祛痰，行气开郁是导痰汤的功用。清热化痰，理气止咳是清气化痰丸的功用。

35. 答案：B

解析： 甘露消毒丹主治湿温时疫，邪在气分，湿热并重证。可见发热倦怠、胸闷腹胀，肢酸咽痛，身目发黄，颐肿口渴，小便短赤，泄泻淋浊，舌苔白或厚腻或干黄，脉濡数或滑数。当归拈痛汤主治湿热相搏，外受风邪证。可见遍身肢节烦痛，或肩背沉重，或脚气肿痛，脚膝生疮，舌苔白腻微黄，脉弦数。二妙散主治湿热下注证。可见筋骨疼痛，或两足痿软，或足膝红肿疼痛，或湿热带下，或下部湿疮、湿疹，小便短赤，舌苔黄腻。

36. 答案：B

解析： 补中益气汤诸药合用，既补益中焦脾胃之气，又升提下陷之气，且全方皆为甘温之药而能治气虚发热证，即所谓"甘温除大热"之法也。

37. 答案：C

解析： 本题考查脏腑辨证与治法。肝火上炎常见头晕胀痛，耳鸣如潮，面红目赤，口苦口干，急躁易怒，不眠多梦，胁肋灼痛，便秘尿黄，吐血衄血，舌红苔黄，脉弦数等症候，法当平肝潜阳，为防肝风内动可佐以息风之法；养血滋阴，和络止痛常用于阴血不足而致的痛症；祛风胜湿通窍常用于风湿头痛证；疏风散寒，通络止痛常用于风寒导致的痛症。

38. 答案：C

解析： 饮食积滞导致腹痛的病机为：食滞内停，运化失司，胃肠不和。临床表现为脘腹胀满，疼痛拒按，嗳腐吞酸，厌食呕恶，痛而欲泻，泻后痛减，或大便秘结，舌苔厚腻，脉滑。治法当消食导滞，理气止痛。宜选用枳实导滞丸。本题为重证，食滞不重，腹痛较轻者，用保和丸消食导滞。

39. 答案：D

解析： 癫狂指精神失常的疾患。癫证以精神抑郁，表情淡漠，沉默痴呆，语无伦次，静而少动，或静而多喜为特征，多由痰气郁结，蒙蔽心窍所致。狂证以精神亢奋，狂躁刚暴，喧扰不宁，毁物打骂，动而多怒为特征，多由痰火壅盛，迷乱心窍所致。癫狂属心脾两虚证的临床表现为神思恍惚，魂梦颠倒，心悸易惊，善悲欲哭，肢体困乏，言语无序，面色苍白，舌淡，苔薄白，脉细弱无力。治法：健脾养心，解郁安神。代表方：养心汤合越鞠丸。

40. 答案：D

解析： 厥证是由于阴阳失调，气机逆乱所引起的，以突然昏倒，不省人事，四肢厥冷为主要表现的病证。厥证属气厥虚证的临床表现为眩晕昏仆，面色苍白，呼吸微弱，汗出肢冷，舌淡，脉沉细微。患者多素体虚弱，因陡受惊恐或过度劳倦，饥饿，受寒而诱发。治法：补气回阳。代表方：生脉饮、参附汤、四味回阳饮。

41. 答案：C

解析： 痢疾指由于邪蕴肠腑，气血凝滞，大肠脂膜血络损伤，传导失司，以腹痛，里急后重，下痢赤白脓血为主症的病证，是一类具有传染性的疾病，多发生在夏秋季节。寒湿痢的临床表现为腹痛，里急后重，痢下赤白黏冻，白多赤少，或为纯白冻，脘闷，头身困重，口淡，饮食乏味，舌质淡，苔白腻，脉濡缓。治法：温化寒湿，调气和血。代表方：胃苓汤。

42. 答案：B

解析： 呃逆属胃火上逆证的临床表现为呃声洪亮有力，冲逆而出，口臭烦渴，多喜冷饮，脘腹满闷，大便秘结，小便短赤，苔黄燥，脉滑数。治法：清胃泄热，降逆止呃。代表方：竹叶石膏汤。

43. 答案：D

解析： 眩晕轻者闭目即止，重者如坐车船，旋转不定，不能站立，或伴有恶心、呕吐、汗出，甚则昏倒等症状。眩晕气血亏虚证的临床表现为眩晕动则加剧，劳累即发，面色㿠白，神疲乏力，倦怠懒言，唇甲不华、发色不泽，心悸少寐，纳少腹胀，舌淡，苔薄白，脉细弱。治法：补益气血，调养心脾。代表方：归脾汤。

44. 答案：C

    解析：阳痿属命门火衰证的临床表现为阳事不举，或举而不坚，性欲减退，腰膝酸软，畏寒肢冷，精神萎靡，头晕耳鸣，尿频清长，甚至五更泄泻，阴器冷缩，舌质淡胖，舌苔白，脉沉迟或沉细。治法：温肾壮阳。代表方：赞育丹。

45. 答案：A

    解析：本题考查淋证病机。石淋在临床中，常表现为尿中夹砂石，排尿涩痛，或排尿时突然中断，尿道窘迫疼痛，少腹拘急，往往突发，双侧腰腹绞痛难忍，甚则牵及外阴，尿中带血，舌红，苔薄黄，脉弦或带数。常以湿热蕴结下焦，尿液煎熬成石，膀胱气化失司为其主要病机；气机郁结，膀胱气化不利为气淋的病机特点；三焦气机失宣，膀胱气化不利多见于老年尿频，排尿不畅、小便余沥不净者，常以五苓散治疗；湿热下注膀胱，热甚灼络，迫血妄行为血淋的病机，常见小便热涩刺痛，尿色深红，或夹有血块，疼痛满急加剧，或见心烦，舌尖红，苔黄，脉滑数。

46. 答案：A

    解析：癃闭是以小便量少，排尿困难，甚则小便闭塞不通为主症的一种病证。其中小便不畅，点滴而短少，病势较缓者称为癃；小便闭塞，点滴不通，病势较急者称为闭。癃闭膀胱湿热证的临床表现为小便点滴不通，或量极少而短赤灼热，小腹胀满，口苦口黏，或口渴不欲饮，或大便不畅，舌质红，苔黄腻，脉数。治法：清利湿热，通利小便。代表方：八正散。

47. 答案：D

    解析：阳痿属心脾亏虚证的临床表现为阳举困难，心悸，失眠多梦，力不从心，神疲乏力，面色萎黄，遇劳加重，纳少腹

胀，大便溏薄，舌质淡，舌边有齿痕，苔薄白，脉细弱。治法：补益心脾。代表方：归脾汤。

48. 答案：C

    解析：本病见头摇不止，肢麻震颤，可诊断为颤证。又见胸脘痞闷，口苦口黏，结合舌胖大、舌红苔黄腻、脉弦滑数，均为痰热内蕴之象，因此，诊断为痰热风动证。肝为风木之脏，痰热内蕴，热极生风，肝风内动，筋脉不能任持自主，随风而动，牵动肢体及头颈颤抖摇动。气机升降不利，痰热内聚，肝失疏泄，以致胸脘痞闷、口苦口黏。治法当清热化痰，平肝息风，方用导痰汤合羚角钩藤汤加减。

49. 答案：D

    解析：消渴属中消胃热炽盛证的临床表现为多食易饥，口渴，尿多，形体消瘦，大便干燥，苔黄，脉滑实有力。

50. 答案：D

    解析：癃闭属肾阴亏耗证的临床表现为小便量少或全无，口咽干燥，腰膝酸软，烦躁不安，潮热盗汗，头晕耳鸣，舌红绛，少苔，脉细数。治法：滋补肾阳，育阴利水。代表方：六味地黄丸合猪苓汤。

51. 答案：D

    解析：痉证是以项背强直，四肢抽搐，甚至口噤，角弓反张为主要临床表现的一种病证。痉证阳明热盛证的临床表现为壮热汗出，项背强急，手足挛急，甚则角弓反张，苔黄腻，脉弦数。治法：清泄胃热，增液止痉。代表方：白虎汤合增液承气汤。

52. 答案：B

    解析：治疗热性病时宜浅刺疾出或点刺出血，手法宜轻而快，该患者取大椎等腧穴浅刺疾出，依据的是热则疾之的针灸治疗原则。

53. 答案：C

    解析：艾条灸包括悬起灸（温和灸、雀啄灸、回旋灸）和实按灸（太乙神针、雷火

神针）。瘢痕灸属于艾炷灸中的直接灸手法，不属于艾条灸法。

54. 答案：D

解析：血海属足太阴脾经腧穴，在股前区，髌底内侧端上2寸，股内侧肌隆起处；志室属足太阳膀胱经腧穴，在腰区，第二腰椎棘突下，后正中线旁开3寸。

55. 答案：A

解析：太渊位于手太阴肺经，太白位于足太阴脾经，两穴配合治疗慢性咳嗽，当属同名经配穴。本经配穴是指同一条经脉的腧穴配合使用。前后配穴是指人体前部和后部腧穴配合使用。表里经配穴是指穴位所属经络所主的脏腑存在表里关系。

[56~58] 答案：B、C、B

解析：不寐属心脾两虚证的临床表现为不寐，多梦易醒，心悸健忘，神疲食少，伴头晕目眩，四肢倦怠，腹胀便溏，面色少华，舌淡，苔薄，脉细无力。治宜补益心脾，养血安神，代表方为归脾汤。患者若出现自汗，动则气喘，为表虚卫气不足，可于归脾汤补益心脾，养血安神的基础上，酌加浮小麦、麻黄根收敛止汗，并配合归脾汤中补气药味，如人参、黄芪等，加强益气固表的作用。

[59~61] 答案：C、A、D

解析：本病主诉为腹痛、里急后重，泻下赤白脓血，诊断为痢疾，加之赤多白少，肛门灼热、口渴欲饮，辨为湿热下注大肠，为邪蕴肠腑，气血壅滞，腐败为脓，肠道传导失司所致。舌红苔黄，脉弦数符合湿热蕴结之象。治法当清肠化湿，调气和血，方用芍药汤。葛根黄芩黄连汤治疗热迫大肠证，人参败毒散为逆流挽舟之法，治疗痢疾初起，兼有表证；白头翁汤用于治疗热重下痢。

[62~64] 答案：B、A、D

解析：癫狂火盛伤阴证的临床表现为狂证日久，病势较缓，时作时止，精神疲惫，

情绪焦虑，烦躁不眠，形瘦面红，五心烦热，舌质红，少苔或无苔，脉细数。其治法为滋阴降火，安神定志。代表方为二阴煎合琥珀养心丹。

[65~67] 答案：D、A、B

解析：积聚属瘀血内结证的临床表现为腹部积块渐大，质地较硬，固定不移，隐痛或刺痛，纳谷减少，体倦乏力，面暗消瘦，时有寒热，女子或见月事不下，舌质紫暗或有瘀点瘀斑，脉细涩。其治法为祛瘀软坚，兼调脾胃。代表方为膈下逐瘀汤。该方具有活血逐瘀，破癥消积的作用。主治积聚痞块。

[68~70] 答案：B、B、A

解析：根据患者症状、体征等可辨证为哮喘虚证，治疗应补益肺肾，止哮平喘，宜取相应背俞穴及手太阴、足少阴经穴为主。根据患者"喘促气短，声低气怯，动则加剧，神疲，脉细弱"等一系列虚证表现，且无明显肾气虚证，可辨证为肺气虚证，治宜配用气海、膻中。阴谷、关元为肾气虚证的配穴；风门、合谷为哮喘实证风寒外袭证的配穴；丰隆、曲池为哮喘实证痰热阻肺证的配穴。根据虚则补之的针灸治疗原则，该患者应使用毫针补法，并酌用灸法或拔罐；散刺法多用于局部瘀血、血肿或水肿、顽癣等，不适用治疗哮喘。

[71~73] 答案：C、D、A

解析：根据患者主症可辨病为心绞痛，治疗应通阳行气，活血止痛，以手厥阴、手少阴经穴为主。内关为手厥阴经之络穴，又是八脉交会穴之一，通阴维脉，胸痹心痛不论寒热虚实皆可用之；膻中为心包之募穴，又为气会，可疏调气机，化瘀止痛；郄门、阴郄分别为手厥阴经和手少阴经郄穴，善治心系急症。故治疗心绞痛的主穴为内关、膻中、郄门、阴郄。根据患者的症状及舌脉等，可辨证为心绞痛痰浊阻络证，治疗宜配用丰隆、中脘以化痰通络。

神阙、至阳为寒邪凝滞证的配穴；太冲、血海为气滞血瘀证的配穴；心俞、至阳为阳气虚衰证的配穴。

74. 答案：D

解析： 受吊销医师执业证书行政处罚，自处罚决定之日起至申请注册之日止不满二年的，不予注册执业证书，不得从事医师执业活动。

75. 答案：A

解析： 具有下列条件之一的，可以参加执业医师资格考试：①具有高等学校医学专业本科以上学历，在执业医师指导下，在医疗、预防、保健机构中试用期满一年的。②取得执业助理医师执业证书后，具有高等学校医学专科学历，在医疗、预防、保健机构中工作满二年的；具有中等专业学校医学专业学历，在医疗、预防、保健机构中工作满五年的。

76. 答案：C

解析： 医师注册后有下列情形之一的，其所在的医疗、预防、保健机构应当在三十日内报告准予注册的卫生行政部门，卫生行政部门应当注销注册，收回医师执业证书：①死亡或者被宣告失踪的；②受刑事处罚的；③受吊销医师执业证书行政处罚的；④依照《中华人民共和国执业医师法》第三十一条规定暂停执业活动期满，再次考核仍不合格的；⑤终止医师执业活动满二年的；⑥有国务院卫生行政部门规定不宜从事医疗、预防、保健业务的其他情形的。

77. 答案：B

解析： 申请个体行医的执业医师，须经注册后在医疗、预防、保健机构中执业满五年，并按照国家有关规定办理审批手续；未经批准，不得行医。

78. 答案：C

解析：《中华人民共和国执业医师法》第二十一条规定医师在执业活动中享有下列权利：①在注册的执业范围内，进行医学诊查、疾病调查、医学处置、出具相应的医学证明文件，选择合理的医疗、预防、保健方案；②按照国务院卫生行政部门规定的标准，获得与本人执业活动相当的医疗设备基本条件；③从事医学研究、学术交流，参加专业学术团体；④参加专业培训，接受继续医学教育；⑤在执业活动中，人格尊严、人身安全不受侵犯；⑥获取工资报酬和津贴，享受国家规定的福利待遇；⑦对所在机构的医疗、预防、保健工作和卫生行政部门的工作提出意见和建议，依法参与所在机构的民主管理。

79. 答案：B

解析： 根据对患者人身造成的损害程度，医疗事故分为四级：一级：造成患者死亡、重度残疾的；二级：造成患者中度残疾、器官组织损伤导致严重功能障碍的；三级：造成患者轻度残疾、器官组织损伤导致一般功能障碍的；四级：造成患者明显人身损害的其他后果的。

80. 答案：A

解析： 人体实验的道德原则包括：知情同意原则；有利无伤原则；医学目的原则；实验对照的原则。

81. 答案：D

解析： 患者享有的权利内容包括：①个人隐私和个人尊严被保护的权利；②获得全部实情的知情权；③平等享受医疗的权利；④参与决定有关个人健康的权利；⑤有权获得住院时及出院后完整的医疗；⑥服务的选择权、监督权；⑦免除一定社会责任和义务的权利；⑧获得赔偿的权利；⑨请求回避权。

二、B 型题

[82～83] 答案： D、C

解析：《素问·阴阳应象大论》："天地者，万物之上下也；阴阳者，血气之男女也；左右者，阴阳之道路也；水火者，阴阳之征兆也。"

[84～85] 答案：A、C

解析：《素问·至真要大论》有"诸逆冲上，皆属于火。诸胀腹大，皆属于热。诸躁狂越，皆属于火。诸暴强直，皆属于风。诸病有声，鼓之如鼓，皆属于热。诸病胕肿，疼酸惊骇，皆属于火。诸转反戾，水液浑浊，皆属于热"的叙述。

[86～87] 答案：D、A

解析：水肿分为阳水和阴水两个类别。其中，阳水包括风水相搏证、湿毒浸淫证、水湿浸渍证、湿热壅盛证四个证候类型。风水相搏证的临床表现为：眼睑浮肿，继则四肢及全身皆肿，来势迅速，多有恶寒，发热，肢节酸楚，小便不利等。湿热壅盛证的临床表现为：遍体浮肿，皮肤绷急光亮，胸脘痞闷，烦热口渴，小便短赤，或大便干结，舌红，苔黄腻，脉沉数或濡数。

[88～89] 答案：C、B

解析：痰浊头痛的临床表现为头痛昏蒙，头痛而重，如物裹首，时有目眩，胸脘痞闷，恶心泛泛，甚则呕吐痰涎，纳呆，舌苔白腻，脉滑或弦滑；肝阳头痛的临床表现为头痛而眩，两侧为重，心烦易怒，夜寐不宁，口苦面红，或兼胁痛，舌红苔黄，脉弦数。

[90～91] 答案：A、C

解析：黄连为清热燥湿药，功能清热燥湿，泻火解毒，为治湿热泻痢要药，常与入三焦经行气药木香同用，改善里急后重。陈皮以理脾肺气滞为优，香附以疏肝为盛。薤白为理气药，功能通阳散结，行气导滞，为治胸痹要药。瓜蒌为化痰药，能化痰宽胸散结，治胸痹常与薤白同用以增效。

[92～93] 答案：C、A

解析：茜草为化瘀止血药，性寒兼能凉血止血；蒲黄性平化瘀止血；侧柏叶性寒凉血止血，又兼收敛止血；仙鹤草性平以收敛止血为主。故侧柏叶兼具凉血、收敛止血，茜草兼具凉血、化瘀止血。

[94～95] 答案：B、D

解析：普济消毒饮方中升麻、柴胡辛凉疏散风热，引诸药上行而达于头面，寓"火郁发之"之意，功兼佐使之用。败毒散功用散寒祛湿，益气解表，方中柴胡发散退热，助君解表。

[96～97] 答案：C、B

解析：桂苓甘露散功用清暑解热，化气利湿。新加香薷饮功用祛暑解表，清热化湿。祛暑解表，化湿和中是香薷散的功用；清暑益气，养阴生津是清暑益气汤的功用。

[98～99] 答案：C、A

解析：便秘之气秘，临床表现为大便干结，或不甚干结，欲便不得出，或便后不爽，肠鸣矢气，嗳气频作，胁腹痞满胀痛；舌苔薄腻，脉弦。治法：顺气导滞，降逆通便。便秘之冷秘，临床表现为大便艰涩，腹痛拘急，胀满拒按，胁下偏痛，手足不温，呃逆呕吐；苔白腻，脉弦紧。治法：温里散寒，通便止痛。

[100～101] 答案：B、C

解析：消渴病机主要在于阴津亏损，燥热偏盛，阴虚为本，燥热为标。肺、胃、肾为主要病变脏腑，尤以肾为关键。三脏之间，既互相影响又有所偏重。痰饮的病机主要为中阳素虚，复加外感寒湿，或为饮食、劳欲所伤，致使三焦气化失常，肺、脾、肾通调、转输、蒸化无权，阳虚阴盛，津液停聚而成。

[102～103] 答案：A、D

解析：夹持进针法适用于长针的进针；指切进针法适宜于短针的进针；舒张进针法主要用于皮肤松弛部位的腧穴，如腹部腧穴；提捏进针法主要用于皮肉浅薄部位的腧穴，如印堂穴。

[104～105] 答案：D、C

解析：肩髎属手少阳三焦经腧穴，在三角肌区，肩峰角与肱骨大结节两骨间凹陷中；肩髃属手阳明大肠经腧穴，在三角肌区，肩峰外侧缘前端与肱骨大结节两骨间凹陷中；天宗、肩贞均属手太阳小肠经腧穴，且均在肩胛区，天宗在肩胛冈中点与肩胛骨下角连线上 1/3 与下 2/3 交点凹陷中，肩贞在肩关节后下方，腋后纹头直上 1 寸。

三、X 型题

106. 答案：ACD

解析：根据五行的对应关系，金对应形体、五官以及六腑分别是皮、鼻、大肠。脉属于心，属火。

107. 答案：BCD

解析：五轮学说中瞳仁属肾，称为水轮；黑睛属肝，称为风轮；两眦血络属心，称为血轮；白睛属肺，称为气轮；眼睑属脾，称为肉轮。

108. 答案：BD

解析：心与肝之间的关系，主要表现在血液和神志两个方面。心主血脉，推动血液在脉中运行流行全身；肝藏血，肝是贮藏和调节血液重要的脏腑。两者相互配合，共同维持血液的运行。心主神志，肝主疏泄。人的精神、意识和思维活动，主要由心主宰，与肝的疏泄功能亦密切相关。血液是神志活动的物质基础。心血充足，肝有所藏，则肝之疏泄正常，气机调畅，气血和平，精神愉快。肝与脾的关系表现在饮食物消化。

109. 答案：AB

解析：肝藏血，肾藏精，精血相互滋生。在正常生理状态下，肝血依赖肾精的滋养。肾精又依赖肝血的不断补充，肝血与肾精相互资生相互转化。精与血都化源于脾胃消化吸收的水谷精微，故称"精血同源"。因脏腑配合天干，以甲乙属木，属肝，壬癸属水，属肾，因此，肝肾同源又称"乙癸同源"。

110. 答案：ABC

解析：津能载气，易致气随津脱；津血同源，津亏易血虚；伤津可导致脱液。因此，剧烈吐下后可导致气脱、液脱、血脉空虚。气闭多由情志刺激，或外邪、痰浊等闭

塞气机，使气不得外出而闭塞清窍所致。

111. 答案：BCD

解析：经别可加强足三阴三阳经与心脏的联系；循行上具有"离、入、出、合"的特点；可加强十二经脉与头面部的联系。经别与别络的别出部位不同，经别从肘膝以上的正经别出；别络从肘膝以下处别出。

112. 答案：ABCD

解析："生风"是指热邪侵犯人体易引起"肝风内动"；"动血"是指热邪为病，易引起各种出血的病症。热邪耗伤津液，使筋脉失养而手足颤动及热盛易助阳，使肝阳升动无制均为生风的机制；热邪使血行加快，迫使血液妄行横溢及热邪可灼伤血络，使血出脉外均为动血的机制。

113. 答案：ABCD

解析：肝气郁结，气机阻滞，则血行不畅，必然导致血瘀；气郁津液运行缓慢易生痰，痰与气结则积聚；肝气郁而不畅，影响脾升胃降；肝气郁结，气郁不畅，久而化火。

114. 答案：ABD

解析：湿浊内生阻碍气机，影响津液代谢，故可见头重如裹，肢体重着；胸闷咳嗽，脘腹胀满；皮肤光亮，按之凹陷。湿浊内生所致水湿痰浊蓄积停滞，常见小便不利而不是尿频清长。脉沉迟弱，尿频清长为寒从中生的病理表现。

115. 答案：AD

解析：火热邪气入于血脉，易迫血妄行。火热之邪侵犯血脉，轻则加速血行而脉数，甚则可灼伤脉络，迫血妄行，引起各种出血证。瘀血阻滞脉络，容易引起出血，血色紫暗，夹有瘀块。湿性黏滞。痰饮阻滞气机。

116. 答案：ABCD

解析：白苔主表证、寒证。临床意义包括：表证初起；里证病轻，阳虚内寒；外感风热或凉燥；外感寒湿；脾肾阳虚；水湿内

停；痰饮积聚；食积内停。若为积粉苔为瘟疫或内痈，系秽浊湿邪与热毒相结；燥热伤津，阴液亏损。

117. 答案：BCD

解析： 崩漏经色深红，质稠，其势急骤者，为血热妄行，损伤冲任；崩漏经色淡红，质稀，其势缓和者，为气虚冲任不固，血失摄纳；崩漏经行非时而下，时来时止，或时闭时崩，或久漏不止，血色紫暗或夹有血块为瘀血阻滞冲任，血不循经。

118. 答案：ABCD

解析： 呕吐起病或急或缓，多由感受外邪、饮食不节（洁）、情志不遂以及闻及特殊气味等因素而诱发，或有服用药物、误食毒物史。常见病因包括饮食所伤、外感时邪、情志失调、脾胃素虚。总病机为胃失和降，胃气上逆。

119. 答案：ABD

解析： 目眩指患者自觉视物旋转动荡，如坐舟车，或眼前如有蚊蝇飞动。兼见头晕头胀，面赤耳鸣，腰膝酸软者，为肝肾阴虚，肝阳上亢；兼见头晕胸闷，体倦肢麻，恶心苔腻者，为痰湿内蕴，清阳不升。

120. 答案：ABC

解析： 虚实夹杂包括实证夹虚、虚证夹实和虚实并重三个类型。"实证夹虚"指发生于实证过程中正气受损的患者，亦可见于原来体虚而新感外邪的病人。"虚证夹实"指实证深重，拖延日久，正气大伤，余邪未尽的病人，亦可见于素体大虚，复感邪气的患者。"虚实并重"指原为严重的实证，迁延时日，正气大伤，而实邪未减者，或原来正气甚弱，又感受较重邪气的患者。

121. 答案：ABCD

解析： 里证形成的原因包括：①外感邪气客于皮毛肌腠，先形成表证，但因所感的外邪太盛或误治、失治等因素，使在表的邪气不解，内传入里，侵犯脏腑气血等，邪正交争于里形成里证；②外邪直接入里，侵犯

脏腑等部位，即"直中"；③情志内伤、饮食劳倦、痰饮、瘀血等因素，直接损伤脏腑使脏腑气机失调或气血精津等受病而出现的各种证候。

122. 答案：ABD

解析： 气滞证指人体某一部位，或某一脏腑、经络的气机阻滞，运行不畅，以闷胀、疼痛、脉弦为主要表现的证候。又称气郁证、气结证。临床表现为胸胁脘腹等处胀闷疼痛，症状时轻时重，部位不固定（窜痛），胀痛常随情绪变化而增减，或随嗳气、矢气、太息等减轻，脉象多弦，舌象无明显变化。

123. 答案：ABCD

解析： 痰证指痰浊停聚或流窜于脏腑、组织之间，临床以痰多、胸闷、呕恶、眩晕、体胖、包块等为主要表现的证候。临床表现为咳嗽痰多、痰质黏稠，胸脘痞闷，恶心纳呆，呕吐痰涎，头晕目眩，形体肥胖，或神昏而喉间痰鸣，或神志错乱而为癫、狂、痴、痫，或肢体麻木、半身不遂，或某些部位出现圆滑柔韧的包块等，舌苔腻，脉滑。

124. 答案：ABCD

解析： 胃热炽盛证的辨证要点是胃脘灼痛，消谷善饥与实热症状共见。因热炽胃中，胃气不畅，故胃脘灼痛；胃热炽盛，耗津灼液，则渴喜冷饮；腐熟水谷功能亢进，则消谷善饥。以上症状与实热证的表现共同成为胃热炽盛证的辨证要点。若胃火循径上炎，气血壅滞，可伴见牙龈肿痛，口臭等表现，并非胃热炽盛证的必然症状。

125. 答案：ABD

解析： 少阴热化证指病邪深入少阴，心肾阳虚，从阳化热所表现的虚热证。临床表现为心烦不得眠，口燥咽干或咽痛，舌尖红，少苔，脉细数。

126. 答案：ABCD

解析： 选项均为活血化瘀药，郁金活血

行气止痛，清心凉血，利胆退黄；莪术破血行气，消积止痛；乳香活血行气止痛，消肿生肌；姜黄破血行气，通络止痛。故四者兼具活血行气功效。

127. 答案：BCD

解析：胖大海为清化热痰药，功能清热润肺，利咽开音，润肠通便；主治肺热声哑，干咳无痰，咽喉干痛，热结便秘，头痛目赤。

128. 答案：AB

解析：选项均为重镇安神药，朱砂兼能清心，明目，解毒；磁石兼能平肝潜阳，聪耳明目，纳气平喘；龙骨兼能平肝潜阳，收敛固涩；琥珀兼能活血散瘀，利尿通淋。故朱砂、磁石兼能明目。

129. 答案：ABC

解析：选项 ABD 为平抑肝阳药，皆能平肝潜阳，其中牡蛎兼能镇惊安神，软坚散结，收敛固涩，制酸止痛；珍珠母兼能安神定惊，明目退翳；蒺藜兼能解郁，活血祛风，明目，止痒。龙骨为安神药，又兼能平肝潜阳，收敛固涩。故平肝又安神的是牡蛎、珍珠母、龙骨。

130. 答案：ABC

解析：选项均为息风止痉药，均能息风止痉。蜈蚣兼能通络止痛，攻毒散结；地龙兼能通络，平喘，利尿；天麻兼能平抑肝阳，祛风通络；羚羊角兼能平肝，清肝明目，清热解毒。故息风兼通络的是蜈蚣、地龙、天麻。

131. 答案：ABC

解析：石菖蒲为开窍药，具有开窍豁痰，醒神益智，化湿开胃功效。

132. 答案：ACD

解析：选项均为补气药，均能补气健脾，黄芪、山药、白术宜炒用以增效。

133. 答案：BCD

解析：二者均为补气药，甘草功效补脾益气，清热解毒，祛痰止咳，缓急止痛，调和诸药；绞股蓝功效益气健脾，化痰止咳，

清热解毒。

134. 答案：ABC

解析：白果为止咳平喘药，味涩，功能敛肺定喘、止带缩尿。后三者为收涩药，椿皮功能清热燥湿、收涩止带、止泻、止血；金樱子功能固精缩尿、固崩止带、涩肠止泻；肉豆蔻功能温中行气、涩肠止泻。

135. 答案：ABCD

解析：选项均为以外用为主的药味。土荆皮功能杀虫、疗癣、止痒；铅丹功能拔毒生肌、杀虫止痒；硫黄功能解毒杀虫止痒疗疮；白矾功能解毒杀虫燥湿止痒。故全部选项均能杀虫止痒。

136. 答案：CD

解析：茵陈蒿汤的组成有茵陈、栀子、大黄。防风通圣散的组成有防风、川芎、当归、芍药、大黄、薄荷叶、麻黄、连翘、芒硝、石膏、黄芩、桔梗、滑石、甘草、荆芥、白术、栀子。连朴饮的组成有厚朴、黄连、石菖蒲、制半夏、香豉、焦栀子、芦根。清瘟败毒饮的组成有生石膏、生地、乌犀、黄连、生栀子、桔梗、黄芩、知母、赤芍、玄参、连翘、竹叶、甘草、丹皮。故黄连、栀子同用的方剂是连朴饮和清瘟败毒饮。

137. 答案：ACD

解析：左金丸中黄连用量是吴茱萸的 6 倍。重用黄连为君，一则与吴茱萸相伍，亦可入肝经而清肝火；二则善清胃热；三则泻心火，寓"实则泻其子"之意。

138. 答案：ABCD

解析：失笑散功效为活血祛瘀，散结止痛，主治瘀血疼痛证，心胸刺痛，脘腹刺痛，产后恶露不行，月经不调，少腹急痛等。

139. 答案：BC

解析：四物汤的药物组成是当归、芍药、川芎、熟地黄。八珍汤的药物组成是当归、川芎、熟地黄、芍药、人参、炙甘草、

茯苓、白术。泰山磐石散的药物组成是人参、黄芪、白术、炙甘草、当归、川芎、芍药、熟地黄、川续断、糯米一撮、黄芩、砂仁。归脾汤的药物组成是白术、茯神、黄芪、龙眼肉、酸枣仁、人参、木香、炙甘草、当归、远志。

140. 答案：CD

解析： 肥儿丸功效杀虫消积，健脾清热。主治小儿虫疳。

141. 答案：ABC

解析： 安宫牛黄丸的组成有牛黄、郁金、犀角、黄连、朱砂、冰片、麝香、珍珠、山栀、雄黄、黄芩。朱砂安神丸的组成有朱砂、甘草、黄连、当归、生地黄。天王补心丹的组成有人参、茯苓、玄参、丹参、桔梗、远志、当归、五味子、麦门冬、天门冬、柏子仁、酸枣仁、生地黄、朱砂为衣。黄连阿胶汤的组成有黄连、黄芩、芍药、鸡子黄、阿胶。故含有朱砂的方剂前三者。

142. 答案：AD

解析： 小陷胸汤功用清热化痰，宽胸散结。方中瓜蒌实味甘性寒，既可清热涤痰以除胸中之痰热邪气，又能利气散结而宽胸以治气郁不畅之胸满痞痛，为君药。

143. 答案：ABC

解析： 五积散有发表温里，顺气化痰，活血消积之功。主治外感风寒，内伤生冷证。

144. 答案：BCD

解析： 犀角地黄汤、清瘟败毒饮、清胃散组成药物中含牡丹皮。秦艽鳖甲散的组成是地骨皮、柴胡、鳖甲、秦艽、知母、当归、青蒿、乌梅。

145. 答案：BD

解析： 龙胆泻肝汤功用清泻肝胆实火，清利肝经湿热。方中甘草调和诸药，护胃安中，为佐使之用。诸药合用火降热清，湿浊得利，循经所发诸症皆可相应而愈。

146. 答案：BD

解析： 痢疾之寒湿痢的代表方为不换金正气散；痹证之着痹的代表方为薏苡仁汤。

147. 答案：ACD

解析： 属于呕吐证候的是外邪犯胃、饮食停滞、痰饮内阻、肝气犯胃、脾胃虚寒、胃阴亏虚；肝郁气滞是胃痞的证候。

148. 答案：AC

解析： 郁证的病因有情志内伤、脏气易郁。风热燥邪是血证的病因；劳欲久病是胁痛的病因。

149. 答案：BC

解析： 患者身目俱黄，黄色鲜明，诊断为黄疸之阳黄，头重身困，胸脘痞满，舌苔厚腻微黄，脉濡数，为湿重于热的表现。阳黄之湿重于热，临床表现为身目俱黄，黄色不及热重于湿者鲜明，头重身困，胸脘痞满，食欲减退，恶心呕吐，腹胀或大便溏垢；舌苔厚腻微黄，脉象濡数或濡缓。治法：利湿化浊运脾，佐以清热。代表方：茵陈五苓散合甘露消毒丹。

150. 答案：AD

解析： 淋证是以小便频数，淋沥刺痛，欲出未尽，小腹拘急，或痛引腰腹为主症的病证。

151. 答案：BCD

解析： 胸痹之心肾阳虚证治宜温补阳气，振奋心阳；气阴两虚证治宜益气养阴，活血通脉；痰浊闭阻证治宜通阳泄浊，豁痰宣痹。

152. 答案：ABC

解析： 风、寒、湿邪侵袭，壅滞经脉，气血运行不利，筋脉拘急则发为痉证。外感热邪，或寒、湿之邪郁而化热，消灼阴津，引动肝风，甚则内结阳明，窜犯心营，闭塞筋脉，可致高热发痉。痰瘀阻滞筋脉，导致筋脉失养而发痉。气血津液亏虚，阴不制阳，也可导致筋脉失于濡养而发痉。

153. 答案：AB

解析： 肺痈之成脓期，治法清热解毒，化瘀消痈。代表方苇茎汤合如金解毒散，前方重在化痰泄热，通瘀散结消痈；后方则以降火解毒，清肺消痈为长。

154. 答案：CD

　　解析：瘿病之心肝阴虚证，治法滋阴降火，宁心柔肝。代表方天王补心丹或一贯煎，前方滋阴清热、宁心安神，后方养阴疏肝。

155. 答案：ABCD

　　解析：痉证的常见证候为邪壅经络、肝经热盛、阳明热盛、心营热盛、瘀血内阻、痰浊阻滞、阴血亏虚。

156. 答案：ABCD

　　解析：痹证是由风、寒、湿、热之邪侵袭肌腠经络，痹阻筋脉关节而致；痿证则以邪热伤阴，五脏精血亏损，经脉肌肉失养为患。鉴别要点首先在于痛与不痛，痹证以关节疼痛为主，而痿证则为肢体痿弱不用，一般无疼痛症状；其次在于肢体活动障碍与否，痿证是无力运动，痹证是痛而影响活动；其三，部分痿证病初即有肌肉萎缩，而痹证则是由于疼痛甚或关节僵直不能活动，日久废而不用导致肌肉萎缩。

157. 答案：AC

　　解析：胸痹的辨证要点为辨标本虚实；辨病情轻重。

158. 答案：BCD

　　解析：吸气时进针，呼气时出针为泻法，属呼吸补泻；进针时徐入，疾速出针者为补法，属疾徐补泻；出针时摇大针孔而不立即揉按为泻法，属开阖补泻；三者的描述均正确。进针时针尖随着经脉循行去的方向刺入为补法，针尖迎着经脉循行来的方向刺入为泻法。

159. 答案：ABCD

　　解析：后溪穴属手太阳小肠经腧穴，主治：①头项强痛、腰背痛、手指及肘臂挛痛；②耳聋、目赤、眩晕、咽喉肿痛；③癫狂痫；④疟疾。

160. 答案：ABD

　　解析：运用骨度分寸定位法，眉间（印堂）至前发际正中距离为3寸；肩胛骨内侧缘至后正中线距离为3寸；髌底至髌尖距离为2寸；内踝尖至足底距离为3寸。

161. 答案：BCD

　　解析：颧髎属手太阳小肠经腧穴。

162. 答案：BC

　　解析：章门在侧腹部，第11肋游离端的下际；带脉在侧腹部，第11肋骨游离端垂线与脐水平线的交点上。

163. 答案：ABD

　　解析：鼻渊肺经风热证应取少商、尺泽。

164. 答案：ABCD

　　解析：通里、阴郄均属手少阴心经腧穴，不宜深刺，以免伤及血管和神经；日月属足少阳胆经腧穴，不可深刺，以免伤及内脏；期门属足厥阴肝经腧穴，不可深刺，以免伤及内脏。

165. 答案：BCD

　　解析：根据"阴井木、阳井金"的规律，足临泣为足少阳胆经输穴属木，行间为足厥阴肝经荥穴属火，支沟为手少阳三焦经经穴属金，劳宫为手厥阴心包经荥穴属火。

模拟试卷（八）答案与解析

一、A 型题

1. 答案：A

　　解析：不同的疾病，出现相同的病机，表现的证基本相同，故治法也相同，即证同治亦同。同一种疾病，出现不同的病机，表现的证不同，治法也不同，即证异治亦异。

2. 答案：C

　　解析：宗气的主要生理功能有三个方面：走息道而司呼吸；贯心脉而行气血；作为后天之气，对先天元气有重要资助作用。元气的生理功能主要有两个方面：一是推动和调节人体的生长发育和生殖功能；二是推动和调节各脏腑、经络、形体、官窍的生理活动。卫气有防御外邪、温养全身和调节腠理的生理功能。营气有营养和化生血液的作用。

3. 答案：C

　　解析：《素问·五运行大论》曰："气有余，则制己所胜而侮所不胜。其不足，则己所不胜侮而乘之，己所胜轻而侮之"。相乘有"太过"和"不及"两种情况。太过导致的相乘：五行中的所不胜一行过于亢盛，对其所胜一行进行超过正常限度的克制，引起其所胜一行的虚弱。不及所致的相乘：五行中所胜一行过于虚弱，难以抵御其所不胜一行正常限度的克制，使其本身更显虚弱。

4. 答案：A

　　解析：精藏于肾，气纳于肾，以及月经的应时而下，胎儿的孕育，二便的正常排泄等，均为肾封藏之职的功能体现。且肾开窍于二阴，因此，肾主司二便。脾主运化；小肠主泌别清浊；大肠主传导糟粕。

5. 答案：A

　　解析：脾胃居中，为气机上下升降之枢纽。脾气主升，发挥运化的功能。胃主受纳腐熟，以通降为顺。脾升胃降，维持气机平衡，共同完成饮食物的消化吸收。肺气主降，肝气主升，两者可调节全身气机，但不是气机枢纽。

6. 答案：A

　　解析：冲脉其下者，出于气街；足阳明胃经其直者，入气街中；足少阳胆经其支者，出气街；任脉起于胞中，下出会阴，循行于腹部正中线，不经过气街。

7. 答案：B

　　解析：天癸是肾精及肾气充盈到一定程度而产生的具有促进人体生长发育和维持生殖器官成熟作用的精微物质。

8. 答案：A

　　解析："上焦如雾"是对心肺输布营养至全身的作用形象化的描写与概括，喻指上焦宣发卫气，敷布水谷精微、血和津液的作用，如雾露之灌溉。治疗上焦疾病，用药特点是如羽，宜用如羽毛那样轻清升浮之品。"中焦如沤"喻指中焦消化饮食物的作用，如发酵酿造之过程。"下焦如渎"比喻肾、膀胱、大肠等脏腑排泄二便的功能，如沟渠之通导。

9. 答案：D

　　解析：外燥是感受外界燥邪所致，有温燥与凉燥之分，且燥邪容易犯肺，伤津液。内燥可由阴津亏损与实热伤津产生。燥邪易伤津，但不耗气。

10. 答案：A

　　解析：本题考查切诊。实脉类脉象包括实、滑、弦、紧、长等脉象，多为邪盛之征；芤脉以浮大中空，如按葱管为主要特征，临床常见于失血和伤阴的情况。

11. 答案：D

　　解析：里证无恶寒发热并见，以脏腑症状为主，临床表现复杂。小便黄赤多属于脏腑内热，是里证症状之一。恶寒发热、恶风均属于表证。寒热往来属于半表半里证。

12. 答案：B

解析： 本题考查脏腑辩证。脾虚气陷证以脾气虚证和内脏下垂为辨证要点，常见脘腹重坠作胀，食后尤甚，或便意频数，肛门重坠；或久痢不止，甚或脱肛；或子宫下垂；或小便浑浊如米泔。伴见气少乏力，肢体倦怠，声低懒言，头晕目眩。舌淡苔白，脉弱等表现。胎动易滑常见于肾气不固证。

13. 答案：A

解析： 喘证是呼吸困难，短促急迫的表现，甚者张口抬肩，鼻翼扇动，不能平卧。而喉间痰鸣多见于哮证，此外还可见呼吸急促，声高断续，往往时发时止，缠绵难愈等。

14. 答案：D

解析： 大肠湿热证指湿热阻塞肠道气机，大肠传导失常，以腹痛、泄泻及湿热症状为主要表现的证候。临床表现为腹痛，腹泻，肛门灼热，或暴注下泻，色黄味臭；或下痢赤白脓血，里急后重，口渴，小便短赤，或伴恶寒发热，或但热不寒；舌红苔黄腻，脉滑数或濡数。

15. 答案：C

解析： 本题考查痰饮病的类型。痰饮饮留胃肠证，水饮留胃，则心下坚满或痛，水饮下行故利后反快，饮去难尽，新饮复积，故虽利心下续坚满。饮邪从胃下流于肠，则肠间沥沥有声。饮结于中而致腹满、便秘。饮郁化热故口舌干燥、苔黄。脉沉弦或伏，舌苔白腻为水饮壅盛，阳气郁遏之象。其余三证，如A选项多见运化失司、阳虚不化、寒湿内盛之证；B选项常见寒热往来，身热起伏，汗少，或发热不恶寒，有汗而热不解，咳嗽等外邪犯肺证，同时并见胸胁刺痛，呼吸、转侧疼痛加重，心下痞硬等饮证；D选项常见肋间饱胀，咳则引痛之证。

16. 答案：C

解析： 痰蒙心神证指痰浊内盛，蒙蔽心神，以神志抑郁，错乱，痴呆，昏迷及痰浊症状为主要表现的证候。临床表现为神情痴呆，意识模糊，甚则昏不知人；或精神抑郁，表情淡漠，喃喃独语，举止失常；或突然昏仆，不省人事，口吐涎沫，喉有痰声，并见面色晦暗，胸闷呕恶，舌淡，苔白腻，脉滑。

17. 答案：B

解析： 肝阴虚证指肝阴不足，虚热内生，以眩晕，目涩，胁痛及虚热症状为主要表现的证候。临床表现为头晕眼花，两目干涩，视物不清，胁肋隐隐灼痛，口燥咽干，五心烦热，两颧潮红，潮热盗汗，舌红少苔，脉弦细数。

18. 答案：B

解析： 脾气虚证指脾气不足，运化失职，以纳少，腹胀，便溏及气虚症状为主要表现的证候。临床表现为不欲食或纳少，腹胀，食后胀甚，便溏，神疲乏力，少气懒言，肢体倦怠，或浮肿，或消瘦，或肥胖，面色萎黄，舌淡，苔白，脉缓或弱。

19. 答案：B

解析： 郁李仁为润下药，主治肠燥便秘、水肿腹满。大腹皮为理气药，功能行气宽中、行水消肿，主治胃肠气滞如食积气滞腹胀，泻而不爽及水肿。佛手功能疏肝理气、和胃止痛、燥湿化痰，主治肝郁气滞、脾胃气滞及咳嗽痰多。甘遂为峻下逐水药，主治水肿臌胀、疮痈肿毒。

20. 答案：D

解析： 白鲜皮、秦皮均为清热燥湿药，治湿热诸证；前者尚能祛风解毒，治风湿热痹；后者尚能收涩止痢、止带、明目，主治目赤肿痛。石榴皮为收涩药，功能涩肠止泻、止血、驱虫，主治久泻久痢，便血崩漏，虫积腹痛。桑白皮为止咳平喘药，功能泻肺平喘、利水消肿，主治肺热喘咳，水肿尿少。

21. 答案：A

解析：两者均为补阴药，均能养阴清肺，益胃生津。南沙参略具化痰，益气之功。

22. 答案：C

解析：选项均为补血药，白芍功能养血调经，敛阴止汗，柔肝止痛，平抑肝阳。当归功能补血活血，调经止痛，润肠通便；熟地黄补血滋阴，益精填髓；阿胶补血滋阴，润燥，止血。

23. 答案：C

解析：马钱子大毒，为活血疗伤药，功能通络止痛，散结消肿。0.3～0.6g，炮制后入丸散用。

24. 答案：A

解析：选项A、C、D为息风止痉药，僵蚕兼祛风止痛、化痰散结；钩藤兼清热平肝；地龙兼通络、平喘、利尿；远志为安神药，兼交通心肾，祛痰，消肿。故功能息风止痉、化痰的是僵蚕。

25. 答案：C

解析：酸枣仁为养心安神药，兼能敛汗，生津，主治虚烦不眠，健忘，惊悸多梦，体虚多汗，津伤口渴。

26. 答案：D

解析：选项为攻毒杀虫止痒药、拔毒化腐生肌药，但前三者均仅供外用，不可内服。砒石可内服，但大毒，可入丸散，每次2～4mg，故慎用。

27. 答案：D

解析：选项均为止血药，侧柏叶功能凉血止血，收敛止血，化痰止咳，生发乌发；紫珠叶功能凉血收敛止血，散瘀解毒消肿；地榆功能凉血止血，收敛止血，解毒敛疮；茜草功能凉血，祛瘀，止血，通经。故选项中茜草不具有收敛止血功效。

28. 答案：A

解析：凉膈散的组成为川大黄、芒硝、甘草、栀子、薄荷、黄芩、连翘。普济消毒饮的组成为黄芩、黄连、人参、橘红、玄参、生甘草、连翘、鼠黏子、板蓝根、马勃、白僵蚕、升麻、柴胡、桔梗。清瘟败毒饮的组成为生石膏、生地、乌犀角、黄连、生栀子、桔梗、黄芩、知母、赤芍、玄参、连翘、竹叶、甘草、丹皮。黄龙汤的组成为大黄、芒硝、枳实、厚朴、甘草、人参、当归。

29. 答案：B

解析：厚朴温中汤的组成为厚朴、橘皮、炙甘草、茯苓、草豆蔻仁、木香、干姜。

30. 答案：C

解析：新加香薷散功用祛暑解表，清热化湿。藿香正气散功用解表化湿，理气和中。清暑益气汤功用清暑益气，养阴生津。

31. 答案：C

解析：仙方活命饮中甘草清热解毒，和中调药，为佐使药。方中诸药合用，共奏清热解毒，消肿溃坚，活血止痛之功。

32. 答案：C

解析：感触秽恶之气，突然昏倒，胸腹满痛而冷，痰壅气闭是寒凝气滞之闭证。治则选用苏合香丸温中止痛，芳香开窍。

33. 答案：C

解析：真人养脏汤的组成为罂粟壳、肉豆蔻、诃子、当归、白芍、木香、肉桂、人参、白术。

34. 答案：B

解析：啜热稀粥一升余，以助药力和温覆令一时许，遍身漐漐微似有汗者益佳，为桂枝汤用法；若急汗，热服，以羹粥投之为九味羌活汤用法。大青龙汤发汗之功居解表诸方之冠，故"一服得汗者，停后服"，以防过剂。

35. 答案：B

解析：由患者症状可辨证为大结胸证。

本证由太阳病误治，邪热内陷，水热互结所致。治宜大陷胸汤泻热逐水。

36. 答案：A

解析： 大建中汤与理中丸皆为温中补虚之剂。但理中丸纯用温补，以温中健脾为主；大建中汤则纯用辛甘之品温建中阳，其补虚散寒之力较理中丸为峻，且有降逆止呕之功。

37. 答案：A

解析： 本题考查治法治则。胃痛是由于胃气阻滞，胃络瘀阻，胃失所养，不通则痛导致的以上腹胃脘部发生疼痛为主症的一种脾胃肠病证。胃痛的治疗，以理气和胃止痛为基本原则。旨在疏通气机，恢复胃腑和顺通降之性，通则不痛，从而达到止痛的目的。

38. 答案：C

解析： 痫病休止期属脾虚痰盛证，病机核心为脾虚生痰，痰涎壅盛，气机逆乱，元神失控。临床表现为平素神疲乏力，少气懒言，胸脘痞闷，纳差便溏。发作时面色晦滞或㿠白，四肢不温，蜷卧拘急，呕吐涎沫，叫声低怯，舌质淡，苔白腻，脉濡滑或弦细滑。治法健脾化痰。代表方六君子汤。

39. 答案：B

解析： 痴呆是由髓减脑消或痰瘀痹阻脑络，神机失用所导致的一种神志异常的疾病，以呆傻愚笨，智能低下，善忘等为主要临床表现。痴呆属脾肾两虚证的临床表现为：表情呆滞，沉默寡言，记忆力减退，失认失算，口齿含糊，词不达意，伴腰膝酸软，肌肉萎缩，食少纳呆，气短懒言，口涎外溢，或四肢不温，腹痛喜按，肠鸣泄泻，舌质淡白，舌体胖大，苔白，或舌红，苔少或无苔，脉沉细弱。治法：补肾健脾，益气生精。代表方：还少丹。

40. 答案：B

解析： 胸痹属痰浊痹阻证的临床表现为胸闷重而心痛微，痰多气短，肢体沉重，形体肥胖，遇阴雨天易发作或加重，伴倦怠乏力，纳呆便溏，咳吐痰涎。治法通阳泄浊，豁痰宣痹。代表方瓜蒌薤白半夏汤合涤痰汤。

41. 答案：A

解析： 泄泻是以排便次数增多，粪质稀溏或完谷不化，甚至泻出如水样为主症的病证。泄泻寒湿证的临床表现为泄泻清稀，甚则如水样，脘闷食少，腹痛肠鸣，或兼外感风寒，恶寒，发热，鼻塞头痛，肢体酸痛，舌苔白或白腻，脉濡缓。治法芳香化湿，解表散寒。代表方藿香正气散。

42. 答案：A

解析： 呕吐属肝气犯胃证的临床表现为呕吐吞酸，或干呕泛恶，脘胁胀痛，烦闷不舒，嗳气频频，每遇情志失调而发作或加重，舌边红，苔薄腻或微黄，脉弦。治宜疏肝和胃，降逆止呕。代表方半夏厚朴汤合左金丸。

43. 答案：C

解析： 鼓胀指肝病日久，肝脾肾功能失调，气滞，血瘀，水停于腹中所导致的以腹胀大如鼓，皮色苍黄，脉络暴露为主要临床表现的一种病证。鼓胀气滞湿阻证的临床表现为：腹胀按之不坚，胁下胀满或疼痛，饮食减少，食后胀甚，得嗳气、矢气稍减，小便短，舌苔薄白腻，脉弦。治法：疏肝理气，运脾利湿。代表方：柴胡疏肝散合胃苓汤。

44. 答案：B

解析： 水肿是由于多种原因导致体内水液潴留，泛滥肌肤，引起以眼睑，头面，四肢，腹背甚至全身浮肿为主要临床特征的一类病证。阳水属风水相搏证的临床表现为眼睑浮肿，继则四肢及全身皆肿，来势迅速，多有恶寒，肢节酸楚，小便不利等。若偏于风热者，伴咽喉红肿疼痛，舌质红，脉浮滑数；若偏于风寒者，兼恶寒，咳喘，舌苔薄白，脉浮滑或浮紧。治法疏风解表，宣肺行水。代表方越婢加术汤。

45. 答案：D

解析： 本题考查水肿病之病机。本题为水肿病之湿毒浸淫证，疮毒内归肺脾，肺主皮毛，脾主肌肉。痈疡疮毒生于肌肤，未能清解而内归肺脾，脾伤不能升津，肺伤失于宣降，以致水液潴留体内，泛滥肌肤，发为水肿；A 选项为水肿病之湿热壅盛证；B 选项为水湿浸渍证；C 选项为瘀水互结证。

46. 答案：A

解析： 癃闭属于肝郁气滞证的临床表现为小便不通或通而不爽，情志抑郁，或多烦善怒，胁腹胀满，舌红，苔薄黄，脉弦。治宜疏利气机，通利小便。代表方沉香散。

47. 答案：B

解析： 耳鸣耳聋属肾精亏虚证的临床表现为头晕目眩，腰膝酸软，五心烦热，潮热盗汗，颧红，遗精滑泄，舌红少苔，脉滑。治法：补肾益精。代表方：耳聋左慈丸。

48. 答案：B

解析： 尿血属肾虚火旺证的临床表现为小便短赤带血，头晕耳鸣，神疲，颧红潮热，腰膝酸软，舌质红，脉细数。治法：滋阴降火，凉血止血。代表方：知柏地黄丸。

49. 答案：C

解析： 内伤发热起病缓慢，病程较长，多为低热，或自觉发热，表现为高热者较少。不恶寒，或虽有怯冷，但得衣被则温。常兼见头晕、神疲、自汗、盗汗、脉弱等症。血虚郁热证的临床表现为发热，热势多为低热，头晕眼花，身倦乏力，心悸不宁，面白少华，唇甲色淡，舌质淡，脉细弱。

50. 答案：C

解析： 阳痿属惊恐伤肾证的临床表现为临房不举或乍举乍泄，心悸惊惕，胆怯多疑，夜寐噩梦，言迟声低，常有被惊吓史，

舌质淡，苔白，脉弦细。治法：益肾宁神。代表方：启阳娱心丹。

51. 答案：C

解析： 痉证属邪壅经络证的临床表现为头痛，项背强直，恶寒发热，无汗或汗出，肢体酸重，甚至口噤不能语，四肢抽搐，舌苔薄白或白腻，脉浮紧。治法：祛风散寒，燥湿和营。代表方：羌活胜湿汤。

52. 答案：A

解析： 膏肓穴属于足太阳膀胱经，肓俞穴属于足少阴肾经。

53. 答案：A

解析： 鼻渊治疗时应清热宣肺，通利鼻窍，以局部穴及手太阴、手阳明经穴为主；目赤肿痛治疗时应疏散风热，消肿止痛，以局部穴及手阳明、足厥阴经穴为主。故针灸治疗鼻渊、目赤肿痛均主取手阳明经穴。

54. 答案：C

解析： 刺络拔罐法又称刺血拔罐法，适用于热证、实证、瘀血证及某些皮肤病等（如各种急慢性软组织损伤、神经性皮炎、痤疮、皮肤瘙痒、丹毒、乳痈，坐骨神经痛等）。

55. 答案：B

解析： 根据某些疾病的发作或加重规律而选择有效的治疗时机属因时制宜。

[56~58] 答案：D、C、B

解析： 痫病休止期属瘀阻脑络证的临床表现为平素头晕头痛，痛有定处，常伴单侧肢体抽搐，或一侧面部抽动，颜面口唇青紫，舌质暗红或有瘀斑，舌苔薄白，脉涩或弦。多继发于中风、颅脑外伤、产伤、颅内感染性疾病。其治法为活血化瘀，息风通络。代表方为通窍活血汤。若瘀阻脑络日久导致神识失养，患者逐渐出现精神萎靡，意识不清，脏腑功能衰退，肝肾阴精亏虚的表现，如两目干涩，腰膝酸软等，治宜选配大补元煎滋养肝肾，填精益髓。

[59~61] 答案：A、B、C

解析：肺痿是指因咳喘而日久不愈，肺气受损，或肺阴耗伤所致肺叶痿弱不用，临床以长期反复咳吐浊唾涎沫为主症的慢性肺脏虚损性疾患。肺痿虚寒证的临床表现为咳吐涎沫，其质清稀量多，不渴，短气不足以息，头眩，神疲乏力，食少，形寒，小便数，或遗尿，舌质淡，脉虚弱。其治法以温肺益气为主。代表方为甘草干姜汤。

[62~64] 答案：B、A、D

解析：痫病发作期属阴痫的临床表现为突然昏仆，不省人事，面色晦暗青灰而黄，手足清冷，双眼半开半合，肢体拘急，或抽搐时作，口吐涎沫，一般口不啼叫，或声音微小。醒后周身疲乏，或如常人，或仅表现为一过性呆木无知，不闻不见，不动不语，数秒或数分钟即可恢复，恢复后对上述症状全然不知，多一日数次或十数次频作。平素多见神疲乏力，恶心泛吐，胸闷咳痰，纳差便溏等症。舌质淡，苔白腻，脉多沉细或沉迟。其治法急以开窍醒神，继以温化痰涎，顺气定痫。代表方为五生饮合二陈汤。

[65~67] 答案：A、C、A

解析：胁痛是指以一侧或两侧胁肋部疼痛为主要表现的病证。胁痛肝胆湿热证的临床表现为胁肋胀痛，口苦口黏，胸闷纳呆，恶心呕吐，小便黄赤，大便不爽，或兼有身热恶寒，身目发黄，舌红，苔黄腻，脉弦滑数。其治法为疏肝利胆，清热利湿。代表方为龙胆泻肝汤，该方具有清泻肝胆实火，清利肝经湿热的作用。主治肝经湿热下注证。

[68~70] 答案：C、A、C

解析：根据患者主症可辨证为痫病间歇期，治疗应化痰通络，以督脉、任脉及手足厥阴经经穴为主。印堂可调神开窍；鸠尾为任脉络穴，是治疗痫病的要穴；间使为心包经经穴，可调心神，理气血；太冲为肝之原穴，可平息肝风；丰隆为豁痰化浊的要穴；

腰奇为治疗痫病的经验效穴；故痫病间歇期治疗的主穴为印堂、鸠尾、间使、太冲、丰隆、腰奇。水沟、百会、内关、太冲、后溪为痫病发作期治疗的主穴。根据患者的症状、体征等可辨证为心脾两虚证，宜配用心俞、脾俞、足三里；百会、膈俞、内关为瘀阻脑络证的配穴；曲池、神门、内庭为痰火扰神证的配穴；合谷、中脘、风池为风痰闭阻证的配穴。

[71~73] 答案：B、A、C

解析：因患者产后 25 天，乳房出现结块，且红肿、胀痛，可辨病为乳痈；乳痈病位在乳房，足阳明胃经经过乳房，足厥阴肝经至乳下，该病与肝、胃两经关系密切，故治疗时应以足阳明、足厥阴经穴为主，宜清热解毒，散结消痈。乳痈为病，多为胃热、肝郁，故应取足阳明经合穴、胃之下合穴足三里，清泻阳明胃热，肝之募穴期门疏肝解郁，膻中、内关远近相配，宽胸理气，肩井为治疗乳痈的经验效穴，故治疗乳痈的主穴为足三里、期门、膻中、内关、肩井。膻中属任脉腧穴，在胸部，横平第 4 肋间隙，前正中线上，有胸廓内动、静脉的前穿支，应平刺 0.3~0.5 寸；因患者为乳痈，故应向乳房中心方向平刺；若患者为心绞痛发作，则应向下平刺。

74. 答案：C

解析：医师应当如实向患者或者其家属介绍病情，但应注意避免对患者产生不利后果。医师进行试验性临床医疗，应当经医院批准并征得患者本人或者其家属同意。

75. 答案：B

解析：医德规范的本质是全人类性与阶级性的统一；是稳定性与变动性的统一。

76. 答案：D

解析：病人有参与决定有关个人健康的权利；病人有权接受治疗前，如手术、重大的医疗风险、医疗处置有重大改变等情形时，得到正确的信息，只有当病人完全了解可选择的治疗方法并同意后，治疗计划才能执行。

77. 答案：B

解析： 医患沟通的基本原则：①平等和尊重的原则。②真诚和换位的原则。③依法和守德的原则：在与患者沟通时，医务人员要严格遵守法律法规，切实恪守医疗道德。医务人员既要用好法律法规赋予自己的权利，又要履行好法律法规规定的责任和义务。同时，必须清楚患者依法享有的权利和应尽的义务，尊重患者的权利和义务，双方在法律法规的层面上沟通和交流。医务人员要保持良好的医德医风，决不能收受患者的好处，更不能明的暗的向患者索要好处。④适度和距离的原则。⑤克制和沉默的原则。⑥留有余地和区分对象的原则。

78. 答案：A

解析： 取得执业助理医师执业证书后，具有高等学校医学专科学历，在医疗、预防、保健机构中工作满二年的；具有中等专业学校医学专业学历，在医疗、预防、保健机构中工作满五年的，可以参加执业医师考试。

79. 答案：C

解析： 《医师宣言》提出的三项基本原则包括：将患者利益放在首位的原则；患者自主的原则；社会公平的原则。

80. 答案：A

解析： 根据对患者人身造成的损害程度，医疗事故分为四级：一级：造成患者死亡、重度残疾的；二级：造成患者中度残疾、器官组织损伤导致严重功能障碍的；三级：造成患者轻度残疾、器官组织损伤导致一般功能障碍的；四级：造成患者明显人身损害的其他后果的。

81. 答案：D

解析： 有下列情形之一的，不属于医疗事故：①在紧急情况下为抢救垂危患者生命而采取紧急医学措施造成不良后果的；②在医疗活动中由于患者病情异常或者患者体质特殊而发生医疗意外的；③在现有医学科学技术条件下，发生无法预料或者不能防范的不良后果的；④无过错输血感染造成不良后果的；⑤因患方原因延误诊疗导致不良后果的；⑥因不可抗力造成不良后果的。

二、B 型题

[82～83] 答案：C、A

解析： 阳气不足以心、脾、肾三脏较为多见，尤其是肾，肾阳虚衰在阳偏衰的病机中占有极其重要的地位。阴液不足以肺、肝、肾三脏为多见，尤其是肾，肾阴不足在阴偏衰的病机中占有相当重要的地位。

[84～85] 答案：A、B

解析： 《难经·二十二难》曰："经言脉有是动，有所生病，一脉辄变为二病者，何也？然：经言是动者，气也；所生病者，血也。邪在气，气为是动；邪在血，血为所生病。"

[86～87] 答案：D、A

解析： 火热之邪窜扰经络，组织被灼，产生灼痛，疼痛伴有灼热感而喜凉。常见于咽喉、口舌、胁肋、脘腹、关节等处。寒邪侵袭，寒凝筋脉，会产生冷痛，疼痛伴有冷感而喜暖。常见于腰脊、脘腹、巅顶及四肢关节等处。B 选项为空痛，多由气血精髓亏虚，相应组织器官失养所致。C 选项为隐痛，由于精血亏损或阳虚生寒，脏腑组织失养所致。

[88～89] 答案：A、C

解析： 中风属风痰瘀阻证的临床表现为头晕、头痛，手足麻木，突然发生口舌㖞斜，口角流涎，舌强言謇，半身不遂，或手足拘挛，舌苔薄白或紫暗，或有瘀斑，脉弦涩或小滑；中风属风阳上扰证的临床表现为常感眩晕头痛，耳鸣面赤，腰膝酸软，突然发生口舌㖞斜，语言謇涩，苔薄黄，舌质红，脉弦细数或弦滑。

[90~91] 答案：A、C

解析：五味子与莲子均为收涩药。五味子功能收敛固涩，益气生津，补肾宁心；主治久咳虚喘，梦遗滑精，遗尿尿频，久泻不止，自汗盗汗，津伤口渴，内热消渴，心悸失眠。莲子功能补脾止泻，止带，益肾涩精，养心安神；主治脾虚泄泻，带下，遗精滑精，心悸失眠。二者的共同主治是心气不足心悸失眠。白果为止咳平喘药，功能敛肺定喘，止带缩尿，主治喘咳痰多，带下白浊，遗尿尿频。白果与莲子的共同主治是带下。

[92~93] 答案：C、A

解析：冬虫夏草主归肺、肾经，能补肾益肺；巴戟天主归肾、肝经，能补肾阳强筋骨；菟丝子主归肝、肾、脾经，能补益肝肾，补肾益脾止泻；锁阳主归肝、肾、大肠经，能补肾阳益精血，润肠通便。

[94~95] 答案：B、A

解析：九味羌活汤功用发汗祛湿，兼清里热。小青龙汤功用解表散寒，温肺化饮。参苏饮功用益气解表，理气化痰。连朴饮功用清热化湿，理气和中。

[96~97] 答案：A、B

解析：犀角地黄汤的组成为犀角、生地黄、芍药、牡丹皮。清胃散的组成为黄连、升麻、生地黄、牡丹皮、当归、升麻。

[98~99] 答案：D、B

解析：噎膈以进食哽噎不顺或食不得入，或食入即吐，甚则因噎废食为主要症状。分为痰气交阻、津亏热结、瘀血内结、气虚阳微四个证候类型。痰浊内阻证的临床表现为：吞咽梗阻，胸膈痞满，甚则疼痛，情志抑郁时加重，嗳气呃逆，呕吐痰涎，口干咽燥，大便秘结，舌质红，苔白腻，脉弦滑。瘀血内结证的临床表现为：饮食梗阻难下，食不能下，甚或呕出物如赤豆汁，或便血，胸膈疼痛，固着不移，肌肤甲错，形体消瘦，舌质紫暗，脉细涩。

[100~101] 答案：A、C

解析：热瘴病机为瘴毒内盛，热陷心包。临床表现为热甚寒微，或壮热不寒，头痛，肢体烦疼，面红目赤，胸闷呕吐，烦渴饮冷，大便秘结，小便热赤，甚至神昏谵语，舌质红绛，苔黄腻或垢黑，脉洪数或弦数。治法当解毒除瘴，清热保津，方用清瘴汤。温疟的病机为阳热素盛，疟邪与营卫相搏，热炽于里。临床表现为热多寒少，汗出不畅，头痛，骨节酸疼，口渴引饮，便秘尿赤，舌红，苔黄，脉弦数。治法当清热解表，和解祛邪，方用白虎加桂枝汤或白虎加人参汤加减。

[102~103] 答案：B、C

解析：间使穴在前臂前区，腕掌侧远端横纹上 3 寸，掌长肌腱与桡侧腕屈肌腱之间；郄门穴在前臂前区，腕掌侧远端横纹上 5 寸，掌长肌腱与桡侧腕屈肌腱之间；间使与郄门距离 2 寸。足三里在小腿外侧，犊鼻穴下 3 寸，胫骨前嵴外 1 横指处，犊鼻与解溪连线上；上巨虚在小腿外侧，犊鼻下 6 寸，犊鼻与解溪连线上；足三里与上巨虚相距 3 寸。梁门穴在上腹部，脐中上 4 寸，前正中线旁开 2 寸；归来穴在下腹部，脐中下 4 寸，前正中线旁开 2 寸；梁门与归来相距 8 寸。手三里在前臂，肘横纹下 2 寸，阳溪与曲池连线上；偏历穴在前臂腕背侧远端横纹上 3 寸，阳溪与曲池连线上；因肘横纹距离腕背侧远端横纹 12 寸，故手三里与曲池相距 7 寸。

[104~105] 答案：C、D

解析：少海属手少阴心经腧穴，在肘前区，平肘横纹，肱骨内上髁前缘；小海属手太阳小肠经腧穴，在肘后区，尺骨鹰嘴与肱骨内上髁之间凹陷中；曲池属手阳明大肠经腧穴，在肘区，尺泽与肱骨外上髁连线中点处；尺泽属手太阴肺经腧穴，在肘区，肘横纹上，肱二头肌肌腱桡侧缘凹陷中。

三、X型题

106. 答案：AB

解析： 根据阴阳互制之调补阴阳，包括阳病治阴和阴病治阳，阳病治阴针对"阴虚则热"所出现的虚热证，治宜滋阴以抑阳；阴病治阳针对"阳虚则寒"所出现的虚寒证，治宜扶阳以抑阴。阴阳互济之调补阴阳包括阴中求阳和阳中求阴。回阳救阴法适用于阴阳亡失者。

107. 答案：ABC

解析： 虚则补其母，是根据五行相生规律确定的治则，肝肾阴虚、肺肾阴虚为母子关系。脾肾阳虚证选用益火补土之法，这里的"火"指命门肾火，也是虚则补其母的体现。肝旺脾虚为相乘关系。

108. 答案：BC

解析： 肝贮藏血液，被称为"血海"；冲脉为"十二经脉之海""血海"。脾胃为"气血生化之源"；任脉为"阳脉之海"。

109. 答案：ACD

解析： 阴虚则热；阴阳两虚既可见虚寒，又可见虚热；阳盛可见实热症状；阳虚则寒。

110. 答案：ABCD

解析： 宗气的生理功能为走息道而司呼吸，贯心脉而行气血，人体的视、听、言、动等功能也都与之相关。

111. 答案：ABCD

解析： 手少阴之脉系舌本；足少阴之脉挟舌本；足厥阴之脉络舌本；足太阴之脉连舌本，散舌下。

112. 答案：ABCD

解析： 七情属于精神性致病因素，七情过激可影响脏腑之活动而产生病理变化。若七情变化，五志过极而发，则气机失调，或为气不周流而郁滞，或为升降失常而逆乱。

而异常情志波动，可使病情加重或迅速恶化。七情致病的主要特点包括：①直接伤及内脏；②影响脏腑气机；③多发为情志病；④影响病情变化。

113. 答案：AC

解析： 肝主疏泄，关系着胆汁的生成和排泄；肾气的蒸腾气化，影响尿液的生成和排泄，故肝肾功能失调易生成结石；胆、膀胱等管腔性器官，结石易于停留，故结石为病，以肝胆结石、肾膀胱结石最为常见。结石为有形实邪，停留体内，势必阻滞气机，影响气血津液运行，引起局部胀痛、水液停聚等。结石多因湿热内蕴日久而成，故病程较长，痛处通常固定不移。

114. 答案：ABD

解析： 反治，适用于疾病的征象与其本质不完全相符的病证。由于采用的方药性质与病证中假象的性质相同，故又称为从治，包括寒因寒用、热因热用、塞因塞用和通因通用。脾虚腹胀和肾虚尿闭本质为真虚假实证，采用塞因塞用的治法；瘀血所致的崩漏本质为真实假虚证，采用通因通用的治法。肺虚多汗采用虚则补之的治法。

115. 答案：ACD

解析： 从邪正关系来说，人体的正气为本，致病的邪气为标；从疾病先后来说，旧病为本，新病为标，先病为本，后病为标；从疾病的部位来说，病在内在下为本，病在外在上为标；从现象和本质来说，本质为本，现象为标；从病因与症状的关系来说，病因为本，症状为标。

116. 答案：ABC

解析： 青紫舌包括青舌、淡紫舌、紫红舌、绛紫舌、紫斑或紫点舌。主气血瘀滞。临床意义包括：全舌青紫，或有紫色斑点为瘀血阻滞于某局部，或局部血络损伤；青紫舌为肺气壅滞，或肝郁血瘀，或气虚无力推动血液运行，血流缓慢，或先天性心脏病，或某些药物、食物中毒；淡紫舌为阴寒内盛，阳气被遏，血行凝滞，或阳气虚衰，气血运行不畅，血脉瘀滞；紫红舌、绛紫舌为干枯少津，因热毒炽盛，内入营血，营阴受灼，津液耗损，气血壅滞。

117. 答案：ABCD

解析：泄泻根据症状表现，可以分为以下实证、虚证两种情况。实证多因寒湿、湿热、食积等引起，包括新病暴泻，泻下清稀如水，肠鸣腹痛，或伴有恶寒发热，为寒湿泄泻；泄泻腹痛，泻而不爽，粪色黄褐，气味臭秽，兼见肛门灼热，小便短黄，为湿热泄泻；脘闷纳呆，腹痛泄泻，泻下臭秽，泻后痛减，或大便中伴有不消化之物，为伤食。虚证多由脾虚，或肾阳虚，命门火衰等引起，包括纳少腹胀，大便溏泄，脘腹隐痛喜按，面色萎黄，消瘦神疲，为脾虚；黎明前腹痛作泻，泻后则安，腰膝酸冷，形寒肢冷，称为"五更泻"，为脾肾阳虚；腹痛作泻，泻后痛减，每因情志抑郁恼怒或精神紧张时症状加重，为肝郁乘脾。

118. 答案：ABC

解析：一般来说，凡是相对静止的、内守的、下降的、凝聚的、寒冷的、晦暗的、抑制的都属于阴，故凡见抑制、沉静、衰退、晦暗等表现的里证、寒证、虚证，以及症状表现于内的、向下的、不易发现的，或病邪性质为阴邪致病、病情变化较慢的，均属阴证范畴。而恶寒发热属于表证，为阳证范畴。

119. 答案：ABCD

解析：暴聋多属实证，久聋多属虚证。实证通常采用疏风清热，清泄肝火，化痰降火，通窍活血等治法；虚证则用补肾填精，益气健脾等治法；虚实夹杂，则虚实并治，标本兼顾。

120. 答案：ABD

解析：真虚假实证是指本质为虚证，反见某些实邪壅盛的现象，即"至虚有盛候"。

脏腑虚衰，气血不足，运化无力，以致闭阻不通，出现某些类似实证的假象。可以表现为胸腹坚硬而喜按、气短、舌淡、脉象无力、久病体弱等真虚的表现，而腹满、气喘、二便闭塞等假实的症状。

121. 答案：ABC

解析：表里俱寒指里有寒而表寒外束，或外感寒邪，内伤饮食生冷等，均可引起此证。临床表现可见头身疼痛、恶寒重发热轻、肢冷、腹痛、吐泻、脉迟或浮紧等。

122. 答案：ACD

解析：胃的生理功能是"主受纳、腐熟水谷"，胃气"以降为顺"。正常情况下，水谷饮食经口入于胃，胃气受纳水谷，在脾气运化的作用下，变生食糜，下输小肠而泌别清浊，糟粕最终经由大肠排出体外。以上过程的各环节皆由胃气主降完成。若胃气因于气虚，或食滞等原因，不得及时顺降，则胃气上逆，可见恶心、呕吐、嗳气、呃逆等症状。

123. 答案：ABCD

解析：饮证指饮邪停聚于腔隙或胃肠，以胸闷脘痞、呕吐清水、咳吐清稀痰涎、肋间饱满等为主要表现的证候。临床表现为脘腹痞胀、水声辘辘、泛吐清水、肋间饱满、支撑胀痛、胸闷心悸、息促不得卧、身体肢节疼重，咳嗽痰多、质稀色白，甚则喉间哮鸣，头目眩晕，舌苔白润，脉弦或滑。

124. 答案：BC

解析：食滞胃肠证多因暴饮暴食，食积不化，或因素体胃气虚弱，稍有饮食不慎，即停滞难化而成。辨证要点为胃脘胀满疼痛，嗳腐吞酸，或呕吐酸馊食物，或泻下酸腐臭秽与气滞症状共见。

125. 答案：ABC

解析：厥阴病证指疾病发展传变到较后阶段所出现的阴阳对峙，寒热交错，厥热胜负所表现的证候。厥阴经系阴经之尽，阳经之始，阴中有阳，故其生理乃循阴尽阳生之机，主司阴阳之气的交接。病至厥阴，势必干扰阴阳出入和交接之机，产生阴阳逆乱，变化多端的病变，其证以寒热错杂为提纲。临床表现为消渴，气上冲心，心中疼热，饥而不欲饮食，食则吐蛔。

126. 答案： ABCD

解析： 选项 AD 为理气药，青皮功能疏肝破气，消积化滞；佛手功能疏肝理气，和胃止痛，燥湿化痰。选项 BC 为发散风热药，均兼能疏肝行气解郁。故选项全部正确。

127. 答案： BCD

解析： 吴茱萸为温里药，功能散寒止痛，降逆止呕，助阳止泻；主治肝寒气滞疼痛，脘腹胀痛，呕吐吞酸，五更泄泻。

128. 答案： AB

解析： 选项均为利水渗湿药。金钱草功能利湿退黄，利尿通淋，解毒消肿，可治石淋、热淋等；海金沙功能清热利湿，通淋止痛，主治热淋石淋血淋等诸淋涩痛；薏苡仁功能利水渗湿，健脾止泻，除痹，排脓，解毒散结；地肤子功能清热利湿，祛风止痒。

129. 答案： BC

解析： 豆蔻为化湿药，功能化湿行气，温中止呕，开胃消食；肉豆蔻为收涩药，功能温中行气，涩肠止泻。故二者的共同点有温中、行气。

130. 答案： BC

解析： 商陆为峻下逐水药。功能逐水消肿，通利二便，外用解毒散结；主治水肿胀满，二便不利，痈肿疮毒。

131. 答案： ABCD

解析： 刘寄奴为活血化瘀药。性味苦、温，归心、肝、脾经，功能散瘀止痛，疗伤止血，破血通经，消食化积。

132. 答案： ABD

解析： 选项均为清热药，鱼腥草功能清热解毒，消痈排脓，利尿通淋；淡竹叶清热泻火，除烦止渴，利尿通淋；夏枯草清肝泻火明目，散结消肿；蒲公英清热解毒，消肿

散结，利湿通淋。

133. 答案： ABCD

解析： 牡丹皮为清热凉血药，兼能活血化瘀，主治热入营血证，阴虚发热证，血滞经闭，肠痈腹痛，痈肿疮毒。故选项均正确。

134. 答案： ABC

解析： 苍耳子为发散风寒药，具有散风寒，通鼻窍，祛风湿，止痛功效。不具有止带功效。

135. 答案： BCD

解析： 二者均为温里药，辛甘大热，能补火助阳，散寒止痛，均归心、脾、肾经，肉桂尚归肝经。

136. 答案： ABD

解析： 贝母瓜蒌散的组成为贝母、瓜蒌、天花粉、茯苓、橘红、桔梗。半夏白术天麻汤的组成为半夏、白术、天麻、茯苓、橘红、甘草。金水六君煎的组成为当归、熟地黄、陈皮、半夏、茯苓、炙甘草。涤痰汤的组成为天南星、半夏、枳实、茯苓、橘红、石菖蒲、人参、竹茹、甘草。故橘红、茯苓同用的是贝母瓜蒌散、半夏白术天麻汤、涤痰汤。

137. 答案： AC

解析： 猪苓汤功用利水渗湿，养阴清热；主治水热互结伤阴证。

138. 答案： ABCD

解析： 虎潜丸的组成为黄柏、龟甲、知母、熟地黄、陈皮、白芍、锁阳、虎骨、干姜。大定风珠的组成为生白芍、阿胶、生龟甲、干地黄、麻仁、五味子、生牡蛎、麦冬、炙甘草、鸡子黄、鳖甲。补天大造丸的组成为人参、黄芪、白术、当归、酸枣仁、远志、甘草、白芍、山药、茯苓、枸杞子、大熟地、河车、鹿角、龟甲。桑螵蛸散的组成为桑螵蛸、远志、菖蒲、龙骨、人参、茯神、当归、龟甲。故四个方剂均含有龟甲。

139. 答案： ABCD

解析： 二妙散功效为清热燥湿，主治湿

热下注证。症见：筋骨疼痛，或两足痿软，或足膝红肿疼痛，或湿热带下，或下部湿疮，小便短赤，舌苔黄腻。

140. 答案：BCD

解析： 半夏泻心汤中配伍炙甘草用以补脾和中，调和诸药。四逆汤配伍炙甘草缓和姜、附燥烈峻猛之性。白虎汤中配伍炙甘草防止大寒重伤之弊。凉膈散配伍炙甘草缓和芒硝大黄的峻泻之力。

141. 答案：BC

解析： 川芎茶调散的组成为薄荷叶、川芎、荆芥、细辛、防风、白芷、羌活、甘草。大秦艽汤的组成为秦艽、甘草、川芎、独活、当归、白芍药、石膏、川羌活、防风、白芷、黄芩、白术、白茯苓、生地黄、熟地黄、细辛。防风通圣散的组成为防风、川芎、当归、芍药、大黄、薄荷叶、麻黄、连翘、芒硝、石膏、黄芩、桔梗、滑石、甘草、荆芥、白术、栀子。消风散的组成为当归、生地、防风、蝉蜕、知母、苦参、胡麻、荆芥、苍术、牛蒡子、石膏、甘草、木通。故含有防风、川芎、当归的方剂是大秦艽汤和防风通圣散。

142. 答案：BC

解析： 血府逐瘀汤中牛膝入血分，性善下行，能祛瘀血，通血脉，并引瘀血下行，使血不郁于胸中，瘀热不上扰，为臣药。镇肝熄风汤中怀牛膝苦酸性平，归肝肾经，重用以引血下行，折其阳亢，并有补益肝肾之效，为君药。玉女煎中牛膝引热下行，且补肝肾，为佐使之用。独活寄生汤中桑寄生、牛膝、杜仲补肝肾，祛风湿，壮筋骨。

143. 答案：ABC

解析： 牡蛎散功用敛阴止汗，益气固表。方中使用少量小麦，取其甘凉之性，专入心经，养心阴，益心气，清虚热，除烦躁。诸药合用，既能益气固表，又能敛阴止汗，使气阴得复则汗出可止。

144. 答案：BC

解析： 实脾散的组成有厚朴、白术、木瓜、木香、草果仁、大腹子、炮附子、白茯苓、干姜、甘草。健脾丸的组成有白术、木香、黄连、甘草、白茯苓、人参、神曲、陈皮、砂仁、麦芽、山楂、山药、肉豆蔻。故木香、白术、白茯苓、甘草为两方的共同组成药物。

145. 答案：CD

解析： 半夏泻心汤主治寒热互结之痞证。调其寒热，散结除痞。

146. 答案：CD

解析： 泄泻之肝气乘脾证的代表方为痛泻要方；吐血之肝火犯胃证的代表方为龙胆泻肝汤。

147. 答案：BC

解析： 中消的证候是胃热炽盛证、气阴亏虚证；肺热津伤证是上消的证候；肾阴亏虚证属于下消的证候。

148. 答案：ABCD

解析： 痹证是由于风、寒、湿、热等外邪侵袭人体，闭阻经络，气血运行不畅所导致的以肌肉、筋骨、关节发生酸楚、疼痛、麻木、重着，或关节屈伸不利、僵硬、肿大、变形等症状的病证。轻者病在四肢关节肌肉，重者可内舍脏腑。其病因包括内伤与外感两个方面。除外邪闭阻经络外，跌仆外伤导致瘀血阻络也是痹证常见的病因。复因饮食不节、劳逸失当，体内气血失常，本有气血运行不利常为痹证发生的内在原因。

149. 答案：AC

解析： 患者精神抑郁，表情淡漠，诊断为癫狂；秽洁不分，不思饮食，舌红苔白腻，脉弦滑，为痰气郁结的表现。癫狂之痰气郁结证，临床表现为精神抑郁，表情淡漠，沉默痴呆，时时太息，言语无序，或喃喃自语，多疑多虑，喜怒无常，秽洁不分，不思饮食；舌红苔腻而白，脉弦滑。治法：

疏肝解郁，化痰醒神。代表方：逍遥散合涤痰汤。前方疏肝解郁；后方化痰开窍。

150. 答案：ABD

　　解析：哮病和喘证都有呼吸急促的表现。哮必兼喘，但喘未必兼哮。哮指声响言，以发作时喉中哮鸣有声为主要临床特征，病因系宿痰伏肺；喘指气息言，以呼吸气促困难为主要临床特征。哮病是一种反复发作的独立性疾病，喘证是并发于多种急慢性性疾病的一个症状。

151. 答案：ABCD

　　解析：癫证初期痰气郁结，治疗以化痰理气解郁为主；后期气虚痰结，治当益气健脾涤痰，兼以宣窍。狂证初期痰火上扰，治疗以泻火涤痰镇心为主；后期火盛伤阴，治当以滋阴降火为主，兼化痰安神。

152. 答案：ABCD

　　解析：颤证的主要病机有风、火、痰、瘀四端，在一定条件下相互影响，相互转化，引起气血阴精亏虚，不能濡养筋脉；痰浊、瘀血壅阻经脉，气血运行不畅，筋脉失养；热甚动风，扰动筋脉，而致肢体拘急颤动而发颤证。

153. 答案：ABC

　　解析：清·唐容川《血证论》是论述血证的专书，对各种血证的病因病机、辨证论治均有精辟论述，提出的止血、消瘀、宁血、补虚的治血四法，作为统治血证的大纲。

154. 答案：BD

　　解析：瘿病之肝火旺盛证，治法清肝泻火，消瘿散结。代表方栀子清肝汤合消瘰丸；前方清肝泻火，后方清热化痰，软坚散结。

155. 答案：ABCD

　　解析：悬饮与胸痹，两者均可见胸痛。但胸痹为胸膺部或心前区闷痛，且可引及左侧肩背或左臂内侧，常于劳累、饱餐、受寒、情绪激动后突然发作，历时较短，休息或用药后得以缓解；而悬饮为胸胁胀痛，持续不解，多伴咳唾，转侧、呼吸时疼痛加重，肋间饱满，并有咳嗽、咳痰等肺系证候。

156. 答案：BCD

　　解析：噎膈的证候包括：痰气交阻证、津亏热结证、瘀血内结证、气虚阳微证。

157. 答案：ABC

　　解析：①辨标本虚实：该病的本质是标实本虚，要分清标本主次，虚实轻重。②辨脏腑阴阳：该病的早期以气虚或气阴两虚为主，后期气虚及阳，或阴阳两虚。

158. 答案：ABCD

　　解析：中脘穴具有和胃健脾、降逆利水的功效。主治胃痛、腹胀、纳呆、呕吐、吞酸、呃逆、小儿疳积等脾胃病证；黄疸；癫狂，脏躁。

159. 答案：ACD

　　解析：瘢痕灸属于艾炷灸中的直接灸；隔姜灸、隔盐灸均属艾炷灸中的间接灸；温和灸属艾条灸中的悬起灸。

160. 答案：AC

　　解析：大包属足太阴脾经腧穴，在胸外侧区，第6肋间隙，在腋中线上；期门属足厥阴肝经腧穴，在胸部，第6肋间隙，前正中线旁开4寸；大横属足太阴脾经腧穴，在腹部，脐中旁开4寸；日月属足少阳胆经腧穴，在胸部，第7肋间隙，前正中线旁开4寸。

161. 答案：ABC

　　解析：叩刺前针具及施术部位必须严格消毒，以防感染。

162. 答案：ACD

　　解析：通里属手少阴心经腧穴，主治：①心悸、怔忡、癔症等心病；②舌强不语、暴暗；③肘臂挛痛、手麻不仁、腋胁部痛、头项痛、瘰疬。通里穴宜直刺0.3~0.5寸，不宜深刺，以免伤及血管和神经。

163. 答案：ABC

　　解析：腹痛脾阳不振证应取脾俞、章门、神阙，而选项中的神阙、关元、公孙为腹痛寒邪内积证的配穴。

164. 答案：ACD

　　解析：阳陵泉应属足少阳胆经腧穴。

165. 答案：AD

　　解析：足三阳经均可治疗神志病、热病；督脉可治疗神志病、脏腑病、妇科病、中风昏迷、热病、头面病。故足三阳经与督脉均可治疗的是神志病、热病。

模拟试卷（九）答案与解析

一、A 型题

1. 答案：A

解析：气滞指气的运行不畅，郁滞不通的病机变化。气滞于某一经络或局部，可出现相应部位的胀满、疼痛。刺痛为瘀血致病特点；冷痛为寒邪所致；乏力是气虚的表现。

2. 答案：C

解析：张从正认为人之生病，皆因邪气所致，主张"养生当论食补，治病当用药攻"，故治病应以祛邪为首务，治疗善用汗、吐、下三法，后世称之为"攻下派"或"攻邪派"。《伤寒杂病论》为东汉末年张仲景所著，是中医学第一部辨证论治专著。张介宾重视命门学说，强调温补肾阳和滋养肾阴在养生康复与防治疾病中的重要性。张元素重视药物经理论。

3. 答案：D

解析：根据五行理论推断脏腑相兼病变，可从他脏所主之色来推测五脏病的传变。心气虚病人，面见黑色，为水来乘火。脾虚的病人，面见青色，为木来乘土。

4. 答案：A

解析：脾气能够统摄周身血液，使之正常运行而不致溢于血脉之外。脾统血的作用是通过气摄血作用来实现的。

5. 答案：B

解析：真实假虚指病机的本质为"实"，但表现出"虚"的临床假象。一般是由于邪气亢盛，结聚体内，阻滞经络，气血不能外达所致。真实假虚，又称为"大实有羸状"。真虚假实指病机的本质为"虚"，但表现出"实"的临床假象。一般是由于正气虚弱，脏腑经络气血不足，功能减退，气化无力所致。真虚假实，又称为"至虚有盛候"。

6. 答案：D

解析：足阳明胃经入上齿中；手阳明大肠经入下齿中。

7. 答案：B

解析：对"阳虚则寒"所出现的虚寒证，治宜扶阳以抑阴，即"益火之源，以消阴翳"。阴寒证用寒者热之的方法。阴盛伤阳之证为虚实夹杂证，治疗祛寒温阳；阴损及阳之证为以阴虚为主的阴阳两虚证，治疗阴阳双补。

8. 答案：C

解析：痰饮致病特点的是阻滞气血运行、影响水液代谢、易于蒙蔽心神和致病广泛，变幻多端。影响新血液的生成是瘀血的致病特点。

9. 答案：C

解析：瘀血所致的崩漏证，因瘀血不去而出血不止，因此，应先活血化瘀，然后再进行补血，即先攻后补。

10. 答案：B

解析：本题考查切诊。大脉以脉来大而满指，波动幅度倍于平常为主要特征；洪脉以脉体宽大、充实有力为主要特征；革脉以浮而搏指，中空外坚，如按鼓皮为主要特征；此三脉均具有脉形宽大的特征。濡脉浮而细软，轻按可得，重按反不明显，显然不具备此项特征。

11. 答案：B

解析：嗜睡露睛多因脾虚清阳不升，或津液大伤，胞睑失养，启闭失常所致。肝胆风火上扰可见绿风内障。五脏六腑精气已衰，病属难治可见目窠内陷。血少不能上荣于目可见目眦淡白。

12. 答案：A

解析：本题考查临床表现鉴别。痰蒙心神以神情痴呆，意识模糊，甚则昏不知人，或神情抑郁，表情淡漠，喃喃独语，举止失常，或突然昏仆，不省人事，口吐涎沫，喉有痰声，并见面色晦暗，胸闷，呕恶，舌苔白腻，脉滑等症为主要特征。A 选项为痰火扰神的临床表现。

13. 答案：B

解析：肾阴将绝之危候会出现赭黑舌，舌质色赭带黑。干荔舌舌体极度失养，舌头敛缩有如荔枝干肉，为热极津枯，病危。猪腰舌舌面无苔，如去膜的猪腰。多见于热病伤阴，胃气将绝，主病危。雪花舌为舌起白色如雪花片，为脾阳将绝之危候。

14. 答案：C

解析：肠虚滑泻证指大肠阳气虚衰不能固摄，以大便滑脱不禁及阳虚症状为主要表现的证候。临床表现为下利无度，或大便失禁，甚则脱肛，腹痛隐隐，喜温喜按，畏寒神疲，舌淡，苔白滑，脉弱。

15. 答案：D

解析：本题考查消渴的诊断。上消肺热伤津证，以烦渴多饮，口干舌燥，尿频量多，舌边尖红，苔薄黄，脉洪数为主要表现；中消胃热炽盛证，以多食易饥，口渴，尿多，形体消瘦，大便干燥，苔黄，脉滑实有力为主要表现；下消肾阴亏虚证，以尿频量多，浑浊如脂膏，或尿甜，腰膝酸软，乏力，头晕耳鸣，口干唇燥，皮肤干燥、瘙痒，舌红苔少，脉细数为主要表现；下消阴阳两虚证，以小便频数，浑浊如膏，甚至饮一溲一，面容憔悴，耳轮干枯，腰膝酸软，四肢欠温，畏寒肢冷，阳痿或月经不调，舌苔淡白而干，脉沉细无力为主要表现。

16. 答案：B

解析：肺阴虚证指肺阴亏虚，虚热内生，肺失滋润，清肃失司，以干咳无痰，或少痰而黏及阴虚症状为主要表现的证候。临床表现为干咳无痰，或痰少而黏，甚或痰中带血，声音嘶哑，形体消瘦，口干咽燥，五心

烦热，潮热盗汗，两颧潮红，舌红少津，脉细数。

17. 答案：B

解析：患者近 1 月内发作头晕目眩，耳聋耳鸣属于肾阴不足证，多伴见牙齿松动，失眠遗精，口燥咽干，五心烦热，盗汗，腰膝酸软等症状。就诊时新发咳嗽咯血，辨证为肾水不足累及肺阴，导致肺肾阴虚，临床常见咳嗽痰少，动则气促，间或咯血，腰膝酸软，消瘦，骨蒸潮热，盗汗遗精，颧红，舌红苔少，脉细数。

18. 答案：D

解析：痰热壅肺证指痰热交结，壅滞于肺，肺失清肃，以咳嗽，痰黄稠及痰热症状为主要表现的证候。临床表现为咳嗽，气喘息粗，胸闷，或喉中痰鸣，咳痰黄稠量多，或咳吐脓血腥臭痰，胸痛，发热，口渴，小便短赤，大便秘结，舌红，苔黄腻，脉滑数。

19. 答案：A

解析：选项均为清热解毒药。青黛性味苦咸寒，归肝肺经；连翘性味苦辛微寒，归肺心小肠经；穿心莲性味苦寒，归肺胃大肠小肠肝胆膀胱经；大青叶性味苦寒，归心肺胃经。

20. 答案：B

解析：瞿麦、萹蓄均为利尿通淋药，前者尚能活血通经，后者尚能杀虫、止痒。

21. 答案：A

解析：天麻的功效是息风止痉，平抑肝阳，祛风通络止痛。僵蚕的功效是息风止痉，祛风止痛，化痰散结。只有这组药是既能息内风，又能祛外风。

22. 答案：C

解析：胆南星为天南星的加工炮制品，性味苦、微辛凉，归肺、肝、脾经，功效是清热化痰，息风定惊，主治痰热咳嗽、咯痰黄稠、中风痰迷、癫狂惊痫。

23. 答案：B

解析：温里药吴茱萸有小毒，内服的剂

量是 2～5g。

24. 答案：A

解析：理气药香附性平，主归肝、脾、三焦经。功能疏肝解郁，理气宽中，调经止痛；主治肝郁气滞胸胁胀痛，月经不调，乳房胀痛，脾胃气滞脘腹胀满。

25. 答案：C

解析：选项除皆能用治饮食积滞证外，莱菔子尚能降气化痰用治痰壅喘咳；鸡内金尚能健胃，涩精止遗、通淋化石，主治脾虚疳积，遗精遗尿，石淋涩痛；焦山楂尚能用治肉食积滞泻痢不爽。

26. 答案：A

解析：选项均为收涩药，均可止泻。诃子止泻宜煨用。芡实生用或麸炒用；赤石脂、禹余粮生用或醋煅用。

27. 答案：D

解析：白及为收敛止血要药，兼消肿生肌；主治体内外诸出血，及痈肿疮疡，皮肤皲裂，烧烫伤。

28. 答案：A

解析：当归四逆汤具有温经散寒，养血通脉之功。益气温经，和血通痹是黄芪桂枝五物汤的功用。温阳补血，散寒通滞是阳和汤的功用。温中补虚，缓急止痛是建中汤的功用。

29. 答案：C

解析：大秦艽汤功用祛风清热，养血活血。本方为治疗风邪初中经络之常用方，为"六经中风轻者之通剂也"（《医方集解·祛风之剂》）。以口眼㖞斜，舌强不能言语，手足不能运动，猝然发病为辨证要点。

30. 答案：A

解析：清暑益气汤中西瓜翠衣清热解暑，西洋参益气生津，养阴清热，共为君药。荷梗助清热解暑；石斛、麦冬助西洋参养阴生津，共为臣药。黄连苦寒泻火，以助清热祛暑之功；知母苦寒质润，泻火滋阴；竹叶甘

淡，清热除烦，共为佐药。甘草、粳米益胃和中，为使药。

31. 答案：C

解析：由症状可辨证为肾阳虚衰，不能温暖脾阳，脾失健运、脾肾虚寒之候而造成的泄泻。治宜予四神丸温肾暖脾，固肠止泻。

32. 答案：B

解析：银翘散与桑菊饮中均有连翘、桔梗、甘草、薄荷、芦根五药，功能辛凉解表而治温病初起。但银翘散用银花配伍荆芥、豆豉、牛蒡子、竹叶，解表清热之力强，为"辛凉平剂"；桑菊饮用桑叶、菊花配伍杏仁，肃肺止咳之力大，而解表清热之力逊于银翘散，故为"辛凉轻剂"。麻黄杏仁甘草石膏汤为"辛凉重剂"，清泄肺热之功尤著。

33. 答案：B

解析：酸枣仁汤功用养血安神，清热除烦。主治肝血不足，虚热内扰之虚烦不眠证。天王补心丹功用是滋阴养血，补心安神。甘麦大枣汤功用是养心安神，和中缓急。朱砂安神丸功用是镇心安神，清热养血。

34. 答案：D

解析：清胃散的组成是当归、黄连、生地、丹皮、升麻；玉女煎的组成是石膏、熟地黄、知母、麦冬、牛膝；芍药汤的组成是芍药、槟榔、大黄、黄芩、黄连、当归、官桂、甘草、木香；秦艽鳖甲散的组成是柴胡、鳖甲、地骨皮、秦艽、当归、知母。

35. 答案：C

解析：银翘散为辛凉平剂代表方；桑菊饮为辛凉轻剂代表方；正柴胡饮为平散风寒代表方；再造散为益气助阳解表常用方。

36. 答案：C

解析：心衰阳虚水泛证的临床表现为心悸，气短喘促，动则尤甚，或端坐不得卧，形寒肢冷，尿少肢肿，下肢尤甚，面色苍白

或晦暗，口唇青紫，舌淡暗，苔白，脉沉弱或沉迟。治宜温阳活血利水，代表方真武汤。

37. 答案：D

解析： 本题考查腹痛病的分型和治法。腹痛急起，剧烈拘急，得温痛减，遇寒尤甚，恶寒身蜷，手足不温，口淡不渴，小便清长，大便自可，苔薄白，脉沉紧为寒邪内阻证的临床表现，以散寒温里，理气止痛为治法；A 选项为饮食积滞证的治法；B 选项为肝郁气滞证的治法；C 选项为中虚脏寒证的治法。

38. 答案：B

解析： 心悸心虚胆怯证，病机核心为心气血两虚，胆气不足，心神失养。临床表现为心悸不宁，善惊易恐，坐卧不安，少寐多梦而易惊醒，恶闻声响，食少纳呆，苔薄白，脉细数或细弦。治法：镇惊定志，养心安神。代表方：安神定志丸。

39. 答案：B

解析： 该患者症状属于遗精之湿热下注证。其病机为湿热蕴滞，下扰精室，治宜清热利湿，其代表方为程氏萆薢分清饮。

40. 答案：A

解析： 本病主症为呕吐反复发作，又见胃中嘈杂，饥不欲食，可知为胃阴不足，胃失和降。胃中失于濡润，燥火上逆，可见口燥咽干等证。舌红少苔、脉细数为阴虚燥热之象。因此，本病诊断为呕吐，胃阴不足证。治法当滋养胃阴，降逆止呕。方用麦门冬汤。

41. 答案：C

解析： 便秘指大肠传导失司，排便周期延长，或周期不长，但粪质干结，排出艰难，或粪质不硬，虽有便意，但便而不畅的病证。血虚秘的临床表现为大便干结，面色无华，皮肤干燥，头晕目眩，心悸失眠健忘，口唇色淡，舌淡苔白，脉细。治法：养血滋阴，润燥通便。代表方：润肠丸。

42. 答案：D

解析： 痞满是由于中焦气机阻滞，脾胃升降失职，出现以脘腹满闷不舒为主症的病证。自觉胀满，触之无形，按之柔软，压之无痛为临床特点。痞满痰湿中阻证的临床表现为脘腹痞塞不舒，胸膈满闷，身重困倦，头昏纳呆，嗳气呕恶，口淡不渴，舌苔白厚腻，脉沉滑。治法除湿化痰，理气和中。代表方平胃散合二陈汤。

43. 答案：A

解析： 黄疸是指因外感湿热疫毒，内伤饮食、劳倦或病后，导致湿邪困遏脾胃，壅塞肝胆，疏泄失常，胆汁泛溢，或血败不华，引发以目黄、身黄、小便黄为主症的一种病证，其中目睛黄染是本病的重要特征。黄疸脾虚湿滞证的临床表现为面目及肌肤淡黄，甚则晦暗不泽，肢软乏力，心悸气短，大便溏薄，舌质淡，苔薄，脉濡细。治宜健脾养血，利湿退黄。代表方黄芪建中汤。

44. 答案：D

解析： 阳水湿热壅盛证的临床表现为遍体浮肿，皮肤绷急光亮，胸脘痞闷，烦热口渴，小便短赤，或大便干结，舌红，苔黄腻，脉沉数或濡数。治法：分利湿热。代表方：疏凿饮子。

45. 答案：A

解析： 本题考查鼓胀病的病机。鼓胀系指肝病日久，肝脾肾功能失调，气滞、血瘀、水停于腹中所导致的以腹胀大如鼓，皮色苍黄，脉络暴露为主要临床表现的一种病证。本病在古医籍中又称单腹胀、臌、蜘蛛蛊等。其中，肝脾血瘀证以腹大坚满，按之不陷而硬，青筋怒张，胁腹刺痛拒按，面色晦暗，头颈胸臂等处可见红点赤缕，唇色紫褐，大便色黑，肌肤甲错，口干饮水不欲下咽，舌质紫暗或边有瘀斑，脉细涩为主要临床表现，治法当活血化瘀，行气利水；B 选项为气滞湿阻证；C 选项为脾肾阳虚证；D 选项为湿热蕴结证。

46. 答案：C

解析： 癃闭属于浊瘀阻塞证的临床表现为小便点滴而下，或尿如细线，甚则阻塞不通，小腹胀满疼痛，舌紫暗，或有瘀点，脉涩。治宜行瘀散结，通利水道。代表方代抵当丸。

47. 答案：B

解析： 柔痉是指外邪伤及太阳经脉而呈表虚有汗之痉病。刚痉是指风寒伤及太阳筋脉而呈表实无汗之痉病。二者最简单的鉴别为柔痉有汗，刚痉无汗。突然昏倒，手足抽搐，片刻即苏为痫证，而痉病常呈持续性发作。头部或肢体摇动、颤抖，不能自制为颤证的主症，肢体摇动幅度相对痉证小。

48. 答案：A

解析： 便血脾胃虚寒证的临床表现为便血紫暗，甚则黑色，腹痛隐隐，喜热饮，面色不华，神倦懒言，便溏，舌质淡，脉细。治宜健脾温中，养血止血。代表方黄土汤。

49. 答案：D

解析： 肥胖痰湿内盛证的临床表现为形盛体胖，身体重着，肢体困倦，胸膈痞满，喜食肥甘醇酒，神疲嗜卧，苔白腻或白滑，脉滑。

50. 答案：B

解析： 遗精君相火旺证的临床表现为少寐多梦，梦则遗精，阳事易举，心中烦热，头晕目眩，口苦胁痛，小溲短赤，舌红，苔薄黄，脉弦数。治宜清心泻肝。代表方黄连清心饮。

51. 答案：D

解析： 腰痛是指因外感、内伤或挫闪导致腰部气血运行不畅，或失于濡养，引起腰脊以及脊两旁疼痛为主要症状的一种病证。瘀血腰痛的临床表现为腰痛如锥刺或如折，痛有定处，日轻夜重，痛势轻者俯仰不利，重者不能转侧，痛处拒按，或伴血尿，舌质

紫暗，或有瘀斑，脉涩，病势急暴，突然发病者，多有闪挫跌打外伤史。治宜活血化瘀，理气通络。代表方身痛逐瘀汤、抵当汤。

52. 答案：A

解析： 皮肤针法有三种刺激强度：①弱刺激：用较轻的腕力进行叩刺，针尖垂直叩打皮肤后立即弹起，针尖接触皮肤时间短。②中等刺激：用中等的腕力进行叩刺，使针尖垂直叩打在皮肤上，针尖接触皮肤时间略长，立即弹起。③强刺激：用中重腕力进行叩刺，使针尖垂直叩打在皮肤上，针尖接触皮肤时间长，再弹起。

53. 答案：A

解析： 患者胃痛剧烈，遇热加重，属实证，针灸的原则为实则泻之。

54. 答案：B

解析： 寒性病治疗宜深刺而久留，以达温经散寒的目的，即寒则留之。浅刺疾出适用于热性病的治疗。轻插重提、吸气时进针，呼气时出针均属泻法，患者为虚寒证，根据虚则补之的原则，应使用补法，而非泻法。

55. 答案：B

解析： 选项中的穴位均为五输穴中的井穴。隐白属足太阴脾经井穴，主治妇科病、出血证、癫狂、多梦、惊风及腹满、暴泻；厉兑、少冲、涌泉均可治疗癫狂等神志病，但不可治疗妇科病。

[56～58] 答案：C、D、C

解析： 胸痹心肾阴虚证的临床表现为心痛，憋闷，心悸，盗汗，虚烦不寐，腰膝酸软，头晕，耳鸣，口干，便秘，舌红少津，苔薄或剥，脉细数或促代。其治法为滋阴清火，养心和络。代表方为天王补心丹合炙甘草汤。若患者出现纳呆食少，呕吐涎沫，气短咳逆，为脾阳不运，水饮上逆的表现，宜配合应用苓桂术甘汤，该方具有温阳化饮、健脾利水的作用，主治脾胃阳虚，水饮不

化，上凌心肺。

[59～61] 答案：D、B、C

解析：肺痨是具有传染性的慢性虚弱性疾患，以咳嗽，咯血，潮热，盗汗及身体逐渐消瘦为主要临床表现。肺痨肺阴亏虚证的临床表现为干咳，咳声短促，或咳少量黏痰，或痰中带有血丝，色鲜红，胸部隐隐闷痛，午后自觉手足心热，或见少量盗汗，皮肤干灼，口干咽燥，疲倦乏力，纳食不香，舌尖边红，苔薄白，脉细数。其治法以滋阴润肺为主。代表方为月华丸，该方出自清代程钟龄的《医学心悟》，是治疗肺痨的常用处方，适用于阴虚咳嗽，具有滋阴益肺，行气化痰的作用。

[62～64] 答案：B、C、D

解析：心悸邪毒犯心证的临床表现为心悸，胸闷，气短，左胸隐痛，发热，恶寒，咳嗽，神疲乏力，口干渴，舌质红，少津，苔薄黄，脉细数或结代。其治法为清热解毒，益气养阴。代表方为银翘散合生脉散。

[65～67] 答案：C、D、B

解析：眩晕痰湿中阻证的临床表现为眩晕，头重昏蒙，或伴视物旋转，胸闷恶心，呕吐痰涎，食少多寐，舌苔白腻，脉濡滑。其治法为化痰祛湿，健脾和胃。代表方为半夏白术天麻汤。

[68～70] 答案：D、D、C

解析：根据患者主症可辨病为带下病，治疗应补益肾气，健脾利湿，固摄带脉，以足少阳经、任脉及足太阴经穴为主。带脉穴固摄带脉，调理经气；中极可利湿化浊，清利下焦；白环俞助膀胱之气化以化湿邪；三阴交健脾利湿，调理肝肾以止带；阴陵泉健脾利湿以止带，故治疗带下病的主穴为带脉、中极、白环俞、三阴交、阴陵泉。根据患者的症状及体征，可辨证为湿热下注证，宜配用水道、次髎、行间。关元、肾俞为肾虚不固证配穴；气海、足三里、脾俞为脾虚湿盛证配穴。

[71～73] 答案：C、B、D

解析：根据患者症状及体征，可辨病为咽喉肿痛虚证之肾阴不足证。病位在咽喉，咽通于胃，喉为肺系，肾经上循咽喉。治疗应滋养肾阴，清热降火，以足少阴、手太阴经穴为主；足阳明、手太阴经穴为咽喉肿痛实证的主取经穴。患者为肾阴不足证，且入夜发热，宜配用三阴交、复溜；风池、外关为咽喉肿痛外感风热证的配穴；商阳、鱼际为肺胃实热证的配穴；廉泉、天突属治疗咽喉肿痛的主穴，可疏导咽部之气血以治标。该患者为咽喉肿痛实证，宜鱼际穴点刺出血，用毫针泻法。

74. 答案：C

解析：医德规范的本质是全人类性与阶级性的统一；是稳定性与变动性的统一。医德规范的特点：①现实性与理想性的统一；②普遍性与先进性的统一；③一般性与特殊性的统一；④稳定性与变动性的统一；⑤实践性与理论性的统一。

75. 答案：C

解析：医生的义务包括：①医生必须承担诊治的义务；②解除痛苦的义务；③解释说明的义务；④保密的义务；⑤社会义务。

76. 答案：B

解析：以师承方式学习传统医学满3年或者经多年实践医术确有专长的，经县级以上人民政府卫生行政部门确定的传统医学专业组织或者医疗、预防、保健机构考核合格并推荐，可以参加执业医师资格或者执业助理医师资格考试。考试的内容和办法由国务院卫生行政部门另行制定。

77. 答案：D

解析：第十八条：终止医师执业活动2年以上的，申请重新执业，应当由规定的机构考核合格，并依照规定重新注册。

78. 答案：D

解析：根据对患者人身造成的损害程度，医疗事故分为四级：一级：造成患者死亡、重度残疾的；二级；造成患者中度残疾、器官组织损伤导致严重功能障碍的；三级：造成患者轻度残疾、器官组织损伤导致一般功能障碍的；四级：造成患者明显人身损害的其他后果的。

79. 答案：B

解析：医生的十条职业责任：①提高业务能力的责任；②对患者诚实的责任；③为患者保密的责任；④与患者保持适当关系的责任；⑤提高医疗质量的责任；⑥促进享有医疗的责任；⑦对有限的资源进行公平分配的责任；⑧对科学知识负有责任；⑨通过解决利益冲突维护信任的责任；⑩对职责负有责任。

80. 答案：A

解析：发生医疗事故争议时，死亡病例讨论记录、疑难病例讨论记录、上级医师查房记录、会诊意见、病程记录应当在医患双方在场的情况下封存和启封。封存的病历资料可以是复印件，由医疗机构保管。

81. 答案：A

解析：有下列情形之一的，不属于医疗事故：①在紧急情况下为抢救垂危患者生命而采取紧急医学措施造成不良后果的；②在医疗活动中由于患者病情异常或者患者体质特殊而发生医疗意外的；③在现有医学科学技术条件下，发生无法预料或者不能防范的不良后果的；④无过错输血感染造成不良后果的；⑤因患方原因延误诊疗导致不良后果的；⑥因不可抗力造成不良后果的。

二、B型题

[82～83] 答案：B、B

解析：阴阳互损，指在阴或阳任何一方虚损的前提下，病变发展影响到相对的另一方，形成阴阳两虚的病机变化。"阴损及阳，阳损及阴"以阴阳偏衰为基础，以阴阳互根互用关系失常为原理。阴阳互根，是阴阳之间的相互依存，互为根据和条件。阴阳双方均以对方的存在为自身存在的前提和条件。

因为阳根于阴，阴根于阳，阴与阳相互依赖，缺少任何一方，则另一方也就不复存在了，即"阴阳离决，精气乃绝"。

[84～85] 答案：A、B

解析：《灵枢·口问》言："心者，五脏六腑之主也。目者，宗脉之所聚也，上液之道也。口鼻者，气之门户也。"

[86～87] 答案：A、D

解析：脾胃虚弱所致泄泻多表现为大便时溏时泻，迁延反复，稍有饮食不慎，则大便次数增加，夹见水谷不化。肾阳虚衰所致泄泻多表现为黎明前脐腹作痛，肠鸣即泻，完谷不化，泻后则安，形寒肢冷，腹部喜暖，腰膝酸软。

[88～89] 答案：A、C

解析：癫狂的治疗原则为调整阴阳。初期治疗当理气解郁，泻火豁痰，化瘀通窍；后期治疗当补益心脾，滋阴养血，调整阴阳。

[90～91] 答案：A、C

解析：发散风寒药白芷功能解表散寒，祛风止痛，宣通鼻窍，燥湿止带，消肿排脓；主治风寒感冒，阳明经疼痛，鼻衄鼻渊，带下，疮疡肿痛。发散风寒药防风功能祛风解表，胜湿止痛，止痉；主治风寒感冒头痛，风湿痹痛，风疹瘙痒，破伤风。

[92～93] 答案：B、A

解析：紫草、水牛角均能清热凉血，解毒。紫草尚能活血，透疹消斑；水牛角尚能定惊。竹叶、淡竹叶均能清热泻火，除烦止渴，利尿。竹叶生津力佳；淡竹叶尚能通淋。

[94～95] 答案：B、C

解析：通窍活血汤主治瘀阻头面之头痛昏晕。膈下逐瘀汤主治膈下瘀血证。血府逐瘀汤主治胸中血瘀证。少腹逐瘀汤主治少腹寒凝血瘀证。

[96～97] 答案：A、C

解析：半夏泻心汤中半夏、干姜、黄芩、黄连四味相伍，具有寒热平调，辛开苦降之用。羚角钩藤汤以凉肝息风为主，配伍滋阴、化痰、安神之品，标本兼治，为凉肝息风法的代表方。

[98～99] 答案：C、B

解析：痴呆之髓海不足证，治宜滋补肝肾，生精养髓，选用七福饮。痴呆之脾肾亏虚证，治宜温补脾肾，养元安神，选用还少丹。

[100～101] 答案：D、A

解析：消渴之上消肺热津伤证，临床表现：口渴多饮，口舌干燥，尿频量多，烦热多汗；舌边尖红，苔薄黄，脉洪数。治法：清热润肺，生津止渴。代表方：消渴方。消渴之中消气阴亏虚证，临床表现：口渴引饮，能食与便溏并见，或饮食减少，精神不振，四肢乏力，体瘦；舌质淡红，苔白而干，脉弱。治法：益气健脾，生津止渴。代表方：七味白术散。

[102～103] 答案：C、D

解析：点刺法多用于指、趾末端和头面、耳部，如十宣、十二井穴、印堂、攒竹、耳尖等穴；刺络法多用于曲泽、委中等肘膝关节附近等有明显浅表血络或静脉的部位，治疗急性吐泻、中暑、发热等；散刺法多用于局部瘀血、血肿或水肿、顽癣等；挑刺法常用于比较平坦的利于挑提牵拉的部位，如背俞穴，多用于治疗肩周炎、胃痛、颈椎病、失眠、支气管哮喘、血管神经性头痛等较顽固的反复发作性疾病。

[104～105] 答案：B、A

解析：少泽属手太阳小肠经井穴，在手指，小指末节尺侧，指甲根角侧上方0.1寸（指寸）；少冲属手少阴心经井穴，在手指，小指末节桡侧，指甲根角侧上方0.1寸（指寸）；少商属手太阴肺经井穴，在手指，拇指末节桡侧，指甲根角侧上方0.1寸；商阳属手阳明大肠经井穴，在手指，食指末节桡侧，指甲根角侧上方0.1寸。

三、X型题

106. 答案：BD

解析：阴或阳的偏盛，是指"邪气盛则实"的实证，可采用实则泻之或损其有余的原则。阴阳偏衰则采用虚则补之或补其不足的治则。

107. 答案：BD

解析：导致五行相侮的原因有"太过"和"不及"两种情况。太过所致的相侮：五行中的所胜一行过于强盛，使原来克制它的一行不仅不能克制它，反而受到它的反向克制。即"气有余则侮所不胜"。不及所致的相侮：五行中所不胜一行过于虚弱，不仅不能制约其所胜一行，反而受到其反向克制。即"其不及则己所胜轻而侮之"。"气有余则制己所胜"和"其不及则己所不胜侮而乘之"则属于相乘的两种情况。

108. 答案：ABCD

解析：形成阳偏胜的原因，多由于感受温热阳邪，或虽感受阴邪而从阳化热（与体质相关）；也可由于情志内伤，五志过极而化火；或因气滞、血瘀、食积等郁而化热所致。

109. 答案：AD

解析：肺主一身之气，指肺主司一身之气的生成和运行的功能。肺主一身之气的生成，尤其体现于宗气的生成。肺为气之主宰，对全身气机具有调节作用。宣发津液和朝百脉为肺的其他两个生理功能。

110. 答案：AC

解析：《素问·六元正纪大论》言："用寒远寒，用凉远凉，用温远温，用热远热，食宜同法。"这些都属于"因时制宜"治则的注意事项。寒因寒用和热因热用为反治法。

111. 答案：ABCD

解析：结石多发于肝、胆、肾和膀胱等腔性脏腑，易阻气机，损伤脉络，阻塞通道，多发绞痛。结石多为湿热内蕴，日久煎熬而成，故大多数结石的形成过程缓慢。

112. 答案： AD

解析： 热极生风常见高热惊厥，神昏抽搐。肝阳化风常见肢麻震颤，眩晕欲仆。血虚生风，是指血液虚少，筋脉失养而动风的病机变化；临床可见肢体麻木不仁，筋肉瞤动，甚则手足拘挛不伸等症。阴虚风动，指阴气衰竭，宁静、抑制功能减退而动风的病机变化；临床可见筋挛肉瞤，手足蠕动等动风症状。

113. 答案： ABCD

解析： 由于肺、脾、肾、肝及三焦等对水液代谢均具有重要作用，故痰饮的形成，多与肺、脾、肾、肝及三焦的功能失常密切相关。肺主宣发肃降，为水之上源，如肺失宣降，水道不利，津液输布失司，则聚水而生痰饮；脾主运化水液，为制水之脏，脾失健运，水湿内生，可以凝聚生痰；肾主水，肾阳不足，水液不得蒸化，也可停而化生痰饮；肝主疏泄，主调畅一身气机，若肝失疏泄，气机郁滞，津液停积可为痰为饮；三焦为决渎之官，是水液运行的通道，若水道不利，津液失布，亦能聚水生痰。

114. 答案： AB

解析： 心阴不足容易产生虚热，所以出现心神不宁。因阴虚内热迫血流薄疾，故血行加速，脉细且数。血脉失盈为心气心血亏虚的病理变化。

115. 答案： AB

解析： 湿浊内生，又称"内湿"，指由于脾气的运化水液功能障碍而引起湿浊蓄积停滞的病机变化。由于内生之湿多因脾虚。脾主运化有赖于肾阳的温煦气化。因此，内湿不仅由脾阳虚津液不化而形成，在肾阳虚衰时，亦必然影响及脾之运化而导致湿浊内生。内燥形成与肺密切相关；内风形成与肝密切相关。

116. 答案： ABCD

解析： 痿软舌指舌体软弱，无力伸缩，痿废不用。主气血俱虚，阴亏已极。临床意义包括：舌痿软，淡白无华，为气血俱虚；舌痿软，红绛少苔或无苔，为外感病后期，热极伤阴，或内伤杂病，阴虚火旺；舌红干而渐痿，为肝肾阴亏。

117. 答案： ABCD

解析： 耳鸣指自觉耳内有响声，如潮水或蝉鸣。若突发耳鸣，声大如雷，按之尤甚，为实证，肝胆火扰，肝阳上亢，或痰火壅结、气血瘀阻、风邪上袭，或药毒损伤耳窍；若渐起耳鸣，声细如蝉，按之可减，或耳渐失聪而听力减退，为虚证，肾精亏虚，或脾气亏虚，清阳不升，或肝阴、肝血不足，髓海失充，耳窍失养。

118. 答案： BC

解析： 痢疾常见于夏秋季节，多有不洁饮食史或接触史。常见病因包括外感时邪疫毒、饮食不节。总病机为邪蕴肠腑，气血壅滞，传导失司，脂膜血络受伤而成痢。

119. 答案： ABD

解析： 口黏腻为脾虚湿盛。口酸表现为自觉口中黏腻不适者为湿浊困阻中焦；口酸表现为口中泛酸水或有酸馊味者为肝胃郁热或伤食证；口酸表现为口中泛吐酸水，嗳气不适，脘腹疼痛者为肝火横逆犯胃，木郁作酸；口酸表现为口中有酸馊味，口气酸臭者为暴饮暴食，损伤胃肠，食积不化，胃中浊气上泛。

120. 答案： AC

解析： 虚实真假包括"真虚假实证"与"真实假虚证"两个类型，指本证多虚证（实证），反见某些实证征象（虚证征象），即至虚有盛候（大实有羸状）。虚实转化包括"因实致虚"与"因虚致实"两个类型，均指在疾病的过程中，有些本来是实证（虚证），在一定条件下，转化为虚证（实证）。如脏腑功能失常导致的痰、食、血、津液等凝结不通，成为因虚致实。

121. 答案： ABCD

解析： 表虚里实指内有痰瘀食积，但卫气不固。临床表现可见自汗恶风、腹胀拒按、纳呆、腹痛便秘、苔厚等。

122. 答案：ABCD

　　解析： 血瘀证指瘀血内阻，以疼痛、肿块、出血、瘀血色脉征为主要表现的证候。临床表现包括：疼痛特点为痛如针刺、痛处拒按、固定不移、常在夜间痛甚。肿块在体表者，色呈青紫；在腹内者触之坚硬，推之不移。出血的特点是出血反复不止，色紫暗或夹有血块。瘀血色脉征主要有面色黧黑，或唇甲青紫，或肌肤甲错，或皮肤出现丝状红缕，或皮下紫斑，或腹露青筋，舌质暗紫、紫斑、紫点，或舌下络脉曲张，脉涩或结、代等。

123. 答案：ACD

　　解析： 水停证指体内水液停聚，以肢体浮肿、小便不利，或腹大胀满、舌质淡胖等为主要表现的证候。临床表现为头面、肢体，甚或全身浮肿，按之凹陷不起，或为腹水而见腹部膨隆、叩之音浊，小便短少不利，周身困重，舌淡胖，苔白润，脉濡或缓。

124. 答案：ABCD

　　解析： 肝胃不和证的主要病机是肝气郁结，横逆犯胃，胃失和降。肝气郁结，疏泄失职，则见情志郁闷，善太息，或烦躁易怒，胸胁胀痛；肝气横逆，气滞于胃，胃气上逆，则表现为胃脘胀痛，呃逆嗳气；气郁胃中而生热，可见吞酸嘈杂。若肝气郁结日久，影响血液运行而致血瘀，则表现为胁肋胃脘疼痛固定，痛如针刺，甚则损伤脉络，而见呕血、黑便。

125. 答案：BCD

　　解析： 气分证指温热病邪内入脏腑，正盛邪实，阳热亢盛所表现的证候。是温热病病势极盛的里实热阶段。临床表现为发热，不恶寒，反恶热，汗出，口渴，心烦，尿赤，舌红，苔黄，脉数；或兼咳喘、胸痛，咳痰黄稠；或兼心中懊侬，坐卧不安；或兼日晡潮热，腹满胀痛拒按，时或谵语，狂乱，便秘或纯利稀水；或兼胁痛，口苦，干呕，脉弦数等。

126. 答案：ABCD

　　解析： 活血化瘀药牛膝性平，功能逐瘀通经，补肝肾，强筋骨，利尿通淋，引血下行。主治瘀血经闭，跌仆损伤，足膝酸痛，淋证，水肿，气火逆上、阴虚阳亢之吐血衄血，牙痛口疮，头痛眩晕。

127. 答案：BC

　　解析： 温化寒痰药白附子、天南星均性温，功能祛风痰，燥湿痰；主治风痰，湿痰。

128. 答案：ABCD

　　解析： 化痰止咳平喘药马兜铃苦寒、含马兜铃酸，长期、大剂量服用可引起肾脏损害，儿童及老年人应慎用，虚寒咳喘者应慎用，脾虚便溏者慎用。

129. 答案：BC

　　解析： 磁石功能镇惊安神，平肝潜阳，聪耳明目，纳气平喘；主治惊悸失眠，肝阳上亢证，视物昏花，耳鸣耳聋，肾虚气喘。

130. 答案：BCD

　　解析： 选项均为平抑肝阳药，珍珠母、石决明均有清肝明目功效，可治目赤肿痛，视物昏花。蒺藜能祛风明目，可治风热目赤肿痛。牡蛎不具有明目功效。

131. 答案：ABC

　　解析： 石菖蒲功能开窍豁痰，醒神益智，化湿开胃；主治痰蒙清窍，神昏癫痫，健忘失眠，湿阻中焦证。

132. 答案：ABD

　　解析： 选项均为补气药，西洋参、党参、蜂蜜均归脾肺经，能补脾肺之气。白术只入脾胃经，以治脾胃气虚为优。

133. 答案：BCD

　　解析： 巴戟天、续断为补阳药，均能补肝肾，强筋骨，主治肾虚骨痿，腰膝酸软。巴戟天尚能祛风湿，续断味辛能续折伤，止崩漏。骨碎补、土鳖虫为活血疗伤药，均能活血疗伤止痛，用于跌仆损伤，筋伤骨折。故除外巴戟天均可用治筋伤骨折。

134. 答案：ABD

解析： 二者均为收涩药，均能敛肺止咳，涩肠止泻，生津止渴。五味子收敛功能全面，可收敛止汗，固精缩尿，尚能益气，补益心肾，宁心安神；乌梅尚能安蛔止痛，但不具有收敛止汗作用。

135. 答案：ABCD

解析： 选项均为攻毒杀虫止痒药，均能解毒（攻毒/杀虫）疗疮，可用治疮疡。雄黄尚能燥湿祛痰，截疟；蜂房祛风止痛；白矾燥湿，止血止泻，祛除风痰；蟾酥开窍醒神。

136. 答案：ABC

解析： 小金丹的组成为白胶香、草乌、五灵脂、地龙、木鳖、没药、当归身、乳香、麝香、墨炭。小活络丹的组成为川乌、草乌、地龙、天南星、乳香、没药。犀黄丸的组成为人工牛黄、乳香、没药、麝香。失笑散包含蒲黄、五灵脂。故只有失笑散不含有乳香、没药。

137. 答案：BD

解析： 麦门冬汤功用滋养肺胃，降逆下气。主治虚热肺痿、胃阴不足证。百合固金汤主治肺肾阴亏，虚火上炎证。琼玉膏主治肺肾阴亏之肺痿。

138. 答案：BD

解析： 清胃散的组成为生地黄、当归身、牡丹皮、黄连、升麻。青蒿鳖甲汤的组成为青蒿、鳖甲、生地、知母、牡丹皮。清营汤的组成为犀角、生地黄、玄参、竹叶心、麦冬、丹参、黄连、银花、连翘。清骨散的组成为银柴胡、胡黄连、秦艽、鳖甲、地骨皮、青蒿、知母、甘草。故清胃散和青蒿鳖甲汤含有牡丹皮。

139. 答案：ABCD

解析： 九味羌活汤主治外感风寒湿邪，内有蕴热证。五积散主治外感风寒，内伤生冷证。大青龙汤主治外感风寒，内有郁热证。防风通圣散主治风热壅盛，表里俱实证。

140. 答案：BCD

解析： 易黄汤功用补益脾肾，清热祛湿，收涩止带。主治脾肾虚弱，湿热带下。

141. 答案：BC

解析： 九仙散的组成为罂粟壳、五味子、乌梅、人参、阿胶、款冬花、桑白皮、贝母、桔梗。乌梅丸的组成为乌梅、细辛、蜀椒、桂枝、干姜、附子、黄连、黄柏、人参、当归。故人参、乌梅为两者的共同药物。

142. 答案：ABC

解析： 一贯煎主治肝肾阴虚，肝气郁滞证。佐以少量川楝子，疏肝泄热，理气止痛，顺肝条达之性，平其横逆，又能引诸药直达肝经，该药性虽苦寒，但与大量甘寒滋阴养血药相配伍，则无苦燥伤阴之弊。

143. 答案：ABCD

解析： 补中益气汤主治：①脾胃气虚证。饮食减少，体倦肢软，少气懒言，面色萎黄，大便稀薄，脉虚软。②气虚下陷证。脱肛，子宫脱垂，久泻，久痢，崩漏等，伴气短乏力，舌淡，脉虚。③气虚发热证。身热自汗，渴喜热饮，气短乏力，舌淡，脉虚大无力。

144. 答案：ABD

解析： 磁朱丸、朱砂安神丸、珍珠母丸均有重镇安神之功。磁朱丸伍用磁石，长于重镇安神，交通心肾，主治肾阴不足，心阳偏亢，心肾不交之心悸、失眠、耳鸣、视物昏花等症；而朱砂安神丸又伍黄连、生地、当归，长于镇心泻火，养血滋阴，主治心火亢盛、阴血不足之心悸失眠。珍珠母丸为治阴血不足，心肝阳亢，神志不安证之常用方。交泰丸功用交通心肾，主治心火偏亢，心肾不交证。

145. 答案：ACD

解析： 小柴胡汤功用和解少阳。主治伤寒少阳证；妇人中风，热入血室；疟疾、黄疽等病而见少阳证者。

146. 答案：ABC

　　解析：胁痛之肝郁气滞证的代表方为逍遥散或柴胡疏肝散，若气郁化火，症见胁肋掣痛，口干口苦，烦躁易怒，溲黄便秘，舌红苔黄，脉弦，可加用龙胆泻肝汤。

147. 答案：AB

　　解析：阴黄的证候有寒湿阻遏证、瘀血阻滞证；胆腑郁热证属于阳黄的证候；肝脾不调证是黄疸消退后的证候。

148. 答案：CD

　　解析：痿证的病因包括：感受温毒、湿热浸淫、饮食毒物所伤、久病房劳、跌仆瘀阻。外邪壅络、热盛津伤是痉证的病因。

149. 答案：BD

　　解析：突然昏仆，不省人事，口噤不开，诊断为中风之中脏腑；面赤身热，躁扰不宁；苔黄腻，脉弦滑而数为阳闭的表现。诊断为中脏腑之阳闭。治宜清热化痰，开窍醒神。代表方羚羊角汤合用安宫牛黄丸。

150. 答案：BCD

　　解析：消渴是由先天禀赋不足、饮食不节、情志失调、劳倦内伤等导致阴虚内热，以多饮、多食、多尿、乏力、消瘦或尿有甜味为主要症状的病证。

151. 答案：ABCD

　　解析：肺痈属实热证，脓毒为邪气盘踞之根，故清肺要贯穿始终。脓未成应着重清肺消痈；脓已成应排脓解毒。溃脓期以清除肺中余热为主，重在清肺。恢复期以补肺为主，重在清养，不可滥用温补。

152. 答案：ABCD

　　解析：郁证的基本病机为气机郁滞，脏腑功能失调。愤恨恼怒，致使肝失条达，气机不畅，而成肝气郁结；忧思疑虑则伤脾，致使脾失健运，聚湿成痰，而成痰气郁结；情志过极伤于心，致心失所养，神失所藏，心神失常；心之气血不足，脾失健运，气血生化不足，而致心脾两虚；郁火伤阴，肾阴亏耗，心神失养，又易出现心肾阴虚之证。

153. 答案：AD

　　解析：胸痹之痰浊闭阻证，治法通阳泄浊，豁痰宣痹；代表方瓜蒌薤白半夏汤合涤痰汤；前方偏于通阳行气；后方偏于健脾益气，豁痰开窍。

154. 答案：AC

　　解析：疟疾之寒疟，治法和解表里，温阳达邪；代表方柴胡桂枝干姜汤合截疟七宝饮；前方和解表里，温阳达邪；后方具有截疟化痰、运脾和胃作用。

155. 答案：ACD

　　解析：颤证的常见证型为风阳内动证、痰热风动证、气血亏虚证、髓海不足证、阳气虚衰证。

156. 答案：ABCD

　　解析：不寐失治误治可发生病机转化。肝郁化火证，火热伤阴耗气，则由实转虚；心脾两虚者，饮食不当，更伤脾胃，使气血愈虚，食积内停，而见虚实夹杂；如温燥太过，易致阴虚火旺；属心肾不交者，可进一步发展为心火独亢，肾水更虚之证。

157. 答案：ABD

　　解析：痿证之肝肾不足证，尤以下肢痿软、腰膝酸软为主，常伴有肝肾阴虚的表现，治疗宜补益肝肾，滋阴清热；痿证之湿热浸淫证，症见肢体痿软无力且困重，常伴有身热脘闷等湿热困阻的表现，治疗宜清热利湿，通利经脉；痿证之脾胃虚弱证，症见肢体痿软，神疲倦怠，纳呆便溏，治疗宜补中益气，健脾升清为主，因未见泄泻、滑脱等中气下陷的症状，不宜使用升阳举陷法；痿证之脉络瘀阻证，症见四肢痿弱，肌肉瘦削，手足麻木不仁，伴有疼痛不适，治疗宜益气养营，活血化瘀，以恢复气血周行为要。

158. 答案：ACD

　　解析：大横属足太阴脾经腧穴，在腹部，脐中旁开4寸；期门属足厥阴肝经腧穴，在胸部，第6肋间隙，前正中线旁开4寸；

日月属足少阳胆经腧穴，在胸部，第7肋间隙，前正中线旁开4寸；三个腧穴均位于前正中线旁开4寸。天池是手厥阴心包经腧穴，在胸部，第4肋间隙，前正中线旁开5寸。

159. 答案：BCD

解析：隔盐灸常用于治疗急性寒性腹痛、吐泻、痢疾、小便不利、中风脱证等。瘰疬可用瘢痕灸或隔蒜灸治疗。

160. 答案：ABCD

解析：委中属足太阳膀胱经腧穴，主治：①腰背痛、下肢痿痹等腰及下肢病症；②腹痛、急性吐泻等急症；③瘾疹、丹毒；④小便不利、遗尿。

161. 答案：BD

解析：阳白属足少阳胆经腧穴。角孙属手少阳三焦经腧穴，故正确答案为BD。

162. 答案：AB

解析：刮法、弹法可用于一些不宜施行大角度捻转的腧穴；摇法及震颤法可用于部位较为浅表的腧穴；飞法可用于某些肌肉丰厚部位的腧穴。

163. 答案：AD

解析：四个腧穴均属于手太阴肺经，鱼际、孔最可治疗失音，太渊和尺泽无此功效。

164. 答案：BC

解析：因太溪位于膝关节以下，故牙痛选太溪穴属远部选穴；对病变部位明显的疾病，辨证选穴是治病求本原则的体现，故肾虚牙痛选足少阴肾经的太溪穴亦体现了辨证选穴的原则。

165. 答案：ABC

解析：根据"阴井木、阳井金"的规律可知，阴经的合穴及阳经的荥穴属水；少海为手少阴心经合穴，属水，故为本题错误选项。后溪为手太阳小肠经输穴，属木；涌泉为足少阴肾经井穴，属木；复溜为足少阴肾经经穴，属金。

模拟试卷（十）答案与解析

一、A 型题

1. 答案：C

解析：血是机体精神活动的主要物质基础。血液充盛，则精神充沛，神志清晰，感觉灵敏，思维敏捷。反之，血液亏耗，血行异常，则可出现不同程度的精神情志方面的病证，如神疲、失眠、健忘、多梦、惊悸、烦躁，甚至神志恍惚、谵妄、昏迷等。

2. 答案：B

解析：发病的基本原理是正气不足，是疾病发生的内在因素；邪气是发病的重要条件；邪正相搏胜负决定发病与否。

3. 答案：D

解析：肾水为母，肝木为子，肾藏精以滋养肝血为水生木。滋养肺肾之阴属于金生水；补肝血以养心血属于木生火；健脾生气以补益肺气属于土生金。

4. 答案：D

解析：小肠泌别清浊的功能失常，清浊不分，就会出现尿少而便溏泄泻等症。临床上，以"利小便所以实大便"的方法治疗泄泻，就是"小肠主泌别清浊"理论的具体应用。

5. 答案：C

解析：气随津脱，指津液大量丢失，气失其依附而随津液外泄，出现气与津液脱失的病机变化。多由于高热伤津，或大汗出，或严重吐泻、多尿等，耗伤津液，气随津脱所致。

6. 答案：C

解析：手三阳经上肢外侧分布规律为阳明在前缘、少阳在中线、太阳在后缘。手三阴经上肢内侧分布规律为太阴在前缘、厥阴在中线、少阴在后缘。

7. 答案：B

解析：疠气致病特点为发病急骤，病情危笃；一气一病，症状相似；传染性强，易于流行。季节性强，易扰心神为六淫中暑邪的致病特点。

8. 答案：B

解析：全身各脏腑、经络等依赖于血的濡养而维持其正常的生理功能，故血虚会出现全身或局部的失荣失养，功能活动逐渐衰退等虚弱症状。心主血脉、肝藏血，心、肝两脏血虚较为多见。脾虽为气血生化之源，但多见脾气虚；肺朝百脉，多见肺气虚或肺气壅滞；虽肾藏精，生髓，化血，但多见肾精或肾气虚。

9. 答案：C

解析：内寒多因阳气亏虚，阴寒内盛，与心、脾、肾关系密切。内湿为水液代谢失调的病理产物，与肺、脾、肾功能失调均有关。二者皆与脾肾相关。内燥与肺功能失调密切相关。情志失调所致内火多与心、肝关系紧密。

10. 答案：B

解析：肿块时聚时散，或按之无形，痛无定处，为瘕为聚，多属气滞。

11. 答案：C

解析：真热假寒证的临床表现有高热烦渴饮冷，口鼻气热，咽干口臭，甚则神昏谵语，小便短赤，大便燥结或热痢下重，舌红苔黄而干，脉数有力等一派热证，但又会出现四肢厥冷、脉沉等寒象。虽肢冷而不恶寒、反恶热，且胸腹必灼热；脉虽沉但必数而有力，由此可以判断肢冷、脉沉均为邪热炽盛，阳气郁闭于内而不能外达四肢所致。

12. 答案：C

解析：本题考查临床表现鉴别。胃气虚证是因胃气不足，受纳、腐熟功能减弱而致胃失和降之胃脘隐痛或痞胀，按之觉舒，不思饮食，食后胀甚，时作嗳气，口淡不渴，兼见气虚见症，如面色萎黄，气短神疲，倦怠懒言，舌质淡，苔薄白，脉虚弱；C 选项常见于胃阳虚证。

13. 答案： D

解析： 口流清涎量多常见于脾胃阳虚，水津不化，滞留胃腑。

14. 答案： C

解析： 泄泻脾肾阳虚证症状为黎明之前，脐腹作痛，肠鸣即泻，泻后则安，腹部喜温，形寒肢冷，腰膝酸软，舌淡苔白，脉沉细。其辨证要点为：黎明腹泻，腹部喜温，形寒肢冷。

15. 答案： B

解析： 本题考查内伤发热病的诊断。阳虚发热证，常以发热而欲近衣，形寒怯冷，四肢不温，少气懒言，头晕嗜卧，腰膝酸软，纳少便溏，面色㿠白，舌质淡胖，或有齿痕，苔白润，脉沉细无力为主要表现；阴虚发热证，常以午后潮热，或夜间发热，不欲近衣，手足心热，烦躁，少寐多梦，盗汗，口干咽燥，舌质红，或有裂纹，苔少甚至无苔，脉细数为主要表现；血虚发热证，常以发热，热势多为低热，头晕眼花，身倦乏力，心悸不宁，面白少华，唇甲色淡，舌质淡，脉细弱为主要表现；气虚发热证，常以发热，热势或低或高，常在劳累后发作或加剧，倦怠乏力，气短懒言，自汗，易于感冒，食少便溏，舌质淡，苔薄白，脉细弱为主要表现。

16. 答案： B

解析： 燥邪犯肺证指燥邪侵犯，肺失清润，肺卫失宣，以干咳无痰，或痰少而黏及口鼻干燥症状为主要表现的证候。临床表现为干咳无痰，或痰少而黏，难以咳出，甚则胸痛，痰中带血，或咯血，口、唇、舌、鼻、咽干燥，或见鼻衄，发热恶风寒，少汗或无汗，苔薄干，脉浮数或浮紧。

17. 答案： D

解析： 肾阴虚证指肾阴亏损，失于滋养，虚热内扰，以腰酸而痛，遗精，经少，头晕，耳鸣，及阴虚症状为主要表现的证候。临床表现为腰膝酸软而痛，眩晕耳鸣，失眠多梦，形体消瘦，潮热盗汗，五心烦热，咽干颧红，男子阳强易举，遗精早泄，女子精少闭经，或见崩漏，舌红少苔或无苔，脉细数。

18. 答案： C

解析： 痰火扰神证指火热痰浊交结，扰乱心神，以狂躁，神昏及痰热症状为主要表现的证候。临床表现为烦躁不宁，失眠多梦，甚或神昏谵语，胸闷气粗，咳吐黄痰，喉间痰鸣，发热口渴，面红目赤；狂躁妄动，打人毁物，不避亲疏，胡言乱语，哭笑无常；舌红，苔黄腻，脉滑数。

19. 答案： D

解析： 选项均为止血药。仙鹤草、白及、紫珠叶为收敛止血药。仙鹤草的功效是收敛止血，截疟，止痢，解毒，补虚。

20. 答案： B

解析： 金银花、连翘均为清热解毒药，尚均能疏散风热，均治疮痈疔疖、咽喉肿痛及风热表证。前者尚能凉血止痢，可治热毒血痢；后者消肿散结力佳。

21. 答案： A

解析： 地骨皮为清虚热药，功能清热凉血除蒸，清肺降火；牡丹皮为清热凉血药，功能清热凉血，活血化瘀，清退虚热。故二者均能清热凉血，清退虚热。清肺降火是地骨皮具有而牡丹皮不具有的。

22. 答案： C

解析： 二者均为泻下药，牵牛子功能泻水通便，消痰涤饮，杀虫攻积；芦荟功能泻下通便，清肝泻火，杀虫疗疳。故二者共同功效是泻下、杀虫。

23. 答案： D

解析： 二者均为芳香化湿药。砂仁功能化湿开胃，温脾止泻，理气安胎；豆蔻功能化湿行气，温中止呕，开胃消食。故二者均能化湿行气开胃。发表解暑是广藿香、佩兰的共同功效。紫苏、砂仁均能理气安胎。

24. 答案：C

解析：选项均为凉血止血药。大蓟甘苦凉，归心肝经。地榆苦酸涩微寒，归肝大肠经；白茅根甘寒，归肺胃膀胱经；苎麻根甘寒，归心肝经。

25. 答案：C

解析：沉香、乌药均为理气药。沉香功能行气止痛，温中止呕，纳气平喘；乌药功能行气止痛，温肾散寒。故二者均能行气散寒止痛，纳气平喘是沉香独具的功效。

26. 答案：D

解析：榧子为驱虫药。性味甘、平，功能杀虫消积，润肺止咳，润燥通便。

27. 答案：A

解析：山楂的功效是消食健胃，行气散瘀，化浊降脂；主治肉食积滞胃脘胀痛，泻痢腹痛，疝气疼痛，血瘀诸证及高脂血症。其余三个选项均只适应片面主治，不全面。

28. 答案：B

解析：大青龙汤功用发汗解表，兼清里热；再造散功用助阳益气，解表散寒；加减葳蕤汤功用滋阴解表。

29. 答案：C

解析：仙方活命饮功用清热解毒，消肿溃坚，活血止痛。方中天花粉、贝母清热化痰，散结排脓。

30. 答案：C

解析：五苓散的用法是捣为散，以白饮和服方寸匕，日三服，多饮暖水，汗出愈，如法将息。

31. 答案：A

解析：清骨散的药物组成为银柴胡、胡黄连、秦艽、鳖甲、地骨皮、青蒿、知母、甘草。

32. 答案：C

解析：患者表现为喑痱证。是证总属下元虚惫，虚阳上浮，痰浊上泛，阻塞窍道所致。治宜地黄饮子补益下元，滋阴壮阳，兼豁痰开窍。

33. 答案：A

解析：青蒿鳖甲汤的组成为青蒿、鳖甲、生地、知母、丹皮。

34. 答案：B

解析：产后恶露不尽，为瘀阻而血不归经之候；舌质紫暗或有瘀点，脉沉涩，俱为瘀阻胞宫之佐证。桂枝茯苓丸为治疗瘀阻胞宫的代表方。

35. 答案：B

解析：杏苏散的组成为苏叶、半夏、茯苓、甘草、前胡、苦桔梗、枳壳、生姜、橘皮、大枣、杏仁。温胆汤的组成为半夏、竹茹、枳实、陈皮、甘草、茯苓。定痫丸的组成为天麻、川贝母、半夏、茯苓、茯神、胆南星、石菖蒲、全蝎、僵蚕、真琥珀、陈皮、远志、丹参、麦冬、辰砂、甘草。

36. 答案：D

解析：百合固金汤中佐用少许桔梗用意有三：宣肺利咽，化痰散结，载药上行。

37. 答案：C

解析：本题考查治法治则。胁痛是指以一侧或两侧胁肋部疼痛为主要表现的病证，属临床较常见的自觉症状。胁痛之治疗原则根据"通则不痛""荣则不痛"的理论，以疏肝和络止痛为基本治则，结合肝胆的生理特点，灵活运用。

38. 答案：D

解析：胸痹属气阴两伤证，病机核心为心气不足，阴血不充，气血运行不利，痹阻不行。临床表现为心胸隐痛，时作时休，心悸气短，动则益甚，伴倦怠乏力，声息低微，心烦口干，大便微结，面色㿠白，易汗出，舌质淡红，舌体胖且边有齿痕，苔薄白，脉虚细。治宜益气养阴，活血通脉。代表方生脉散合人参养荣汤。生脉散益气生津，敛阴止汗；人参养荣汤气血双补。

39. 答案：A

解析： 胸痹气滞心胸证的临床表现为心胸满闷，隐痛阵发，时欲太息，遇情志不遂时容易诱发或加重，或兼有脘部胀闷，得嗳气或矢气则舒，苔薄或薄腻，脉弦细。治宜疏肝理气，活血通络。代表方柴胡疏肝散。

40. 答案：A

解析： 心悸心血不足证的临床表现为心悸，气短，头晕目眩，失眠健忘，面色无华，倦怠乏力，纳呆食少，舌淡红，脉细弱。治宜补血养心，益气安神。代表方归脾汤。

41. 答案：A

解析： 气虚秘的临床表现为大便干或不干，虽有便意，但排便困难，用力努挣则汗出短气，便后乏力，面白神疲，肢倦懒言，舌淡，苔白，脉弱。治宜补脾益肺，润肠通便。代表方黄芪汤。

42. 答案：C

解析： 胃痛脾胃虚寒证的临床表现为胃痛隐隐，绵绵不休，喜温喜按，空腹痛甚，劳累或受凉后发作或加重，泛吐清水，食少纳呆，神疲倦怠，手足不温，大便溏薄，舌淡苔白，脉虚缓无力。治宜温中健脾，和胃止痛。代表方黄芪建中汤。

43. 答案：B

解析： 黄疸气滞血瘀证的临床表现为胁下结块，隐痛、刺痛不适，胸胁胀闷，面颈部见有赤丝红纹，舌有紫斑或紫点，脉涩。治宜疏肝理气，活血化瘀。代表方逍遥散合鳖甲煎丸。

44. 答案：A

解析： 淋证以小便频数短涩，淋沥刺痛，小腹拘急隐痛为主症。气淋的临床表现为郁怒之后，小便涩滞，淋沥不畅，少腹胀满疼痛，苔薄白，脉弦。治宜理气疏导，通淋利尿。代表方沉香散。

45. 答案：D

解析： 本题考查胃痞病的分型与病机。胃痞，又称痞满，是指以自觉心下痞塞，触之无形，按之柔软，压之无痛为主要症状的病证。临床主要表现为上腹胀满不舒，如延及中下腹部则称为脘腹胀满。D选项为虚痞的脾胃虚弱证，常以脘腹满闷，时轻时重，喜温喜按，纳呆便溏，神疲乏力，少气懒言，语声低微，舌质淡，苔薄白，脉细弱为临床表现；A选项为痰湿中阻证；B选项为饮食内停证；C选项为胃阴不足证。

46. 答案：B

解析： 癃闭肾阳衰惫证的临床表现为小便不通或点滴不爽，排出无力，面色㿠白，神气怯弱，畏寒肢冷，腰膝酸软无力，舌淡胖，苔薄白，脉沉细或弱。治宜温补肾阳，化气利水。代表方济生肾气丸。

47. 答案：B

解析： 遗精肾气不固证的临床表现多为无梦而遗，甚则滑泄不禁，精液清稀而冷，形寒肢冷，头晕目眩，腰膝酸软，阳痿早泄，夜尿频多，舌淡胖，脉沉细。治法：补肾固精。代表方：金锁固精丸。

48. 答案：A

解析： 咯血阴虚肺热证的临床表现为咳嗽痰少，痰中带血，或反复咯血，血色鲜红，口干咽燥，颧红，潮热盗汗，舌质红，脉细数。治法：滋阴润肺，宁络止血。代表方：百合固金汤。

49. 答案：A

解析： 虚劳胃阴虚证的临床表现为口干唇燥，不思饮食，大便燥结，甚则干呕，呃逆，面色潮红，舌干，苔少或无苔，脉细数。

50. 答案：A

解析： 水肿湿毒浸淫证的临床表现为眼睑浮肿，延及全身，皮肤光亮，尿少色赤，身发疮痍，甚则溃烂，恶风发热，舌质红，苔薄黄，脉浮数或滑数。治法：宣肺解毒，利湿消肿。代表方：麻黄连翘赤小豆汤合五味消毒饮。

51. 答案：A

解析：腰痛寒湿阻络证的临床表现为腰部冷痛，酸胀重着，转侧不利，静卧痛势不减，寒冷、阴雨天发作或加重，舌苔白腻，脉沉而迟缓。治法：散寒祛湿，温经通络。代表方：甘姜苓术汤。

52. 答案：D

解析：劳宫穴属手厥阴心包经荥穴，主治急症、心与神志疾患及口疮、口臭、鹅掌风等，为急救要穴之一，泻心火第一要穴。

53. 答案：B

解析：痿证治疗时应祛邪通络，濡养筋肉，以手、足阳明经穴和夹脊穴为主；湿疹治疗时应清热利湿，以手阳明、足太阴经穴为主；故针灸治疗痿证、湿疹，均主取的是手阳明经穴。

54. 答案：C

解析：间使穴的定位：腕横纹上 3 寸，掌长肌腱与桡侧腕屈肌腱之间。大陵穴的定位：腕横纹中央，掌长肌腱与桡侧腕屈肌腱之间。

55. 答案：B

解析：廉泉属任脉腧穴，位于颈前区，喉结上方，舌骨上缘凹陷中，前正中线上，宜向舌根斜刺 0.5 ~ 0.8 寸；天突应先直刺 0.2 ~ 0.3 寸，然后将针尖向下，紧靠胸骨柄后方刺入 1 ~ 1.5 寸；承浆应斜刺 0.3 ~ 0.5 寸；风府应向下颌方向直刺 0.5 ~ 1 寸。

[56 ~ 58] 答案：B、A、D

解析：心衰痰饮阻肺证的临床表现为心悸气急，喘促，不能平卧，痰多色白如泡沫，甚则咳吐泡沫状血痰，烦渴不欲饮，胸闷脘痞，肢肿，腹胀，甚则脐突，面唇青紫。舌质紫暗，舌苔白厚腻，脉弦滑或滑数。其治法为化痰逐饮活血。代表方为苓桂术甘汤合葶苈大枣泻肺汤。若经治疗后胸部水饮消退，则应温肾阳，利小便，既可逐余邪，又可防水饮复发，可用真武汤。

[59 ~ 61] 答案：B、A、D

解析：咳嗽是肺失宣降，肺气上逆而作声，咳吐痰液而言，为肺系疾病的主要证候之一。其中，外感咳嗽风燥伤肺证，临床表现为干咳，连声作呛，喉痒，咽喉干痛，唇鼻干燥，无痰或少痰而黏连成丝，不易咳出，或痰中带有血丝，口干，初起或伴有鼻塞，头痛，微寒，身热等表证，舌质红干而少津，苔薄白或薄黄，脉浮数或小数。其治法以疏风清肺，润燥止咳为主。代表方为桑杏汤，具有清燥润肺止咳的作用。

[62 ~ 64] 答案：B、D、C

解析：厥证属食厥的临床表现为暴饮暴食，突然昏厥，脘腹胀满，呕呃酸腐，头晕，苔厚腻，脉滑。其治法为和中消导。代表方为神术散合保和丸。

[65 ~ 67] 答案：D、A、B

解析：本病患者目黄、身黄、尿黄 4 天，可据此诊断为黄疸。现症见身目俱黄，色泽鲜明，发热口渴，心中懊恼，腹部胀满，大便秘结，恶心呕吐，小便短少而黄，舌苔黄腻，脉弦数等证候，辨证属阳黄的热重于湿证。因平素嗜酒，脾胃运化受损，湿浊内生，郁而化热，熏蒸肝胆，发为黄疸，湿热熏蒸，胆汁排泄失常，泛滥肌肤则目黄、身黄。下渗膀胱则小便短少而黄。热为阳邪，阳主明亮，故黄色鲜明，热盛津伤则便秘。胃失和降则恶心呕吐。治法当清热利湿，凉血泄热。方用茵陈蒿汤加减。

[68 ~ 70] 答案：B、B、B

解析：根据患者的主症"四肢抽搐、项背强直，角弓反张"，可辨病为抽搐，病位在脑，累及于肝；治疗宜息风止痉，清热开窍，取督脉及手足厥阴经经穴为主。根据患者的症状和体征可辨证为血虚生风证，宜选配血海、足三里；曲池、大椎为热极生风证的配穴；风池、丰隆为痰热化风证的配穴；十宣、涌泉为神昏症的配穴。水沟穴为急救要穴之一，治疗抽搐时可向上斜刺 0.5 寸，用雀啄法捣刺。

[71～73] 答案： D、B、B

解析： 根据患者主症可辨病为鼻渊，治疗应清热宣肺，通利鼻窍，以局部穴及手太阴、手阳明经穴为主。印堂位于鼻上，迎香夹鼻旁，近取二穴，散鼻部之郁热而通利鼻窍；迎香、合谷同属大肠经，两穴远近结合，以清泻大肠经热邪；合谷与列缺又为表里经配穴，可清泻肺热；通天善通鼻窍；故治疗鼻渊的主穴是印堂、迎香、合谷、列缺、通天。根据患者的症状和体征等可辨证为湿热阻窍，宜选配曲池、阴陵泉；外关、风池为风火牙痛的配穴；阳陵泉、侠溪为鼻渊胆腑郁热证的配穴；尺泽、少商为鼻渊肺经风热证的配穴。

74. 答案： B

解析： 医德规范的作用：①在医学伦理学准则体系中的主体作用；②在医学道德评价中的尺度作用；③在医院管理中的规范作用；④在医学道德修养中的内化作用。

75. 答案： C

解析：《中华人民共和国执业医师法》第二十一条，医师在执业活动中享有下列权利：①在注册的执业范围内，进行医学诊查、疾病调查、医学处置、出具相应的医学证明文件，选择合理的医疗、预防、保健方案；②按照国务院卫生行政部门规定的标准，获得与本人执业活动相当的医疗设备基本条件；③从事医学研究、学术交流，参加专业学术团体；④参加专业培训，接受继续医学教育；⑤在执业活动中，人格尊严、人身安全不受侵犯；⑥获取工资报酬和津贴，享受国家规定的福利待遇；⑦对所在机构的医疗、预防、保健工作和卫生行政部门的工作提出意见和建议，依法参与所在机构的民主管理。

76. 答案： C

解析： 取得执业助理医师执业证书后，具有高等学校医学专科学历，在医疗、预防、保健机构中工作满二年的；具有中等专业学校医学专业学历，在医疗、预防、保健机构中工作满五年的，可以参加执业医师资格考试。

77. 答案： D

解析： 医师职业精神是医师临床能力中最重要的要素。其核心是指医师富于谦逊、正直、责任心和诚实等品质。医德规范的基本范畴是指在医学实践中某些本质方面的概括和反映，包括权利、义务；情感、良心；审慎、保密。

78. 答案： C

解析： 患者死亡，医患双方当事人不能确定死因或者对死因有异议的，应当在患者死亡后48小时内进行尸检；具备尸体冻存条件的，可以延长至7日。尸检应当经死者近亲属同意并签字。

79. 答案： A

解析： 受理执业医师注册申请的卫生行政部门对不符合条件不予注册的，应当自收到申请之日起30日内书面通知申请人，并说明理由。申请人有异议的，可以自收到通知之日起15日内，依法申请复议或者向人民法院提起诉讼。

80. 答案： A

解析： 医师不得利用职务之便，索取、非法收受患者财物或者牟取其他不正当利益。

81. 答案： D

解析： 根据对患者人身造成的损害程度，医疗事故分为四级。一级：造成患者死亡、重度残疾的；二级：造成患者中度残疾、器官组织损伤导致严重功能障碍的；三级：造成患者轻度残疾、器官组织损伤导致一般功能障碍的；四级：造成患者明显人身损害的其他后果的。

二、B型题

[82～83] 答案： A、B

解析： 阴阳互根，是阴阳之间的相互依存，互为根据和条件。阴阳双方均以对方的存在为自身存在的前提和条件，如气与血。阴阳学说认为，对立相反是阴阳的基本属性。如天与地、日与月、水与火、男与女、寒与热、动与静、上与下、左与右等。

[84～85] 答案：D、B

解析：《素问·生气通天论》言："是故味过于酸，肝气以津，脾气乃绝。味过于咸，大骨气劳，短肌，心气抑。味过于甘，心气喘满，色黑，肾气不衡。味过于苦，脾气不濡，胃气乃厚。味过于辛，筋脉沮弛，精神乃央。"其中，味过于酸，过于咸，过于辛，引起的病理变化为"伤己所胜"的相乘变化；味过于甘，既引起子病及母又有相乘的病变；味过于苦引起母病及子的病理改变。

[86～87] 答案：C、B

解析：气虚所致便秘多表现为大便干或不干，虽有便意，但排便困难，用力努挣则汗出短气，便后乏力；阴虚所致便秘多表现为大便干结，形体消瘦，头晕耳鸣，两颧红赤，心烦少眠，潮热盗汗，腰膝酸软。

[88～89] 答案：B、A

解析：口臭有因于胃热，或有龋齿，咽喉、口腔溃疡，口腔不洁等。口气酸臭，并伴食欲不振，脘腹胀满者，多属食积胃肠。口气臭秽者，多属胃热。口气腐臭，或兼咳吐脓血者，多是内在溃腐脓疡。口气臭秽难闻，牙龈腐烂者，为牙疳。

[90～91] 答案：B、C

解析：鹿茸、蛤蚧为补阳药，前者峻补肾阳，研末冲，用量1～2g，宜小量渐增，以免阳升风动。后者能补益肺肾，煎服或入丸散，用量3～6g。

[92～93] 答案：C、A

解析：红景天、绞股蓝均为补气药，前者性味甘、苦，平，功能益气活血，通脉平喘。后者性味甘、苦，寒，功能益气健脾，化痰止咳，清热解毒。

[94～95] 答案：D、A

解析：大陷胸汤中以苦寒之甘遂为君药，泻热散结，尤善峻下泻水逐饮，《珍珠囊》言其"水结胸中，非此不能除"。黄龙汤中以大黄泻热通便，荡涤积滞，为君药。

[96～97] 答案：B、D

解析：清胃散中诸药合用，使上炎之火得散，寓"火郁发之"之意。凉膈散清上与泻下并行，泻下以倾泻胸膈郁热，所谓"以泻代清"之意。

[98～99] 答案：D、B

解析：痛痹临床表现为肢体关节疼痛，疼势较剧，痛有定处，关节屈伸不利，局部皮肤或有寒冷感，遇寒痛甚，得热痛减；口淡不渴，恶风寒；舌质淡，苔薄白，脉弦紧。治宜温经散寒，祛风除湿。代表方乌头汤。风湿热痹临床表现为肢体关节疼痛，活动不利，局部灼热红肿，得冷则舒，可有皮下结节或红斑，多兼有发热，恶风，汗出，口渴，烦闷不安，尿黄，便干；舌质红，苔黄腻或黄燥，脉滑数或浮数。治宜清热通络，祛风除湿。代表方白虎加桂枝汤。

[100～101] 答案：A、D

解析：噎膈的基本病机为气、痰、瘀交结，阻隔于食道、贲门所致，可引起食道、贲门拘急、狭窄。病位在食道，属胃所主，与肝、脾、肾密切相关。反胃的基本病机为脾胃衰败，胃中无火，不能腐熟水谷，饮食入胃，停留不化，逆而向上，尽吐而出。B选项为梅核气的基本病机，C选项为呕吐的基本病机。

[102～103] 答案：A、C

解析：耳聋取听宫属近部选穴；小儿疳积取四缝属对症选穴；牙痛取内庭属远部选穴；中气不足取百会属辨证选穴。

[104～105] 答案：A、D

解析：四穴均为奇穴，四缝穴位于手指，第2～5指掌面的近侧指间关节横纹中央；二白穴位于前臂前区，腕掌侧远端横纹上4寸，桡侧腕屈肌腱的两侧；腰痛点位于手背，第 2、3 掌骨及第 4、5 掌骨之间，腕背侧远端横纹与掌指关节中点处；外劳宫位于手背第 2、3 掌骨间，掌指关节后 0.5 寸凹陷中。

三、X 型题

106. 答案：ABCD

解析： 火热内生又称"内火"。包括①阳气过盛化火，指脏腑阳气过于亢盛，则化为亢烈之火，可使机能活动异常兴奋，这种病理性的阳亢则称为"壮火"。②邪郁化火，包括两个方面。一是外感风、寒、湿、燥等病邪，在病理过程中，郁久而化热化火；二是体内的病理性产物，如痰湿、瘀血、饮食积滞等，郁久而化火。③五志过极化火，指由于精神情志刺激，影响脏腑气血阴阳，导致脏腑阳盛，或气机郁结，气郁日久而从阳化火所形成的病理状态。④阴虚火旺，指阴液大伤，阴不制阳，阴虚阳亢，虚热内生的病理状态。

107. 答案：BD

解析： 肝木有余则加倍克制脾土。同时也可反克肺金。克土，生火均为正常的五行关系表述。

108. 答案：ABD

解析： 气滞指气的运行不畅，郁滞不通的病机变化。肝脾宜升，肺胃宜降，气滞多以肺、肝、脾胃为多见。肾多见气虚或精亏。

109. 答案：BCD

解析：《素问·举痛论》曰："百病生于气也，怒则气上，喜则气缓，悲则气消，恐则气下，寒则气收，炅则气泄，惊则气乱，劳则气耗，思则气结。"其中寒则气收，与寒邪有关；劳则气耗，与过劳损伤肺气有关；炅则气泄，与暑邪有关。

110. 答案：ACD

解析： 血液的正常循行有赖于推动力、固摄力和脉道的通畅完整。推动力是血液循环的动力，具体体现在心主血脉，肺助心行血及肝的疏泄功能方面。固摄力保证血液不致外溢，具体体现在脾统血和肝藏血的功能方面。气的防御作用主要体现卫气的功能。

111. 答案：AB

解析： 循行口唇的是任脉、冲脉、手阳明大肠经、足阳明胃经、足厥阴肝经、督脉。足少阳胆经在头面循行主要经过耳部。

112. 答案：ABCD

解析： 六气的太过与不及、非其时而有其气和气候变化过于急骤皆为异常的气候变化，超过了一定的限度，使机体不能与之相适应，就会导致六气转变为六淫。但六淫无论是在气候异常还是正常的情况下，都是客观存在的。人们体质的差异、正气的强弱起决定性作用。

113. 答案：ABCD

解析： 由于血液由营气和津液组成，且气能行血。因此，津液枯涸、脉失濡养、痰浊内阻、气机不畅和寒凝瘀阻等，均可引起脉道不利，而致气滞血瘀。

114. 答案：ACD

解析： 肺主气，司呼吸，若肺气不足致宣发失司，则可见咳喘无力。若肺气不足致卫阳虚弱，固表不足，可见自汗。若宣发肃降减弱，影响通调水道功能，还易致水液停滞。卫气郁遏为肺气不宣的病理变化。

115. 答案：CD

解析： 因人制宜是根据病人年龄、性别、体质、生活习惯等不同特点，来考虑治疗用药的原则。阳盛之体慎用温热；女子以血为本，月经期、妊娠期用药时慎用或禁用峻下破血之品。而用温远温，用凉远凉，是根据不同季节气候的特点来考虑治疗用药的注意事项。西北之病多寒，治宜辛温，则是根据不同地理环境特点考虑治疗用药的原则。

116. 答案：ABD

解析： 舌苔干燥提示体内津液被伤。热邪炽盛，耗伤津液；阴液亏耗均可导致津液不足，津不上承，舌苔失于濡润而出现燥苔。阳虚，气不化津，无津上承，亦可出现燥苔。湿热内蕴可出现腻苔。

117. 答案：ABCD

　　解析：心悸，气短，乏力，自汗，为心气、心阳亏虚，鼓动乏力；心悸，面白唇淡，头晕气短，为气血两虚，心神失养；心悸，颧红，盗汗，为心阴不足，心神失养；心悸，时作时止，胸闷不适，痰多，为胆郁痰扰，心神不安；心悸，下肢或颜面浮肿，喘促，为阳虚水泛，水气凌心；心悸，短气喘息，胸痛不移，舌紫暗，为心脉痹阻，血行不畅。

118. 答案：ABCD

　　解析：泄泻常见病因包括饮食所伤、感受外邪、情志失调、久病年老。总病机为脾胃受损，湿困脾土，肠道功能失司。

119. 答案：BCD

　　解析：腹痛欲便，排便不爽，抑郁易怒，为肝郁乘脾，大肠气滞；排便不爽，腹痛泄泻，黄褐臭秽，肛门灼热，或伴有里急后重，为大肠湿热，肠道气机受阻；大便不爽，腹胀腹泻，夹有未消化食物，酸臭难闻，为伤食。

120. 答案：ABD

　　解析：真实假虚证指实邪内阻，气血积聚，经脉阻滞，气血不畅，以致失于温煦濡养，反见某些类似虚证的表现。临床表现为：声高气粗、腹部硬满拒按、脉搏有力等"真实证"的表现，同时伴有神情默默、倦怠懒言、身体羸瘦、脉沉细等"假虚证"的表现。

121. 答案：ABCD

　　解析：表里俱虚指气血两虚，阴阳不足。临床可见自汗、恶风、眩晕、心悸、食少、便溏、脉虚等。

122. 答案：ABD

　　解析：血热证指火热炽盛，热迫血分，以出血与实热证表现为主的证候。临床表现

为咯血、吐血、衄血、尿血、便血、崩漏、女子月经量多或月经先期、血色鲜红、质地黏稠、舌红绛、脉弦数。

123. 答案：ABCD

　　解析：内湿证指由脾肾阳虚，运化水液功能障碍引起体内水湿停滞的证候。临床表现为食欲不振、腹胀、腹泻、尿少、面黄、浮肿、舌淡胖、苔润、脉濡缓等。

124. 答案：ABD

　　解析：营分证证候表现为身热夜甚，口不甚渴或不渴，心烦不寐，甚或神昏谵语，斑疹隐隐，舌红绛无苔，脉细数。营行脉中，内通于心，邪热入营，灼伤营阴，营阴受损以致心神被扰，真阴被劫，夜晚卫阳入阴，邪热与卫阳相搏，故身热夜甚；热深入营，侵扰心神，故心烦不寐，甚或神昏谵语。邪热灼伤血络，则为斑疹隐隐；若邪热深入血分，迫血妄行，溢于脉外，则见斑疹显露。夜间低热常由阴虚火旺所致。

125. 答案：ABD

　　解析：下焦病证指温热之邪犯及下焦，劫夺肝肾之阴所表现的证候。临床表现为身热颧红，手足心热，口燥咽干，神疲，耳聋，或见手足蠕动，瘛疭，心中憺憺大动，舌绛，苔少，脉细数或虚大。

126. 答案：ABCD

　　解析：选项均为清热药，均入肝经，均能清肝火；前三者均清热解毒。青黛兼能凉血消斑，定惊；熊胆兼能息风止痉，明目；野菊花兼能平肝；夏枯草兼能明目，散结消肿。

127. 答案：BD

　　解析：选项 ABC 均为祛风湿药，主治风湿痹证。秦艽尚能舒筋络，止痹痛，清湿热，退虚热；防己尚能止痛，利水消肿；桑枝善利关节。香薷为发散风寒药，能发汗解表，化湿和中，利水消肿。故防己、香薷能利水，治水肿。

128. 答案：ABCD

　　解析：金钱草为利湿退黄药，性味甘、

淡、咸，微寒；功能利湿退黄，利尿通淋，解毒消肿；主治湿热黄疸，石淋热淋，痈肿疔疮，毒蛇咬伤。

129. 答案：ABD

解析：干姜为温里药，性味辛，热；功能温中散寒，回阳通脉，温肺化饮；主治脾胃寒证，亡阳证，寒饮喘咳。

130. 答案：BCD

解析：选项均有活血作用。山楂为消食药，功能消食健胃，行气散瘀，化浊降脂；后三项均为活血化瘀药，莪术、三棱、刘寄奴均能破血止痛，消食化积；莪术、三棱尚能行气；刘寄奴尚能止血。

131. 答案：ABD

解析：选项 ABD 均为清化热痰药，均能化痰、软坚。海浮石兼能利尿通淋；黄药子兼能消瘿，清热凉血解毒；昆布兼能利水消肿。牡蛎为平肝潜阳药，能软坚散结，兼能补阴，重镇安神，收敛固涩，制酸止痛，无化痰功效。

132. 答案：ABCD

解析：选项均为止咳平喘药，均性寒，功能清肺止咳平喘，用于肺热咳喘。桑白皮、葶苈子兼能利水消肿；马兜铃兼能清肠消痔；枇杷叶兼能降逆止呕。

133. 答案：ABCD

解析：羚羊角属息风止痉药。能平肝息风，清肝明目，清热解毒，主治肝风内动，惊痫抽搐；肝阳上亢头痛眩晕；肝火上炎目赤翳障；温热病壮热神昏温毒发斑；痈肿疮毒。

134. 答案：ABC

解析：选项均为收涩药，浮小麦为止汗专药，五味子、五倍子止汗、止咳、止泻等收敛固涩作用较全面。莲子以止泻、止带、涩精为优。

135. 答案：ABCD

解析：蜂房、蟾酥功能攻毒杀虫；红粉、砒石功能拔毒祛腐，四药均可用治疮疡肿毒。

136. 答案：BC

解析：贝母瓜蒌散的组成为贝母、瓜蒌、花粉、茯苓、橘红、桔梗。杏苏散的组成为半夏、茯苓、前胡、桔梗、枳壳、甘草、生姜、大枣、杏仁、橘皮。血府逐瘀汤的组成为桃仁、红花、川芎、当归、生地、赤芍、牛膝、柴胡、桔梗、枳壳、甘草。普济消毒饮的组成为黄芩、黄连、牛蒡子、连翘、薄荷、僵蚕、马勃、板蓝根、玄参、桔梗、甘草、陈皮、升麻、柴胡。故桔梗、枳壳同用的是杏苏散和血府逐瘀汤。

137. 答案：AD

解析：大黄䗪虫丸与鳖甲煎丸均有活血化瘀之功，可用于治疗癥瘕属于瘀血内停者。前者祛瘀力较强，兼能清瘀热，滋阴血，润燥结；主治五劳虚极、瘀血内停之干血劳。后者重在软坚消癥，兼有祛湿化痰之功；主治疟母及寒热、痰湿与气血相搏所形成的癥瘕。消瘰丸清润化痰，软坚散结。枳实导滞丸消食导滞，清热祛湿。消瘰丸和枳实导滞丸均无活血化瘀之功用。

138. 答案：ABCD

解析：芍药汤重用芍药养血和营、缓急止痛，配以当归养血活血，体现了"行血则便脓自愈"之义，且可兼顾湿热邪毒熏灼肠络，伤耗阴血之虑；木香、槟榔行气导滞，"调气则后重自除"。四药相配，调和气血。

139. 答案：BCD

解析：参苓白术散用于肺脾气虚之湿痰咳嗽，乃取培土生金之法。麦门冬汤用甘寒清润，少佐辛温降逆，滋而不腻，温而不燥，培土生金，肺胃并治。琼玉膏肺脾兼治，培土生金。

140. 答案：ACD

解析：新加黄龙汤组成为生地、生甘草、人参、大黄、芒硝、玄参、麦冬、当归、海参、姜汁。

141. 答案：BCD

解析：天麻钩藤饮为平肝息风，清热活

血，补益肝肾之剂；主治肝阳偏亢，肝风上扰证。

142. 答案：ACD

解析：牵正散的组成为白附子、白僵蚕、全蝎；功用祛风化痰，通络止痉；主治风痰阻于头面经络所致口眼㖞斜。

143. 答案：AC

解析：百合固金汤的组成为熟地、生地、归身、白芍、甘草、桔梗、玄参、贝母、麦冬、百合。小蓟饮子的组成为生地黄、小蓟、滑石、木通、蒲黄、藕节、淡竹叶、当归、山栀子、甘草。黄土汤的组成为甘草、干地黄、白术、附子、阿胶、黄芩、灶心黄土。十灰散的组成为大蓟、小蓟、荷叶、侧柏叶、茅根、茜根、山栀、大黄、牡丹皮、棕榈皮。故当归、生地同用的方剂是百合固金汤和小蓟饮子。

144. 答案：ACD

解析：安宫牛黄丸、紫雪、至宝丹合称"凉开三宝"，均有清热开窍之功，可治热闭心包之证。安宫牛黄丸长于清热解毒，适用于热盛之证。至宝丹长于开窍醒神，化浊辟秽，适用于痰浊偏盛、神昏较重之证。紫雪清热解毒之力不及安宫牛黄丸，开窍之功逊于至宝丹，但长于息风止痉，故对热闭心包及热盛动风，神昏而有痉厥者，较为适合。

145. 答案：AB

解析：海藻玉壶汤化痰、散结、行气、活血并施，软坚消瘿。主治气滞痰凝之瘿瘤。

146. 答案：AC

解析：阿胶鸡子黄汤的功效为滋阴养血，柔肝息风。

147. 答案：BCD

解析：关格有三种证候，分别为脾肾阳虚，湿浊内蕴；肝肾阴虚，虚风内动；肾气衰微，邪陷心包。

148. 答案：ABC

解析：呕吐的病因包括外邪犯胃；饮食不节；情志失调；脾胃虚弱。

149. 答案：CD

解析：患者心痛如绞，心痛彻背，诊断为胸痹；形寒，心悸，冷汗出，面色苍白，脉沉紧，提示阴寒凝滞，气血痹阻。诊断为胸痹之寒凝心脉证，临床表现为猝然心痛如绞，心痛彻背，喘不得卧，多因气候骤冷或骤感风寒而发病或加重，伴形寒，甚则手足不温，冷汗自出，胸闷气短，心悸，面色苍白；苔薄白，脉沉紧或沉细。治宜辛温散寒，宣通心阳。代表方枳实薤白桂枝汤合当归四逆汤。前方重在通阳理气；后方以温经散寒为主。

150. 答案：ACD

解析：癃闭是以小便量少，排尿困难，甚则小便闭塞不通为主要特征的病证。其中小便不畅，点滴而短少，病势较缓者称为癃；小便闭塞，点滴不通，病势较急者称为闭。二者虽有程度上的差别，但都是指排尿困难，故多合称为癃闭。

151. 答案：ABC

解析：痹证迁延日久，常有三类病机演变：一是瘀血、痰浊痹阻经络，深入骨骱，可见皮肤瘀斑、关节周围结节、关节肿大、僵硬、变形、屈伸不利；二是病久耗伤阴阳气血津液，可致气血亏虚，肝肾不足；三是病邪由经络而内舍脏腑，出现脏腑痹，尤以心痹较为常见。选项 D 为久痹虚极，脾肾精气虚败，病情危笃。足少阴脉贯行舌根，足太阴脉上行夹咽，连舌本，散于舌下，脾气虚损，无力升清，肾气虚衰，宗气不足，可见舌体痿软、呼吸和吞咽困难等凶险之候。

152. 答案：BC

解析：阳痿的基本病机为脏腑受损，精血不足，或邪气郁滞，宗筋失养而不用。宗筋作强有赖于肝、肾、脾精血之濡养，宗筋失养则阳事不举。阳事之举，必赖心火之先动，如心火失养，难行君主之令，阴茎软而不举。肝郁不舒，湿热下注属实，多责之于肝。命门火衰，心脾两虚，惊恐伤肾属虚，多与心、脾、肾有关。

153. 答案：AC

解析：水肿之阳水属湿毒浸淫证，治宜宣肺解毒，利湿消肿；代表方麻黄连翘赤小豆汤合五味消毒饮。前方宣肺利尿，后方清热解毒。

154. 答案：AD

解析：疟疾之正疟，治法是祛邪截疟，和解表里；代表方柴胡截疟饮或截疟七宝饮。前方兼能和解表里，导邪外出；后方偏重化痰散结，理气和中。

155. 答案：ABCD

解析：肺胀由于肺虚卫外不固，尤易感受外邪而诱发或加重病情。若痰浊壅盛，或痰热内扰，闭阻气道，蒙蔽神窍，则可发生烦躁、嗜睡、昏迷等变证。若痰热内郁，热动肝风，则可见肌肉震颤，甚则抽搐，或因动血而致出血。

156. 答案：ABC

解析：呕吐以和胃降逆为基本治法，但应根据虚实之不同分别给予治疗。偏于实者，治宜祛邪为主，分别采用解表、消食、化痰、理气之法，邪去则呕吐自止。偏于虚者，治宜扶正为主，分别采用健脾益气、温中散寒、养阴和胃等法，正复则呕吐自愈。虚实夹杂者，当标本兼顾，审其标本缓急之主次而治之。

157. 答案：ABCD

解析：眩晕的辨证要点包括：①辨相关脏腑；②辨虚实标本；③辨缓急轻重。实证眩晕，有偏痰湿、瘀血及肝阳、肝风、肝火之别。凡眩晕反复发作，症状较轻，遇劳即发，伴两目干涩、腰膝酸软，或面色白、神疲乏力、形羸体弱、脉偏细弱者，多属虚证。临证眩晕虚证多关乎气、血、精；实证多关乎风、痰、瘀。

158. 答案：ABCD

解析：合谷、三阴交、肩井、昆仑均可治疗滞产，故孕妇不宜针刺。

159. 答案：ABD

解析：上下配穴法是将腰部以上腧穴和腰部以下腧穴配合应用的方法，如咽痛取鱼际、太溪；子宫脱垂取百会、气海；胃脘痛取内关、足三里。心胸疾病前取巨阙，后取心俞属前后配穴法。

160. 答案：BD

解析：根据"阴井木，阳井金"的规律可知阴经的输穴五行属土，阳经的合穴五行属土，又因阴经的输穴与原穴是同一个穴，故本题选择阴经的输穴即可；太冲为足厥阴肝经的输穴；神门为手少阴心经的输穴。冲阳为足阳明胃经的原穴，但不属于五输穴；小海为手太阳小肠经的合穴，五行属土，但不属于原穴。

161. 答案：BCD

解析：胁痛气滞血瘀证应取膈俞、太冲、阳辅，选项中的太冲、内关、行间为胁痛肝郁气滞证的配穴。

162. 答案：ABC

解析：刺络拔罐法又称刺血拔罐法，适用于热证、实证、瘀血证及某些皮肤病，如痤疮、扭伤、乳痈等。风湿痹病既需针刺又需拔罐，多使用留针拔罐法。

163. 答案：CD

解析：上巨虚、下巨虚均属足阳明胃经腧穴；悬钟和光明均属足少阳胆经腧穴，悬钟位于小腿外侧，外踝尖上3寸，腓骨前缘，而非5寸；光明位于小腿外侧，外踝尖上5寸，腓骨前缘，而非3寸。

164. 答案：AD

解析：支沟属于手少阳三焦经腧穴，中脘属于任脉腧穴。

165. 答案：ABC

解析：远部取穴指在离病变较远的部位选取腧穴。光明穴在小腿外侧，治疗目疾属远部取穴。内庭在足背部，治上牙痛属于远部取穴。中渚穴在手背部，治耳疾属远部取穴。